看護判断のための
気づきと
アセスメント

地域・在宅看護

編集
岸恵美子・大木幸子

中央法規

はじめに
Introduction

　2020（令和2）年10月30日に発出された「保健師助産師看護師学校養成所指定規則の一部を改正する省令の公布について」では，看護師が行う看護の対象を，療養者を含めた地域で生活する人々であると捉え，また療養の場の拡大により看護を提供する場も拡大していることから，看護基礎教育における「在宅看護論」が「地域・在宅看護論」に移行しました。「地域・在宅看護論」は専門分野に位置づけられ，3年課程では現行の4単位から2単位増の6単位とされ，地域に暮らす人々の理解とそこで行われる看護について学ぶことを強化することが示されました。

　本書は，保健師助産師看護師学校養成所指定規則の改正を踏まえ，「地域・在宅看護論」のテキストとして活用していただくことはもちろん，訪問看護師，退院調整看護師，地域包括支援センター看護職，保健師等，多職種連携のもと地域で支援を展開する看護職の皆様にも，改めて地域・在宅看護を学んでいただくことを目指して作成しました。また，すでに教育機関で在宅看護論が教授されていることや，教育機関によっては基礎看護学や統合科目の一つとして「地域看護」を「在宅看護」と別に位置づけて教授することもあると想定し，「在宅看護」の内容ももちろん含みますが，「地域看護」として系統的に学べる内容としています。

　地域看護は，個人・家族の多様性を理解し，その生活をアセスメントすることや，地域で生活する人々であると捉えてその地域を理解し，地域の特性と健康との関連をアセスメントすることが求められます。対象を理解するためには，個人・家族の発達段階・発達課題，個人・家族が集団・地域と関わりながら生活していることを学ぶことが必要です。また，地域で生活する対象者の健康課題を解決し疾病を予防するためには，地域・環境に働きかけることも含めた看護援助が求められます。さらに，地域ケアシステムの構築・推進として，個人・家族が生活するために不足する資源を把握し，生活する地域で住民とともにケアを創造し，地域ケアシステムを構築し推進することができる看護の方法の理解も求められます。

　本書を作成するにあたり大事にしたことは，地域看護の対象である個人・家族の健康課題を，地域と生活との関連も含めてアセスメントできるよう，根拠となる概念・理論・モデルとともにその内容や方法を示したところです。また，実際に地域において看護職がどのような活動を展開しているのか，事例を豊富に掲載し，地域看護がイメージできるようにしました。さらに，基本的な視点を身につけたうえで看護が展開できるよう，乳幼児から高齢者までの事例をもとにワークに取り組むことで，実践的な学びにつながるようにしました。教育機関によっては，地域看護の

授業を1・2年次の低学年で行うことがあるかと思いますので，疾病等の知識や他領域の看護の知識が十分でなくても学習できるレベルの内容としましたが，事例演習では，高学年レベルの学生が他領域の看護の知識を用いて，多くの学びが得られるように工夫しました。

　第1部は「総論：生活の場での看護の意義と視点」として，地域看護の定義・概念から，地域看護の基本的考え方をわかりやすく解説し，健康の関連要因を踏まえたうえで，地域で生活する個人・家族という対象の理解と地域看護の基本的な視点を示しました。第2・3部は各論で，第2部では「生活の場での看護のための基本的アセスメント」として，個人のアセスメント，家族のアセスメント，生活の場の看護のためのアセスメントの視点や方法を示し，第3部では「生活の場での看護のためのトピックス」として，虐待・感染症・災害などの状況において，地域で安全・安心な生活を支援するためのアセスメントの視点，国際化が進むなかでの在日外国人のアセスメントや異文化理解の視点，さらに，多職種連携や地域包括ケアシステムの構築のために活動できる地域看護の視点を，実際の事例とともに示しました。そして，第4部は「事例で考える生活の場での看護とそのための制度」として，「1　事例でみるアセスメントの視点とケアの展開」では，具体的な地域看護の9事例を掲載し，演習等に活用できるようにしました。そして，最後の「2　地域・在宅で活動する看護職が知っておくべき法制度」では，テキスト内で取り上げられていたり，事例を考えるうえで必要な法制度について，最小限の内容を示しました。

　人口減少が進むなか，超高齢社会へと加速し，家族成員の減少など社会構造が変化することにより，疾病・障がいをもちながら生活することは，個人・家族のみではますます困難な状況になっていきます。また，「家」で「療養者とその家族」を対象に看護するだけでは，人々の生命や健康を守り，QOLを維持・向上することはできません。その人が生活する場である「地域」で，療養者とその家族も含む地域で生活するすべての人々に看護を展開することが，地域看護では重要です。

　地域看護はこれからも発展していく学問です。本書を読んで地域看護を理解し，ぜひ地域に出て，地域看護として何が展開されているのかをその目で見て，皆さん自身が新たな地域看護としてのケアを創造してください。

2022年1月

編者

岸恵美子・大木幸子

目次
contents

第1部

総論：生活の場での看護の
意義と視点

1 地域・在宅看護とは

01 生活の場での看護としての地域看護

　人々は病気になったとき，まずは家庭において自分自身でケアをする，あるいは家族からケアをされる。家庭では病状が回復しない場合には，病院に入院して，検査や治療を受ける。治療を受けて回復すると，人々は地域にある家庭に戻り，元の生活に戻っていく。もちろん，病気や障がいを抱えて家庭に戻る場合には，元通りの生活ができるとは限らず，生活の困難や不自由を抱えて生活することになる。

　病院に入院したときには私たちが「患者」と呼ぶ人々も，地域に戻れば地域で生活する人になり，そもそも地域で生活をしていた人がたまたま病気になり，治療する場としてそこで一時だけの生活を送るのであって，病院での生活は長い人生のわずかな時間にすぎない。したがって，多くの時間を過ごす「地域」という場で看護が提供されることにより，セルフケアという自身で病気にならないよう，予防としての行動をとることや健康を維持することができ，あるいは健康を回復するために必要な行動をとることができるといえる。そのための看護を提供するのが，「地域看護」である。

02 地域包括ケアシステムと地域看護

　日本は，少子高齢化の進展とともに急速な人口減少が予測されているなか，社会的格差や健康格差の広がりと，それに伴う複雑で深刻な健康問題，頻発する災害，国際的な感染症対策など，さまざまな問題が発生している。

　2020年（令和2）年の保健師助産師看護師学校養成所指定規則（以下，指定規則とする）の改正[1]では，地域包括ケアシステムにおける看護師の役割の重要性が増していることから，地域包括ケアシステムについての学習が充実するよう，構成要素および卒業時の到達目標に追記された。これまでの「在宅看護論」が「地域・在宅看護論」となり，対象者および対象者の療養の場の拡大を踏まえ，卒業時に修得すべき単位が3年課程では現行の4単位から2単位増の6単位となった。看護師等養成所の運営に関する指導ガイドラインでは，「地域・在宅看護論」は療養者を含めた地域で暮らす人々を対象と捉える趣旨が明確に記載され，臨地実習においては，地域に暮らす人々の理解とそこで行われる看護について学ぶことを強化することや，地域における多様な場での実習や多職種連携に関する実習が促進されるよう追記された。これまでは，在宅療養者の看護として教授されてきたが，今後は訪問看護ステーション等の看護師のケアだけでなく，広く地域で生活する人をケアするための知識と技術が，「地域看護学」として教授されることになる。

　本書は，地域で生活する人々を理解し，そこで看護を展開できるように，また，地域において看護が必要な状況を判断するための気づきができるように，情報収集の視点やアセスメントのポイント，具体的なケアについて，系統的に学ぶためのものである。

2020年の指定規則改正では「地域・在宅看護論」とされているが，本書では，すでに教育機関で在宅看護論が教授されていることを鑑み，より「地域看護」に焦点を当てた内容を精選した。

03 地域看護の定義・概念

地域看護とは

地域看護の対象は，療養者・家族はもちろんのこと，健康な人々，健康や障がいのリスクの高い人々，地域で複雑困難な状況にある人々など，あらゆる発達段階，あらゆる健康レベルにあるすべての人々である。また，個人は地域で生活しており，地域の人々や環境と関わっており，そのことが個人の健康に何らかの影響を及ぼしているため，地域で看護を展開するうえでは，その人が住む地域も対象とし，地域の住民や地域の制度・サービスなどに働きかけることもある。

地域看護とは，地域で生活しているあらゆる発達段階，あらゆる健康レベルの人々が主体的に健康を守り，QOL（quality of life：生活の質）を高めることができるよう看護を展開することである。看護職は，個人・家族に看護を展開するとともに，その個人・家族が所属する集団・組織・地域を理解し，関わりをもちながら看護を展開していく。地域看護は看護学の一領域であり，看護学は「人間」「環境」「健康」「看護」という4つの主要な概念をもつが，地域看護では人間と環境の相互作用にも着目し働きかけることが重要である（図1）。

健康でQOLの高い生活を保障することは，国の役割でもある。日本国憲法第25条（生存権，国の社会的責務）では，①すべて国民は，健康で文化的な最低限度の生活を営む権利を有する。②国は，すべての生活部面について，社会福祉，社会保障及び公衆衛生の向上及び増進に努めなければならない，とされており，国の役割としても，健康で文化的な生活の保障や公衆衛生の向上および増進が示されている。

地域で看護することとは，大きく2つに分けられる。「地域で生活する個人・家族を主に対象に看護を展開すること」と，「集団や組織・地域そのものを看護の対象とすること」である。後者は，集団・組織・地域のさまざまなデータを収集し，分析し，課題を抽出していくプロセスを踏み，その結果から課題の優先度を決定し，集団・組織・地域に働きかけて看護を展開していくことであり，公衆衛生看護を担う保健師の役割である。

地域で生活する個人・家族を主な対象として看護を展開するのが地域看護ではあるが，個人・家族の背景となる集団・組織・地域をアセスメントし，働きかけることで，個人・家族の健康レベルを向上させ，QOLをより高めることができる。

地域看護の定義

日本地域看護学会の地域看護学の定義（2014）では，「在宅看護論」は「地域看護学」の一部として整理していたが，地域看護学の再定義（2019）では，「地域看護学」を，保健師，助産師，看護師の看護職に共通して求められる知識や能力を培う学問として位置づけ，次のように定義して

図1 看護学の4つの主要な概念

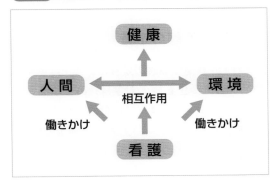

いる[2]。

①地域看護学は，人々の生活の質の向上とそれを支える健康で安全な地域社会の構築に寄与することを探求する学問である。

②地域看護は，人々の健康と安全を支援することによって，人々の生活の継続性を保障し，生活の質の向上に寄与することを目的とする。

③地域看護学は，多様な場で生活する，様々な健康レベルにある人々を対象とし，その生活を継続的・包括的にとらえ，人々やコミュニティと協働しながら効果的な看護を探究する実践科学である。

このように再定義を行った背景として，今日の地域看護の実践の対象，場，方法は多様な広がりを見せており，これまでは行政看護・産業看護・学校看護・在宅看護の4領域で地域看護を捉えてきたが，今日，この4領域のみでは十分な説明ができなくなってきている点をあげている。また，看護の対象である人々の生活においては，多様性・複雑性が増し，対象になる人々の継続性，包括性を保障して，QOLの向上を図ることが看護師の役割として重要になってきていることが背景にある。

看護師の働く場は，今後ますます地域に広がり，看護師には，多職種と連携し，地域の人々やコミュニティとも協働しながら，効果的な看護を創造することが求められていく。そのために地域看護は，保健師・助産師・看護師の看護職が共通に学ぶべき学問として，指定規則改正では「地域・在宅看護論」として，看護師基礎教育の「専門分野」に位置づけられた。

公衆衛生看護の定義

一方，公衆衛生看護の定義は，表1に示すように，「公衆衛生看護の対象は，あらゆるライフステージにある，すべての健康レベルの個人と家族，及びその人々が生活し活動する集団，組織，地域などのコミュニティである。公衆衛生看護の目的は，自らの健康やQOLを維持・

改善する能力の向上及び対象を取り巻く環境の改善を支援することにより，健康の保持増進，健康障害の予防と回復を促進し，もって人々の生命の延伸，社会の安寧に寄与することである」[3]と示されている。あらゆるライフステージにある，すべての健康レベルの個人と家族を地域看護と同様に看護の対象としているものの，その人々が生活し活動する集団，組織，地域などのコミュニティそのものも対象とするところに地域看護との違いがある。

在宅ケアの定義

日本在宅ケア学会は，在宅ケアに関する定義を「在宅ケアを必要とする人々に対してその生活の場において行われるケア」とし，その対象は「在宅で生活するあらゆる年代，あらゆる健康状態の人々」であり，その担い手として保健師，助産師，看護師を含めている[4]。

つまり，在宅ケアは，あらゆる年代，あらゆる健康状態の人々が対象である点においては地域看護と同様であるといえるが，在宅ケアを必要とする人々を主に対象とし，生活の場で行われる。地域看護は疾病や障がいの有無にかかわらず，その人が生活する地域が健康に与える影響を考え，時にはコミュニティに働きかけることが特徴である。また地域看護は，健康の保持増進，QOLの向上，疾病・障がいの予防も含めて，個人へのケアから，その人が生活する地域への看護へと発展させていくことが含まれる。個人の健康課題の解決やQOLの向上のために新たな資源やサービスをつくり出すなど，新たなケアを創造することは，地域包括ケアシステムづくりにつながることでもある。

地域看護への期待

地域看護では，在宅で生活するあらゆる年代，あらゆる健康状態の人々を対象として看護を展開していくが，時代の要請や期待に応えるために，地域で生活する人を包括的に捉え，在宅か

表1　日本公衆衛生看護学会による公衆衛生看護・公衆衛生看護学・保健師の用語の定義（2014）

公衆衛生看護の定義	公衆衛生看護の対象は，あらゆるライフステージにある，すべての健康レベルの個人と家族，及びその人々が生活し活動する集団，組織，地域などのコミュニティである。 公衆衛生看護の目的は，自らの健康やQOLを維持・改善する能力の向上及び対象を取り巻く環境の改善を支援することにより，健康の保持増進，健康障害の予防と回復を促進し，もって人々の生命の延伸，社会の安寧に寄与することである。 公衆衛生看護は，これらの目的を達成するために，社会的公正を活動の規範におき，系統的な情報収集と分析により明確化若しくは予測した，個人や家族の健康課題とコミュニティの健康課題を連動させながら，対象の生活に視点をおいた支援を行う。さらに，対象とするコミュニティや関係機関と協働し，社会資源の創造と組織化を行うことにより対象の健康を支えるシステムを創生する。
公衆衛生看護学の定義	公衆衛生看護学とは，公衆衛生看護実践の向上に寄与する知識，技術，規範並びに理論の生成やその発展について考究する学問である。
保健師の定義	保健師とは，国家資格である保健師の名称を用いて公衆衛生看護の目的を達成しようとする者をいう。

（日本公衆衛生看護学会：用語の定義，2014. https://japhn.jp/about_phn/term（最終アクセス/2022.1.14）より）

ら病院，病院から施設，あるいは病院から在宅へと生活の場が変化したとしても，継続的に支援することが求められる。

　訪問看護を担う看護職だけでなく，医療機関に勤務する看護職，施設に勤務する看護職，地域の多様な生活の場で看護を提供している看護職など，すべての看護職が地域看護学の知識と技術を身につけ，人々の価値観や生活の多様性・複雑性に対応し，少子高齢化・人口減少時代に突入する日本で看護を展開していくことが期待されている。

04　地域看護の看護教育における位置づけ

看護学基礎教育の変遷（図2）

　助産婦規則は1899（明治32）年に，看護婦規則は1915（大正4）年に，保健婦規則は1941（昭和16）年に制定された。戦後，1948（昭和23）年にこれらが統合され，保健婦助産婦看護婦法として制定された。

　1996（平成8）年より，統合カリキュラムの運用が看護系大学に導入され，看護系大学は現在も増加している。2011（平成23）年に保健師助産師看護師学校養成所指定規則（以下，指定規則）の改正により，多様な教育課程で保健師教育を行うことが可能となり，学士課程において，看護師教育のみを行うのか，保健師教育も含めて行うのか，各教育機関に委ねられることにな

った。学士課程において看護師教育のみを行う教育機関のなかには，大学院や大学専攻科で保健師教育を行う教育機関も出てきている。

地域看護学の変遷

　看護基礎教育において「地域看護学」が明示されたのは，1996年の指定規則改正により，保健師教育課程での主要科目が，「公衆衛生看護学」から「地域看護学」に変更されたときである。その後，2011年に保健師教育課程において，「地域看護学」は「公衆衛生看護学」へと変更になったが，看護師教育課程では，地域看護学という科目名は指定規則に明示されなかった。

　一方，在宅看護論は1996年の指定規則改正

図2　保健師における教育内容の変遷

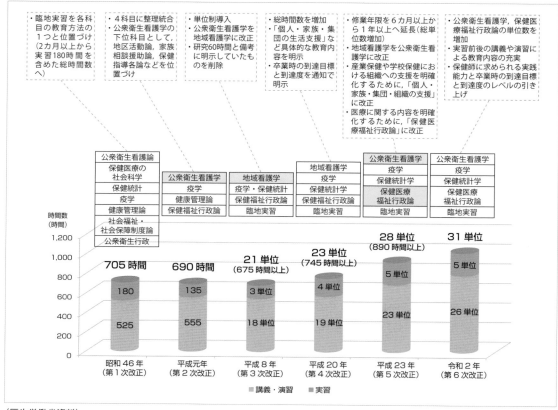

（厚生労働省資料）

で，看護師教育課程の科目として明示されたため，地域看護学の内容は，在宅看護，継続看護，ヘルスプロモーション看護，基礎看護の一部など，多様なかたちで各教育機関の教育課程に取り入れられてきた。

「在宅看護論」から「地域・在宅看護論」へ

2020（令和2）年10月30日，文部科学省初等中等教育局長，同省高等教育局長ならびに厚生労働省医政局長通知として，「保健師助産師看護師学校養成所指定規則の一部を改正する省令の公布について」[5]が発出され，改正の趣旨，改正の概要等が示された。

2020年の指定規則改正では，看護師が行う看護の対象は療養者を含めた地域で生活する

人々であると捉え，また療養の場の拡大により看護を提供する場も拡大していることから，その趣旨を踏まえて「在宅看護論」から「地域・在宅看護論」となった。「地域・在宅看護論」は専門分野に位置づけられ，対象者および対象者の療養の場の拡大を踏まえ，3年課程では現行の4単位から2単位増の6単位とされた。実習においても，地域に暮らす人々の理解とそこで行われる看護について学ぶことを強化すること，および今回の改正により実習施設要件を見直すことから，地域における多様な場での実習や多職種連携に関する実習が促進されるよう示された。

看護師教育課程のなかに「地域・在宅看護論」が提示されたことにより，看護師に「地域看護」の教育が必要であることが明確化された。地域看護学が看護師教育に位置づけられたこと

は，看護職が将来，幅広く地域で活躍できる基盤を形成することにつながる。地域看護学を含む看護師教育の基盤の上に，保健師教育の学問的基盤である公衆衛生看護学が構築され，保健師教育の質向上にも寄与する。

看護学基礎教育で修得すべき地域看護の能力

日本地域看護学会では，「看護学士課程におけるコアコンピテンシーと卒業時到達目標（案）」[6]や，「看護学教育モデル・コア・カリキュラムー「学士課程においてコアとなる看護実践能力」の修得を目指した学修目標」[7]「看護師国家試験出題基準（厚生労働省）」の検討と，先駆的な地域看護の実践例のヒアリングから，看護学基礎教育で修得すべき地域看護の能力と，卒業時到達目標，目標に到達するための教育内容の概要を，表2のように示している[8]。地域看護の能力は，1) 多様な個人と家族の生活を査定（Assessment）する能力，2) 生活の場としての地域の特性を査定（Assessment）する能力，3) 健康の保持増進と疾病を予防する能力，4) 地域ケアシステムの構築・推進と看護機能の充実を図る能力，5) 安全なケア環境の提供と健康危機管理に関わる能力，6) ケアを必要とする個人および家族を支えるための専門職および多職種連携の能力，の6つである。

「1) 多様な個人と家族の生活を査定する能力」には，個人・家族の多様性を理解し，その生活を査定（アセスメント）することや，地域にいる健康課題をもちながらもそれを表出しない人々をも見出す必要性を理解できることが必要とされる。

「2) 生活の場としての地域の特性を査定する能力」では，人々の生活の場である地域を理解し，地域の特性を健康との関連で査定（アセスメント）することが求められる。

「3) 健康の保持増進と疾病を予防する能力」では，個人の発達段階を理解し，個人・家族が集団・地域と関わりながら健康課題を解決し疾病を予防するために，地域特性に応じた環境整備の必要性を理解し，看護援助として必要な支援方法や教育技術を獲得することが求められる。

「4) 地域ケアシステムの構築・推進と看護機能の充実を図る能力」では，個人・家族が生活するために不足する資源を把握し，地域ケアシステムを構築し推進する必要性や方法を理解することが求められる。

「5) 安全なケア環境の提供と健康危機管理に関わる能力」では，災害の発生や感染症の発症などに対し，生活環境の安全性を査定し，予防措置や予防的な行動の必要性や方法を理解することが求められる。

「6) ケアを必要とする個人および家族を支えるための専門職および他職種連携の能力」では，ケア資源を把握し，他職種の役割を理解し連携しながら，地域の人々とともに健康や生活上の課題の解決に向けて協働する必要性や方法を理解できることが求められる。

表2 看護学基礎教育で修得すべき地域看護の能力と卒業時到達目標，および目標に到達するための教育内容と方法（2020）

群	看護学基礎教育で修得すべき地域看護の能力	卒業時到達目標	目標に到達するための教育内容の概要
根拠に基づき看護を計画的に実践する能力	1) 多様な個人と家族の生活を査定（Assessment）する能力	(1) 個人・家族の多様性（文化・慣習・健康観・価値観・生きる力）を理解し，生活している人として捉え説明できる。	・個人・家族の多様性（文化・慣習・健康観・価値観・生きる力）の理解 ・家族をシステムとしてその生活を構造的に捉え，アセスメント ・自分自身の住環境，食生活の変化と健康状態の関係についてセルフアセスメント ・「生活」を定義し，環境の生活への影響を理解 ・看護の対象となる「地域で生活する人々」を理解 ・地域で生活する個人・家族を連続体として捉え，各々が地域社会の構成員であり，人々や環境と多様な相互作用/関係性を持っている人として理解しアセスメント
		(2) 個人の生活を把握し，健康状態との関連を査定（Assessment）できる。	
		(3) 家族の生活を把握し，家族員の健康状態その関連を査定（assessment）できる。	
		(4) 健康課題を表出しない・できない個人とその家族を見出す必要性を説明できる。	
	2) 生活の場としての地域の特性を査定（Assessment）する能力	(1) 生活の場としての地域（コミュニティ）を理解できる。	・人々が暮らす地域，生活の場としての地域について生活者の視点からの理解 ・質的・量的データを踏まえて，地域の特性（強み，弱み）をアセスメント ・人々の生活習慣，健康状態と地域特性との関連を査定
		(2) 地域の特性を把握し，人々の健康状態との関連を査定（Assessment）できる。	
特定の健康課題に対応する実践能力	3) 健康の保持増進と疾病を予防する能力	(1) 人々の誕生から成長，発達，加齢までの生涯発達の視点を理解し，各発達段階における健康の保持増進，疾病予防のために必要な看護援助を指導のもとに実施できる。	・予防の概念および健康づくり・疾病等の方策 ・各発達段階において生じる（生じやすい）健康上の課題と看護援助 ・個人のセルフケア能力および家族のケア力を高める看護援助 ・自助・互助・共助・公助の理解と看護の役割 ・個人・家族が健康課題を解決するための地域資源 ・特定の健康課題を解決するために必要な支援方法・教育技術 ・個人特性および地域特性に対応した健康づくりのための環境整備
		(2) 個人・家族への支援において，集団・地域との関わりを視野に入れた健康の保持増進，疾病予防の能力を高める看護援助方法について説明できる。	
		(3) 個人・家族が健康課題を解決するために効果的な資源を説明することができる。	
		(4) 特定の健康課題を解決するために看護援助として必要な支援方法・教育技術について説明できる。 例) 健康教育，患者教育，生活の場へのアウトリーチ，グループダイナミクスの活用。	
		(5) 個人特性及び地域特性に対応した健康づくりのための環境整備の必要性について理解できる。	
多様なケア環境とチーム体制整備に関する実践能力	4) 地域ケアシステムの構築・推進と看護機能の充実を図る能力	(1) 個人・家族が地域で生活するために不足するケア資源を把握し，説明できる。	・個人・家族の生活に必要とされる地域のケア資源の査定 ・地域での生活を支える自主グループ・地域組織活動の必要性 ・地域での生活を支える地域ケアシステムの必要性（ケアチーム・医療機関を含むネットワーク等） ・「個」からみる地域ケアシステムの構築
		(2) 地域のケアチームの目的と機能およびネットワークの必要性を説明できる。	
		(3) 個人・グループ・機関と連携して，地域ケアシステムを構築する必要性と方法について理解できる。	

（次頁へつづく）

群	看護学基礎教育で修得すべき地域看護の能力	卒業時到達目標	目標に到達するための教育内容の概要
多様なケア環境とチーム体制整備に関する実践能力	4) 地域ケアシステムの構築・推進と看護機能の充実を図る能力	(4) 自主グループの育成，地域組織活動の必要性について理解できる。	
		(5) 地域ケアシステムを継続的に発展させる必要性や方法を理解できる。	
	5) 安全なケア環境の提供と健康危機管理に関わる能力	(1) 安全なケアをチームの一員として組織的に提供する意義や役割を説明できる。	・医療安全の基本的な考え方 ・生活環境の安全性の査定と危機回避の方法 ・予測的な防災行動と安全な行動への支援 ・感染防止対策の実施 ・地域で流行する感染症に対する予防措置
		(2) 生活環境の安全性を査定し，予防可能な危機を回避する必要性や方法を理解できる。	
		(3) 災害の発生に備え，予測的な視点を持った防災行動を理解し，安全に行動できる支援を指導のもとに実施できる。	
		(4) 感染防止対策の目的と根拠を理解し，適切な方法で実施できる。	
		(5) 地域で流行する感染症を把握し，予防措置の必要性や方法を説明できる。	
		(6) リスクマネジメントを含む医療安全の基本的な考え方と看護師の役割について説明できる。	
	6) ケアを必要とする個人および家族を支えるための専門職および多職種連携の能力	(1) ケアを必要とする個人・家族のアドボカシーにおける看護の役割について理解する。	・地域で包括的にケアを提供する際の多職種の機能と役割 ・多職種連携と協働 ・個人・家族を中心とした支援での多職種連携の重要性・必要性 ・地域で包括的にケアを提供する際の資源とその活用 ・多職種連携の具体的な方法 ・多様な組織・機関，職種について ・地域で包括的にケアを提供する際の看護過程上での多職種連携の実際
		(2) 看護及び他職種の役割を理解し，個人・家族を中心として協働の必要性を説明できる。	
		(3) 地域や組織におけるケア資源を把握し，専門職連携の方法を説明できる。	
		(4) 対象となる個人・家族を取り巻く地域の人々とともに健康・生活上の問題を共有し，解決に向けて協働する必要性や方法を理解できる。	

（日本地域看護学会教育委員会：日本地域看護学会が提案する地域看護学の卒業時到達目標と内容・方法，p.10，日本地域看護学会，2021．より）

05　地域看護の基本的考え方

地域看護活動の基本

　地域で生活する人の健康は，個人の努力だけで叶うものではない。健康に影響を与える要因としては，細菌やウイルスなどの生物学的要因，化学物質や放射線などの物理学的要因，生活水準や文化・宗教・人とのつながりなどの社会的環境，食事・運動・睡眠などの個人の行動に関する要因，年齢・性別・遺伝子・免疫力などの宿主の要因などとともに，保健医療福祉制度である健康診断（健診）・検診などの保健サービスや生活保護などの福祉施策が影響する。

　地域看護では，このような健康に影響を与える要因を取り除いたり，影響を最小限にするた

めに，個人の生活習慣やライフスタイルに働きかけ，健康状態とQOLを向上させる。

また，健康に影響を与える要因に，社会的環境や保健医療福祉制度がある。社会的環境については，対象者が適切な環境は何かを理解し，適切な環境を選択できるようにすることや，保健医療福祉制度については，必要に応じて健診や検診を受診するように働きかけたり，必要なサービスを選択できるように情報提供したりすることも地域看護である。

さらに，個人・家族に看護を提供するなかで見えてきた地域の課題について，地域におけるケア会議や多職種が集まるネットワーク会議などで事例を示して検討していくことは，今後同様の課題を抱える対象者を支援するうえで重要である。

☑ 事例：高齢化した団地での取り組み

地域包括支援センターの看護師Aさんが担当している地域には，高齢化率が50％を超える公営団地が2カ所ある。

団地の高齢者の一人暮らし訪問を担当する民生委員のBさんから，「最近，立て続けに高齢者が孤立死する出来事があった。団地の高齢者は他人事ではないと，心配する人が増えてきた。家族とも疎遠になっていて，あまり訪ねてくる人がいないし，出かける場所もないからどうしたらよいか」とAさんに相談があった。

Aさんは地域ケア会議にBさんに参加してもらうよう声をかけ，Bさんから最近の団地の高齢者の様子について話をしてもらった。地域ケア会議では，別の団地でも同様の状況があり，高齢者を孤立させないための取り組みができないか話し合われた。そして，高齢者が出かけて人と交流できる場があるとよいという話になり，団地の花壇に花を植える作業を団地の高齢者や地域のボランティアに声をかけて行ったらどうかという話になった。

事前にチラシを配布したり，民生委員が声かけをしたためか，当日は多くの団地の高齢者だけでなく，地域の高齢者が花壇づくりに参加し，久しぶりに団地に笑い声が響いた。今後は定期的に花壇づくりのイベントを行い，その後，皆でお茶会をすることを企画している。

地域看護においては，疾病や障がいのリスクを抱える人や，自ら支援を求めない人にも予防的に働きかける。

地域看護の対象者のなかには，自らサービスを選択しても，行政の窓口になかなか足を運べず躊躇する人や，自分がサービスや支援の対象であると気づかない人，さらにはサービスを拒否する人もいる。自らサービスを選択できる人には，支援やサービスにつながるように働きかける。潜在的な健康課題を抱えている人に対しては，健康課題に気づかせ，主体的に支援やサービスを選択できるように働きかけることも必要である。

一方，地域では，疾病を抱えながら仕事を継続している人も多い。そのような人が，仕事をしながらも治療を継続でき，疾病への不安を少しでも軽減できるよう，同じ疾病に罹患している人と出会えるように働きかけるのも，地域看護として重要である。

健康の定義・概念

健康の定義は，1946年のWHO（世界保健機関）憲章前文には「健康とは，肉体的，精神的及び社会的に完全に良好な状態であり，単に疾病又は病弱の存在しないことではない」と示されており[9]，単に病気でないというだけでなく，QOLを高めることが健康を考えるうえで重視されている。また近年では，医療の進歩により，病気があっても，病気をもちながら働くなど，病気と共存しながらQOLを高めることも重要視されている。

健康を考えるうえで重要な概念として，予防の概念がある。1次予防・2次予防・3次予防の概念を表3に示した。

一般的に，1次予防は健康増進，2次予防は

表3 予防の概念

予防のレベル	主な目的	戦　略
第1次	健康を維持するために発病前に予防する	健康増進，危険因子の減少
第2次	健康の回復と増進のために，疾病を初期段階で診断し治療する	疾病初期での発見や早期の治療
第3次	疾病の合併症の発生を抑え，可能な範囲で身体機能と生活の質の改善を図る	リハビリテーション，社会復帰

早期発見と早期治療，3次予防はリハビリテーションと社会復帰を指す。1次予防の段階は発病前の段階であるが，生活習慣を見直してもらうことなど，リスクを軽減するような保健指導が重要となる。2次予防では，疾病や障がいを早期に発見し診療につながるよう，健康診断の受診を勧めることなどがある。また，3次予防は疾病に罹患している段階であるが，疾病の進行防止や重度化防止としての看護を展開する。また，「健康寿命」という概念がある。健康寿命は，介護などを必要とせず，自立して健康に生活できる期間を指す。人々の健康寿命を延伸することも，地域看護の役割である。

生活者である対象の理解

　地域看護では，対象を地域で生活する人であると捉えている。つまり，主体的に地域で活動し，自らの意思で行動している人々である。しかし，ひとたび入院することになると，治療が優先されるために生活を中断し，またこれまでの生活習慣やライフスタイルを変更して治療に専念する必要がある場合も少なくない。しかし，退院して地域に戻れば，元の生活習慣やライフスタイル，社会的環境のなかで生活を継続していくことになる。

　そのように考えた場合に，病院の看護師は，入院時の情報収集として，身体的・精神的な情報のみを聞くだけでよいだろうか。例えば，脳血管疾患や心疾患で入院した患者に看護師は，既往歴や家族歴を聞くことは当然のことだが，生活習慣や嗜好，ライフスタイル，趣味，家族関係や職場での人間関係，近隣との交流，地域

での活動などを聞き，退院前の生活をイメージできるようにしておく。そして，退院する前に，これまでの生活習慣やライフスタイルを見直して，何を変更すべきか改善すべきかを，患者とともに考え，気づかせていくことが必要である。

　地域看護では，単に個人・家族の疾病を理解するだけでなく，その人の文化，慣習，価値観，生きる力など，これまでの生活の歴史をたどり，今の生活のありようを把握し，「地域で生活している人」として捉える必要がある。また，地域で生活する人の生活の場は連続しており，住まいのある地域から入院しても，退院して地域に戻る。このように，場が変わっても，生活は個人・家族にとっては連続しており，地域で生活する人であること，地域社会の構成員であることに変わりはない。

　人は環境と常に相互作用し影響を受けている。自然は豊かな農作物をもたらすという良い環境もあれば，災害になると恐怖だけでなく生活の崩壊をもたらすこともある。環境が生活に影響を与えることは，すなわち，人々の健康にも影響を与えることにほかならない。

　地域看護では，病気や障がいが自然環境や社会環境などの環境と関連し，影響を及ぼすことを理解し，健康や生活上の問題・課題を把握したうえで，看護により人々に働きかけることが必要である。

　地域で生活する人々は，健康な生活をしている人，不健康な生活をしている人，すでに病気に罹患している人など，実にさまざまである。健康であれば何も指導をしなくてよいかといえばそのようなことはなく，健康であれば，健康

な状態が継続するように，看護師として支援していく。

生活モデルで患者を考える

表4は，医療モデルと生活モデルの比較である。医療モデルは主体が援助者であるが，生活モデルでは主体が生活者であり，地域看護では生活モデルで看護を考えていく。

病院や施設では，主に医療関係者である病院スタッフがケアを提供し，そこでのやり方でケアが提供される。しかし，地域で生活する人々には，その地域の文化や規範，慣習などを取り入れて生活してきた歴史がある。地域で生活する人々には，その人の暮らし方があり，価値観をもち，これまでの習慣を継続しながら，地域のなかで地域の人々と生きてきた歴史がある。親の世代から今と同じ地域で生活している人もいれば，自身が生まれてから家族皆で転居して今があるという家族もいる。人はそれぞれの生活の歴史をもち，地域での生活の歴史をもち，地域の人々と暮らしてきた地域のなかでの歴史をもつ。

そのように地域で暮らしてきた人に，その地域で生活していない看護師がいきなり生活を支援すること，疾病の予防に関わることは難しいであろう。まずはどのような生活をしてきたのか，これまでどのような歴史的経過をたどって

きたのかを丁寧に聞き，その人の生活のありようを見つめ理解する必要がある。そのとき，関心をもって話に耳を傾けることはもちろんだが，イメージできない状況があれば，どのような生活であったのかを語ってもらうことや，そのときにどのような気持ちでいたのかを一緒に振り返ることが必要である。

生活の場で地域の人々とともにケアをつくる

地域看護では，ケア資源を把握し，他職種の役割を理解し連携しながら，地域の人々とともに健康や生活上の課題の解決に向けて協働する必要性や方法を理解することが大切である。

☑ 事例：Cさん，男性，64歳

Cさんは勤めていた会社を60歳で退職後，妻の介護をしていたが3カ月前に妻に先立たれた。近所の人はCさんの姿を最近外であまり見かけなくなり心配している。たまたま外で見かけた近所の人が声をかけたが，「大丈夫」と言ってすぐに家に戻ってしまった。

1カ月後，Cさんが少し痩せてきたことが気になった近所のDさんは，地域を担当する民生委員に相談した。早速，民生委員が訪問すると，Cさんは，「妻が亡くなってから，自分が生

表4 医療モデルと生活モデルの比較

項目	医療モデル	生活モデル
主体	援助者	生活者
責任性	健康管理をする側	本人の自己決定による
関わり	規則正しい生活へと援助	本人の主体性への促し
捉え方	疾患・症状を中心に	生活のしづらさとして
関係性	治療・援助関係	ともに歩む・支え手として
問題性	個人の病理・問題性に重点	環境・生活を整えることに重点
取り組み	教育的・訓練的	相互援助，補完的

（谷中輝雄：生活支援―精神障害者生活支援の理念と方法，p.178，やどかり出版，1996.より）

きていても意味がないように感じて，毎日ボーっと過ごしている。食事をとらなくてもお腹はすかないし，何もつくらなければゴミもたまらない。出かけることもないし，誰かと会うわけでもないので，服を着替えることもない」と，少しずつ妻が亡くなってからの生活について話し始めた。

民生委員はこのまま放っておくと，地域から孤立してしまうことや，栄養もとっていないので体調も心配になり，地域包括支援センターに相談した。翌日，民生委員と地域包括支援センターの看護師が訪問したところ，Cさんが玄関でうずくまり動けないでいるところであった。Cさんは，「3日前からめまいがするようになり，病院に行こうと思って玄関まで出たものの，動けなくなってしまった」という。地域包括支援センター看護師が受診に同行し，低栄養状態と診断され，食事をきちんととるように医師から指導された。

Cさんはこれまで食事，洗濯，買い物など，すべてを妻に任せきりであった。コンビニエンスストアで買い物はできるものの，最初は電子レンジさえ使えなかったという。Cさんは社会福祉協議会のボランティアを紹介してもらい，家事をサポートしてもらいながら，洗濯機の使い方や野菜の切り方など，少しずつできる家事を増やしていった。

ある日，Cさんはボランティアから，Cさんのように男性の一人暮らしの場合，料理が苦手な人が多く，自分が訪問している人にもCさんと同様の人が多いということを聞いた。ちょうど訪問に来た地域包括支援センター看護師が，一人暮らしの男性のための料理クラブをつくったらどうかと提案し，地域の保健センターの保健師に相談してみることになった。保健センターの保健師は，別の地域で「男子厨房に入ろう会」という男性の料理教室を立ち上げた経験があり，Cさんの地域でも会を立ち上げることに協力してくれることになった。

保健センター保健師はボランティアや地区担当保健師に声をかけ，一人暮らしの男性数人と「男子厨房に入ろう会」を立ち上げることを企画し，Cさんも立ち上げのメンバーとなり，月1回公民館で会を開催することにした。会では，ぎこちない手つきで楽しそうに料理をしている男性の姿を見て，自分と同じ境遇の男性がいることにCさんは安心した。また，これまでボランティアに教わっていたこともあり，会の参加者から包丁さばきを褒められたことで，会のリーダーとして頑張っていこうという意欲がわいた。それからは月に1回，休まずCさんは会に通い，会の後は同じグループの仲間と時には居酒屋でお酒を飲みながら話を弾ませている。

このように，個人の健康課題を解決するためには，個別に支援をすることはもちろんだが，さまざまな地域の制度やサービスを活用して，対象者のニーズにあったQOLの高い生活を支援することが地域看護として重要である。その際，すでにあるグループを活用することもあるし，もしニーズにあったグループがない場合には，グループをつくるなど，生活の場で対象者や地域の人々とともにケアをつくることもある。グループをつくることにより，同様のニーズをもつ人々の健康課題の解決につながり，そのグループは地域の資源として同じような健康課題をもつ人に活用されることで，地域包括ケアシステムの一部を担うことにもなる。

地域看護の歴史を表5に示す。

訪問看護としての始まり

すでに英国や米国では，貧困者の救済として

訪問看護がスタートしていたが，日本における訪問看護事業も，貧困者の救済から始まった。1885（明治18）年に有志共立東京病院に看護婦教育所が設置され，教育所を卒業すると家庭に訪問した。同時期に，京都看病婦学校が設立さ

表5 地域看護婦の歴史の概要（近代〜現代）

年（和暦）	主な出来事
1985（明治18）	有志共立東京病院看護婦教育所の設立
1986（明治19）	京都看病婦学校の設立，桜井女学校付属看護婦養成所の設立
1890（明治23）	日本赤十字看護婦養成所の設立
1891（明治24）	わが国初の派出看護婦会の設立
1916（大正5）	工場法施行
1922（大正11）	健康保険法の制定
1923（大正12）	関東大震災の被災地への恩賜財団済生会による巡回看護事業
1930（昭和5）	大阪朝日新聞社社会事業団公衆衛生訪問婦協会による公衆衛生看護婦教育
1936（昭和11）	東北更新会による農村保健婦活動，恩賜財団母子愛育会育児支援事業
1937（昭和12）	保健所法制定
1938（昭和13）	厚生省設置
1941（昭和16）	保健婦規則公布，日本保健婦協会設立
1945（昭和20）	GHQが公衆衛生対策に関する覚書発表
1946（昭和21）	日本国憲法公布
1947（昭和22）	学校教育法公布，日本国憲法施行，保健所法改正
1948（昭和23）	保健婦助産婦看護婦法公布
1961（昭和36）	国民皆保険実現
1965（昭和40）	母子保健法公布
1978（昭和53）	第一次国民健康づくり対策
1982（昭和57）	老人保健法制定
1994（平成6）	地域保健法制定
1997（平成9）	介護保険法制定（2000年施行）
2000（平成12）	第3次国民健康づくり対策「21世紀における国民健康づくり運動（健康日本21）」策定，「健やか親子21」策定
2005（平成17）	介護保険法改正（予防給付導入，地域支援事業創設）
2006（平成18）	がん対策基本法制定，自殺対策基本法制定
2012（平成24）	第4次国民健康づくり対策「健康日本21（第2次）」策定
2015（平成27）	「健やか親子21（第2次）」策定

れ，巡回看護婦の養成が始まった。1892（明治25）年には，巡回看護婦の制度として，看護婦と婦人伝道師が同伴で貧困家庭の病人を訪問するようになり，これが訪問看護制度の始まりといわれている。

地域看護婦の誕生

　地域看護婦は，病院や診療所からの巡回看護が救済事業として行われたことで誕生した。保健婦による訪問事業は，貧しい病人の家庭を訪問して看護することで始まった。1923（大正12）年の関東大震災後，被災者に対し済生会が巡回看護事業を展開することでスタートし，同時期に，現在の聖路加国際病院で母子保健を中心に訪問看護事業が展開された。

　1929（昭和4）年には世界恐慌が起こり，日本では恐慌と凶作で農民が疲弊し，特に東北地方ではそれが深刻であった。農村では，乳幼児死亡率は都市部に比べて高く，出稼ぎ労働者が農家に戻ることで結核が各地に広がった。1935（昭和10）年，東北地方出身の有志たちにより，東北生活更新会が発足し，農村保健婦事業が開始された。1936（昭和11）年，財団法人東北更新会として，生活改善指導，栄養改善指導，乳幼児妊産婦保護，トラコーマ予防と撲滅，清潔整頓指導を中心に地域保健活動が展開された。その頃，恩賜財団母子愛育会も愛育班活動として育児支援事業を行っていた。また，1930（昭和5）年には，大阪朝日新聞社事業団公衆衛生訪問婦協会が，公衆衛生看護婦の教育を始めた。

学校看護婦

　学校看護婦は，1904（明治37）年，福岡女子師範学校に，1905（明治38）年には岐阜県の小学校に配置され，次第にその数が増えていった。その当時，全国的にトラコーマの大流行により，洗眼など衛生処置の対応が必要となった。1941（昭和16）年には，学校看護婦は，国民学校令によって「養護訓導」として身分が規定された。1945（昭和20）年の敗戦で，学童の間で結核や回虫等の腸内寄生虫が蔓延するなど，国民は非衛生的な生活となり，学校においても保健教育が重要となった。1947（昭和22）年の学校教育法の公布により，「養護訓導」は「養護教諭」へと改称されて，学校への配置が義務づけられた。

工場看護婦

　明治時代から一部の工場で傷病者の処置にあたっていたのが，日本における工場看護婦である。工場労働者の労働環境・生活環境の改善のため，1916（大正5）年に工場法が施行された。その後，1922（大正11）年の健康保険法制定による健康保険組合の設置により，従業員と家族への看護・療養指導等を行う工場看護婦が活動するようになった。その後，戦争により企業の多くは軍需産業へと変わり，看護婦は診療所の一般診療，救急処置，保健婦は結核対策や伝染病予防などの健康管理業務に従事した。

戦後の地域看護政策

　1945年，敗戦により日本では，社会情勢の悪化と引揚者や復員兵による外来感染症，結核などが蔓延した。占領政策によるGHQ（連合国軍総司令部）の指令に基づき，公衆衛生対策に関する覚書が発表され，1946（昭和21）年には，日本国憲法が公布された。公衆衛生対策に関する覚書は，伝染病，結核，性病予防に重点が置かれた。厚生省（当時）は公衆保健局，医務局，予防局の衛生局3局体制となり，保健所は地方厚生行政を担うため，「公衆衛生の第一線機関」に位置づけられた。1947（昭和22）年には保健所法が全面的に改正され，公衆衛生看護が保健所業務として位置づけられた。

　また，1945年にはGHQ公衆衛生福祉局に看護婦が設置され，1948（昭和23）年には，保健婦，助産婦，看護婦を国家免許として一本化し

た法律として，保健婦助産婦看護婦法が制定された。

国民健康づくり施策

1978（昭和53）年に，国は第1次国民健康づくり対策として，疾病の予防，治療，リハビリテーション，健康増進にわたる包括的で組織的な施策を実施することを示した。健康は自らが守り育てるものであることを基盤とし，地域に密着した活動を展開する必要性から，対人保健サービスの拠点として市町村保健センターの設置・整備を行った。また，国保保健婦は市町村保健婦に身分移管され一本化されることとなった。

老人保健法制定と
高齢者保健福祉制度

1982（昭和57）年，老人保健法の制定により，40歳以上の成人保健対策として，健康手帳の交付，健康教育，健康相談，健康診査，医療，機能訓練，訪問指導が体系的に実施された。市町村の保健婦も増員され，住民に身近な機関として中心的な役割を担った。1988（昭和63）年には第2次国民健康づくり対策として，生活習慣の改善による疾病の予防，健康増進などの健康づくりが進められた。1992（平成4）年には老

人保健法に基づく老人訪問看護制度により，高齢者への訪問看護が開始され，1994（平成6）年には，健康保険法に基づいて，高齢者に限らず，同法に基づきあらゆる世代に訪問看護が提供されることになった。

1997（平成9）年，老人福祉と老人保健制度下で行われていた高齢者介護が再統合され，社会保険方式により社会全体で介護を担う仕組みである介護保険法が成立した。介護保険の実施主体は市町村であり，2000（平成12）年に介護保険制度が施行された。給付サービスには居宅サービスと施設サービスがあり，施設における看護もこれまで同様担うが，看護職は在宅療養者の訪問看護の役割を介護保険制度のもとで担うこととなった。

保健所法から地域保健法へ

1994年に地域保健法が制定され，保健所とともに市町村保健センターが法的に位置づけられた。これに伴い，保健所法は地域保健法に改正され，住民の生活に直結する保健福祉サービスの提供は市町村に移管され，保健所と市町村の業務が整理された。母子保健サービスなど住民に身近で頻度の高い活動は市町村が実施主体となり，保健所は広域的・専門的・技術的な機能を果たすことになった。

07　地域看護の活動と場

地域で生活する人々は，家庭だけでなく，学校や職場，特定の講座や教室等の仲間など，さまざまな場で生活をしている。そのため，地域看護は，在宅だけでなく，学校や職場，仲間や集団などさまざまな場で展開される。在宅では個人や家族を対象に看護が展開されるが，学校や職場では集団や組織に対して看護が展開される。地域看護ではあらゆる健康レベルの人々が対象であり，さまざまなライフサイクルの

人々に，対象の特性にあわせて働きかける。また，個人・家族だけではなく，特定の問題や共通の課題をもったグループや集団に対して働きかけることもある。地域看護は，個人・家族を支援するために，関わる集団・組織にも働きかけ，個人・家族の主体性を引き出し，健康や生活の課題が解決できるようにする。

近年，在院日数の短縮や医療技術の進歩，介護サービスの多様な展開により，在宅療養をす

る人が増加している。医療サービスの提供は，「病院完結型」から「地域完結型」へとシフトし，看護は病院だけでなく，さまざまな場で展開されている。病院や診療所，施設はもちろんのこと，訪問看護ステーションや介護事業所，地域包括支援センター，保健所・保健センター，暮らし（町）の保健室など，地域で看護職が働く場は多岐にわたる。

また，地域のニーズにあわせて起業するなど，独自の看護活動を展開する看護職も増えている。対象を，「地域で生活する人であり連続性のある人である」と捉えて支援を行っていくためには，保健・医療・福祉などの施設で働く看護職と地域で働く看護職が，連携を密にし，切れ目のない支援を展開する必要がある。

何らかの疾患で地域から入院する人がいれば，病院の看護師が入院時に自宅や地域での様子を聞き，退院後も同様の生活が維持できるよう自宅の療養環境を整えるだけでなく，個人や家族のニーズにあった介護サービスを調整し，地域で自立して生活できるよう生活環境を整えるための支援をする。

また，地域には病気や障がいをもつ人だけでなく，生活に困窮し病院を受診できない人や地域から孤立している人，健康課題をもちながらニーズを表出しない人などもいる。そのような人々にも支援の手を差し伸べ看護を展開していく必要がある。さらに，地域にいる健康な人，支援の必要がなく自立している人も地域看護の対象であって，健康を維持・増進するために働きかけていかなければならない。その一方で，健康で自立している人は，地域看護を展開するうえで看護職の協働すべき人でもある。地域看護は看護職のみで看護を展開するのではなく，住民とのパートナーシップ，多職種多機関との連携により，地域で看護をともにつくり上げていくのである。

08 地域包括ケアシステムにおける看護職の役割

「病院完結型」から「地域完結型」へ

少子高齢化の進展による人口構造の変化に伴い，日本の75歳以上高齢者の全人口に占める割合は増加し，図2にあるように，2050（令和32）年には，1人の若者が1人の高齢者を支えるという厳しい「肩車型」社会が訪れることが予想されている。加えて，日本における医療・介護ニーズは増加し，保健・医療・福祉の人的資源と財源は厳しさを増している。

こうした状況を受けて，日本は地域を基盤とした「地域包括ケアシステム構築」（図3）へとかじを切り，従来の「病院完結型」から，医療・ケアと生活が一体化した「地域完結型」の体制へと転換が図られている。

一方で，医療提供体制の改革も進められており，各都道府県において「地域医療構想」（図4）が策定される等，病床の機能分化・連携，在宅医療が推進されている。これからの看護師には，たとえ病気になったとしても，対象者が住み慣れた地域で最期までいきいきと生活できるように支えていくことが期待されており，病院・施設等の看護の充実だけでは決して実現することはできない。

看護師の大きな特徴は，病気や障がいのこと，治療や薬のことを理解していることは当然だが，その対象者の心身や生活，家族関係や地域との関係なども理解しているという点である。例えば，訪問看護の利用者が在宅で1人では入浴できない，トイレに行けない，食事ができないといった場合は，なぜそのような状態になっているのかをアセスメントしたうえで適切なケアを行う，あるいは多職種と連携し，必要なサービスへとつなぎながら生活を支えていく。さらには，不安を抱えている家族を支援する。このように生活を支えることは，看護師だから

図2　日本は「肩車型」社会へ

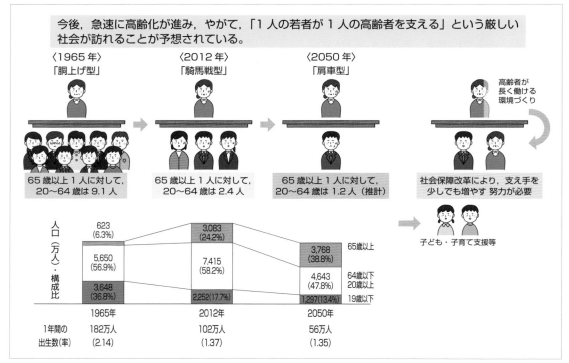

今後，急速に高齢化が進み，やがて，「1人の若者が1人の高齢者を支える」という厳しい
社会が訪れることが予想されている。

〈1965年〉「胴上げ型」
65歳以上1人に対して，20〜64歳は9.1人

〈2012年〉「騎馬戦型」
65歳以上1人に対して，20〜64歳は2.4人

〈2050年〉「肩車型」
65歳以上1人に対して，20〜64歳は1.2人（推計）

高齢者が長く働ける環境づくり

社会保障改革により，支え手を少しでも増やす努力が必要

子ども・子育て支援等

（出所：総務省：国勢調査，社会保障・人口問題研究所：日本の将来推計人口，平成24年1月推計（出生中位・死亡中位），厚生労働省：人口動態統計.（厚生労働省資料））

図3　地域包括ケアシステム構想

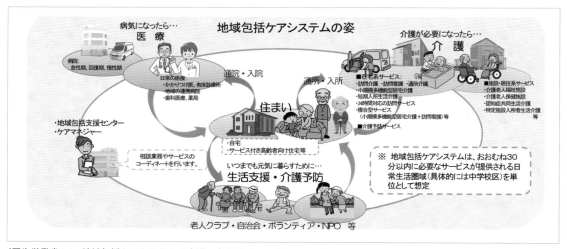

（厚生労働省：1. 地域包括ケアシステムの実現へ向けて. https://www.mhlw.go.jp/seisakunitsuite/bunya/hukushi_kaigo/kaigo_koureisha/chiiki-houkatsu/dl/link1-3.pdf（最終アクセス/2021.1.14）より）

図4 地域医療構想について

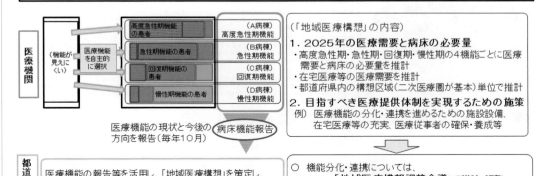

○ 今後の人口減少・高齢化に伴う医療ニーズの質・量の変化や労働力人口の減少を見据え、質の高い医療を効率的に提供できる体制を構築するためには、医療機関の機能分化・連携を進めていく必要。

○ こうした観点から、各地域における2025年の医療需要と病床の必要量について、医療機能（高度急性期・急性期・回復期・慢性期）ごとに推計し、「地域医療構想」として策定。
その上で、各医療機関の足下の状況と今後の方向性を「病床機能報告」により「見える化」しつつ、各構想区域に設置された「地域医療構想調整会議」において、病床の機能分化・連携に向けた協議を実施。

（「地域医療構想」の内容）

1. 2025年の医療需要と病床の必要量
・高度急性期・急性期・回復期・慢性期の4機能ごとに医療需要と病床の必要量を推計
・在宅医療等の医療需要を推計
・都道府県内の構想区域（二次医療圏が基本）単位で推計

2. 目指すべき医療提供体制を実現するための施策
例）医療機能の分化・連携を進めるための施設整備、在宅医療等の充実、医療従事者の確保・養成等

○ 機能分化・連携については、「地域医療構想調整会議」で議論・調整。

（厚生労働省資料）

こそ可能である。"治すこと"だけではなく、"生活すること"を中心に支えていく必要がある。

地域ケアシステムの構築

「住み慣れた地域で最期まで安心して暮らしたい」というのは、多くの国民の願いである。そのニーズに応えるためにも、住まい・医療・介護・予防・生活支援が一体的に提供される地域包括ケアシステムの構築を進める必要がある。

地域包括ケアシステムは、「医療・看護」「介護・リハビリテーション」「保健・福祉」が専門職のサービスとして提供され、その前提に「介護予防・生活支援」や「すまいとすまい方」が基本になり、相互に関係して包括的に提供される。

また、地域包括ケアシステムを介護保険制度の仕組みと考えるのではなく、地域を支える負担を誰が担うのかという視点から、地域資源は、「自助・互助・共助・公助」のバランスの上につくられ、とりわけ、自助・互助のもつ潜在力の重要性が指摘されている（図5）。

地域包括ケアシステムにおける「切れ目ない」支援

看護は、対象となる人々を、どのような健康状態であっても、人生を生きる1人の個人として、総合的に看る。疾病をみる「医療」の視点だけではなく、生きていく営みである「生活」の視点をもって、「人」をみることが重要である。少子高齢化が進展するなか、健康の価値観が変化し、保健・医療・福祉制度が生活を支援するケアを重視する方向で変革されようとしている。地域包括ケアシステムは、療養する高齢者だけでなく、子どもを産み育てる人々、子どもたち、障がいのある人々などを含むすべての人々の生活を地域で支えるものである。

地域包括ケアシステムにおいては、さまざまな職種がその専門性を発揮し、患者・住民とその家族を支援するが、サービスの隙間からこぼれ落ちることがないように、切れ目ない支援を行うことが重要である。「切れ目ない」とは何かといえば、辞書的には「途切れることなく継続した対応」と示され、継続的に支援することで

図5 地域包括ケアシステムの5つの構成要素と「自助・互助・共助・公助」

○高齢者の尊厳の保持と自立生活の支援の目的のもとで，可能な限り住み慣れた地域で生活を継続することができるような包括的な支援・サービス提供体制の構築を目指す「地域包括ケアシステム」。

地域包括ケアシステムにおける「5つの構成要素」

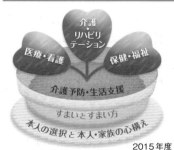

2015年度より介護予防・日常生活支援総合事業として実施され，要支援者に対する介護予防は生活支援と一体的に，住民自身や専門職以外の担い手を含めた多様な主体による提供体制へと移行するとされた。

●「医療・看護」「介護・リハビリテーション」「保健・福祉」の3枚の葉が専門職によるサービス提供として表現され，その機能を十分に発揮するための前提として，「介護予防・生活支援」や「すまいとすまい方」が基本になるとともに，これらの要素が相互に関係しながら包括的に提供される。

●これまで「葉」のなかに位置づけられてきた軽度者向けの介護予防活動の多くは，自助や互助などの取り組みを通して社会参加の機会が確保され，それぞれの人の日常生活のなかで生活支援や介護予防の機能が発揮されるため，「介護予防」と「生活支援」が一体として整理された。

●「すまいとすまい方」を地域での生活の基盤をなす「植木鉢」に例えると，それぞれの「住まい」で生活を構築するための「介護予防・生活支援」は植木鉢に満たされる養分を含んだ「土」と考えることができる。また，「介護予防・生活支援」という「土」がない（機能しない）ところでは，専門職の提供する「医療」や「介護」「保健・福祉」を植えても，それらは十分な力を発揮することなく枯れてしまう。さらに，これらの植木鉢と土，葉は「本人の選択と本人・家族の心構え」の上に成り立っている。

●地域生活の継続を選択するにあたっては，本来は「本人の選択」が最も重視されるべきであり，それに対して，本人・家族がどのように心構えをもつかが重要であるとの考え方から，「本人の選択と本人・家族の心構え」と改められた。選択を行うためには，幾つかの植木鉢・土・葉の組み合わせが選択肢として提示され，それを選択した場合の影響が伝えられ，信頼のおける専門職からの適切な助言があってはじめて有効な選択が実現できる。

「自助・互助・共助・公助」からみた地域包括ケアシステム

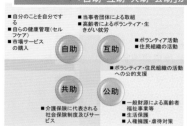

- ■自分のことを自分でする
- ■自らの健康管理（セルフケア）
- ■市場サービスの購入

- ■当事者団体による取組
- ■高齢者によるボランティア・生きがい就労
- ■ボランティア活動
- ■住民組織の活動

- ■ボランティア・住民組織の活動への公的支援

- ■介護保険に代表される社会保険制度及びサービス
- ■一般財源による高齢者福祉事業等
- ■生活保護
- ■人権擁護・虐待対策

【費用負担による区分】

●「公助」は税による公の負担，「共助」は介護保険などリスクを共有する仲間（被保険者）の負担であり，「自助」には「自分のことを自分でする」ことに加え，市場サービスの購入も含まれる。

●これに対し，「互助」は相互に支え合っているという意味で「共助」と共通点があるが，費用負担が制度的に裏付けられていない自発的なもの。

【時代や地域による違い】

●2025年までは，高齢者のひとり暮らしや高齢者のみ世帯がより一層増加。「自助」「互助」の概念や求められる範囲，役割が新しい形に。

●都市部では，強い「互助」を期待することが難しい一方，民間サービス市場が大きく「自助」によるサービス購入が可能。都市部以外の地域は，民間市場が限定的だが「互助」の役割が大。

●少子高齢化や財政状況から，「共助」「公助」の大幅な拡充を期待することは難しく，「自助」「互助」の果たす役割が大きくなることを意識した取組が必要。

（厚生労働省：1．地域包括ケアシステムの実現へ向けて．https://www.mhlw.go.jp/seisakunitsuite/bunya/hukushi_kaigo/kaigo_koureisha/chiiki-houkatsu/dl/link1-3.pdf（最終アクセス/2022.1.14），地域包括ケア研究会：地域包括ケアシステムと地域マネジメント，地域包括ケアシステム構築に向けた制度及びサービスのあり方に関する研究事業報告書，2016. を参考に作成）

ある。同じ部署の担当者の引き継ぎがうまくいかないことや，複数の関係者が関わる場合，関係者間で支援の隙間ができてしまい，その隙間で人々の安全や健康が損なわれることがある。そのようなことが生じないように，確実に次の支援者につなぎ，自分の役割の部分のみを支援するのではなく，多職種の役割にかかる部分も一歩踏み込んで支援することで，支援の隙間に落ちることを防ぐことができる（図6）。

問題の早期発見・早期対応のためにも，安全確保や再発予防の観点からも，必要な情報を共有し，切れ目ない支援をすることは，孤立予防にもつながる。特に看護職は，医師との連携のもと，患者の疾病や治療内容を理解し，身体的状態などを的確に観察，アセスメントする。療養者の病態の変化を予測するとともに，その徴候を察知し，医療の必要性の判断に基づき，看護職自身が包括的な指示に即して医療的介入を

行うか，または，医師につないで適時適切な医療を提供し，生命を守る。

地域包括ケアシステムにおけるマネジメント

地域包括ケアシステムでは，多くの職種や関係機関が連携してチームで医療やケアを提供する。チームがそれぞれの専門性を適切に発揮して患者を総合的に捉え，質の高い医療・ケアを効率的に提供するには，マネジメントが非常に重要となる。

このように，看護は，「医療」と「生活」の両方の視点をもって全体を見通し，療養者・住民の状態の変化にあわせて，必要なときに必要なサービスが提供されるよう，医療・介護などのサービス全体を統合的にマネジメントして生活を守ることが期待されている。

図6 包括的な相談支援システムの構築

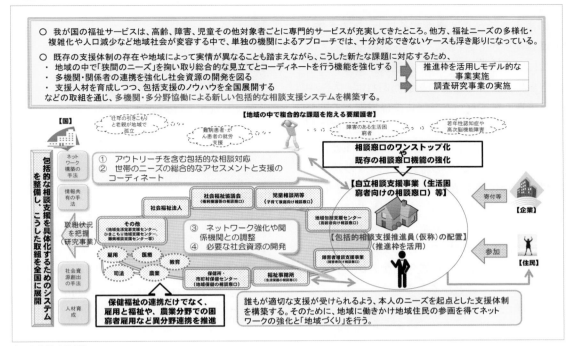

（厚生労働省資料）

今後，病院中心の考え方ではなく，地域の療養者を中心にした考え方への転換が必要になる。つまり，地域の関係者が必要に応じて病院に集まる構造（病院完結型）から，病院の人材も含めて必要な資源が地域で連携して患者をみていく構造（地域完結型）への転換が必要になる。こうした体制を推進するうえで，看護職はそのキーパーソンとなることが期待されている。なぜなら，看護職の役割は生活を基盤にしたケアの提供であり，「医療」と「生活」の両方の視点をもって全体を見通し，医療・介護などのサービス全体を統合的にマネジメントできる職種だからである。この看護職の能力を地域全体で活用することにより，地域完結型医療を実現し，その人らしい自立した生活を総合的に支援することが可能になる。

地域包括ケアシステムにおける看護職の役割

看護は，人々が疾病や障がいとともに暮らすことになってもできるだけ自立して，「QOL」を維持し，尊厳をもってその人らしく生活できるように支える。疾病などによる生活機能障害の程度を評価し，改善の可能性も想定しながら，セルフケア能力を高めることを支援する。病状や障がいの悪化予防と「QOL」の観点から，支援の内容や程度を具体的に提案し，本人または家族の意思を尊重しながら，サービス事業者やボランティアと連携・調整して暮らしを支えていく。

人々の生活を支えるためには，地域のさまざまな機関で働く1人ひとりの看護職が，地域包括ケアシステムの一員として，地域全体を視野に入れ病院の外にも積極的に出て行き，地域で連携していくことが求められている。看護師，助産師，保健師が，病院，診療所，訪問看護ス

テーション，行政，地域包括支援センター，介護保険施設等で，各々の立場と"看護"という共通の視点を活かして連携すること，すなわち，看護職連携ができれば，ケアを必要とする人はどこにいても安心して生活を継続できる。

さらに，看護職連携の基盤があれば，入院中から早期の在宅移行を念頭に関係機関との調整に取り組むことができ，スムーズな在宅移行を実現し，患者のADL（activities of daily living：日常生活動作）・QOLの維持や，医療の効率的提供につなげることができる。個別の患者への対応だけにとどまらず，在宅療養を続けるうえでの課題を浮き彫りにし，課題解決に向けて連携を深化させ，地域におけるケアの質の向上や，生活全般を支える地域包括ケアシステムの構築につなげることができる。

例えば，医療ニーズの高い高齢者が自宅等で生活するためには，病院・診療所や訪問看護ステーション等の連携に基づき，必要な訪問診療・看護を受け，急性増悪時にも対応できるような体制が不可欠である。自宅等での看取りニーズも高まると予想されるため，病院・診療所，訪問看護ステーション，ケアマネジャー，介護福祉士等が連携して，看取りの体制をつくることも必要である。介護保険サービス利用者の医療ニーズが高まるなか，居宅介護支援事業所，ケアマネジャー，介護福祉士等と医師との橋渡し役として，看護師が関わっていくことも重要となる。

地域には，医療・介護に関わる機関だけではなく，生活を支えるさまざまな組織や人材等の地域資源が存在する。医療・介護以外の生活ニーズに応えていくためには，住民同士の互助も含めた多様な地域資源を活用したり，看護職として生活の場で新たな資源をつくることも重要となる。

引用文献

1）厚生労働省：看護基礎教育検討会報告書，2019.
https://www.mhlw.go.jp/content/10805000/000557411.pdf（最終アクセス/2022.1.14）
2）日本地域看護学会：地域看護学の再定義.
http://jachn.umin.jp/ckango_saiteigi.html（最終アクセス/2022.1.14）
3）日本公衆衛生看護学会：用語の定義.
https://japhn.jp/about_phn/term（最終アクセス/2022.1.14））
4）日本在宅ケア学会：在宅ケアに関する定義.
http://184.73.219.23/jahhc/statement/definition.htm（最終アクセス/2022.1.14）
5）文部科学省初等中等教育局長，文科学省高等教育局長，厚生労働省医政局長：保健師助産師看護師学校養成所指定規則の一部を改正する省令の公布について（通知），2文科高第666号，医政発1030第15号，令和2年10月30日.
https://www.mhlw.go.jp/hourei/doc/tsuchi/T201105G0020.pdf（最終アクセス/2022.1.14）
6）日本看護系大学協議会：看護学士課程におけるコアコンピテンシーと卒業時到達目標（案），2017.
7）文部科学省：看護学教育モデル・コア・カリキュラム～「学士課程においてコアとなる看護実践能力」の修得を目指した学修目標～，2017.
8）日本地域看護学会教育委員会：日本地域看護学会が提案する地域看護学の卒業時到達目標と内容・方法，p.10，日本地域看護学会. 2021.
9）厚生労働省：平成26年版　厚生労働白書，p.2，2014.

参考文献

・慈恵看護専門学校ホームページ
http://www.jikei.ac.jp/school/history.html（最終アクセス/2022.1.14）
・日本赤十字会ホームページ
https://www.jrc.or.jp/medical-and-welfare/nurse/history（最終アクセス/2022.1.14）

2 健康の関連要因

01 健康の規定要因

「願いごとが叶うとしたら，今，何を望みますか？」と質問されたら，あなたは何と答えるだろう？「たくさんの国を旅行したい」と答える人もいれば，「健康であり続けたい」と答える人もいるだろう。たくさんの国を旅行する場合，健康であることが旅行を楽しむ基本的な要件になる。健康であり続けたい場合，健康であること自体が目的となる。

和田らは，人が健康を求める立場として，2つのことを述べている[1]。1つ目は，健康を人生の目標とし，その目標に向け生活し，努力していく立場である"目標としての健康"である。2つ目は，健康であることで，他の大きな目標を達成する可能性が生まれ，そのために健康であることを願うという立場である"手段としての健康"である。この2つは，健康を到達すべき目標として捉えるか，手段として捉えるかに違いがあり，これは，本人の判断や認識が関係しているといえる。

健康であり続けたいという"目標としての健康"は，その人が置かれている状況により，顕在化または潜在化する。例えば，病気により健康を損なった人や，加齢により思うように活動できなくなった人は，健康の大切さやありがたみを日々実感している。そのような人たちにとって，健康への願いは明確な思いであり，日々の目標となるであろう。一方，健康な人は，"目標としての健康"はすでに達成されているため，健康であり続けたいという目標が表立ってあらわれない。しかし，健康な人は，健康への願いをもたないと言い切れるだろうか。どのような状況にあろうとも，人は健康への願いをもち，健康な人の場合，潜在した思いとして存在すると考えられる（図1）。

マズロー（Abraham H. Maslow）は，人間が行動を起こす動機にはすべての人に共通する本質的・根源的なものがあると述べ，欲求階層論を示した[2]。これは，人がもつ5つの階層化さ

図1 健康に対する捉え方

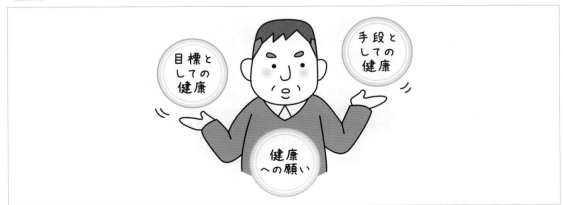

れた欲求であり，生理的欲求，安全の欲求，所属と愛の欲求，承認の欲求，自己実現の欲求で構成されている（図2）。

　これら欲求は，相対的な優先度を基準に階層を構成し，低次の欲求が満たされるとより高次の欲求があらわれる。また，欲求の階層と健康度には相関関係がある[2]。換言すれば，健康度が上がると欲求の階層も上がるということであり，健康度の高い人は，生理的欲求や安全の欲求が満たされると，次の段階である所属と愛の欲求や承認の欲求，自己実現の欲求といったより高次の欲求があらわれることになる。“目標としての健康”が達成され，次は“手段としての健康”をもとに，自己実現に向けて取り組んでいくともいえる。マズローの欲求階層論を見ても，「健康」は人がよりよく生きていくための基本になっていることが理解できる。

　健康の考え方の基本を理解するため，ここで，健康の定義を見ていく。1948年のWHO（世界保健機関）憲章では，「健康とは，肉体的，精神的及び社会的に完全に良好な状態であり，単に疾病又は病弱の存在しないことではない」とし，肉体的にも，精神的にも，社会的にもすべてが良好な状態が健康であるとしている。1978年の第1回プライマリ・ヘルス・ケアに関する国際会議（WHO，UNICEF主催）のアルマ・アタ宣言では，「すべての人々に健康を（Health for All）」をスローガンに，健康が基本的人権であることや，健康の自己決定権が認められた。また，1986年，WHOのヘルスプロモーションにおける健康の条件では，身体的，精神的，社会的健全な状態に到達するためには，個人や集団がそれぞれの目標を明確にし，要求を満たし，環境を変え，それらに対応していかなくてはならないとしている。さらに，健康について，身体的能力だけでなく，社会的，個人的な面での資源という点を重視した前向きな考え方を示した。

　WHOが示した内容をもとに，健康の要因を図3に整理した。健康を要約すると，「健康は権利であり自身で決めていくことができるものである。そして，身体的側面，精神的側面，社会的側面が良好に満たされた状態で，よいバランスが保たれていることである。さらに，健康は豊かな生活をつくり上げていくための各自の資源にもなりうる」とまとめることができる。

図2　マズローの5つの欲求の階層

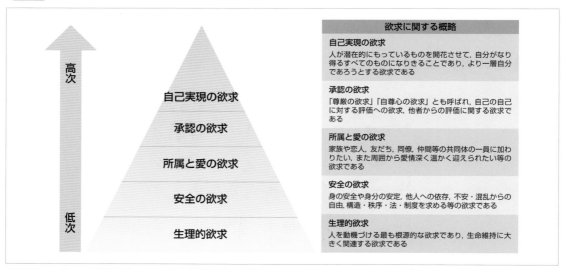

（中野明：マズロー心理学入門―人間性心理学の源流を求めて，pp.51-54，アルテ，2016．より作成）

図3 健康とは何か

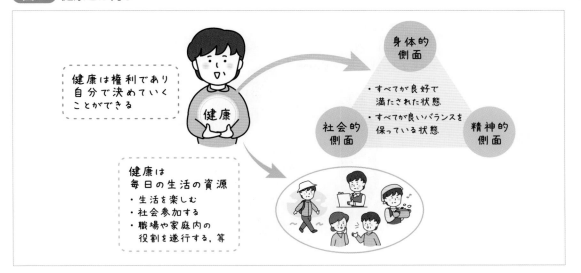

02 健康に対する捉え方

「今，あなたは健康ですか？」と質問されたら，あなたはどう回答するか？　「健康です」と回答した場合，自身の健康状態について何をもとに判断しただろう？　治療の有無，検査結果，健康診断の結果など，客観的データをもとに健康状態を判断した人もいれば，自覚症状の有無を含めた，自身の感覚で健康状態を判断した人もいるだろう。図4は厚生労働省による「2019年国民生活基礎調査」で示された，健康意識の構成割合である。「よい」「まあよい」「ふつう」の回答が全体の86.1％を占め，自分を健康だと思っている人は多い。前述のマズローの欲求階層論で考えると，多くの人は高次の欲求をもち，健康を資源によりよい生活を目指しているといえる。

図5は，性別および年齢別の健康意識を示し

たものである。健康意識は性別による大きな違いはないが，年齢による違いは見られ，加齢に伴い，「あまりよくない」「よくない」の割合が増える。加齢により病気や自覚症状が増え，健康意識が低下していることが予測される。しかし，健康に影響するのは年齢だけだろうか？

健康意識が高くても，劣悪な環境で生活をしていた場合，健康意識が低くなる可能性がある。また，健康に対して高いレベルを求めている人であれば，健康状態が高いレベルに達しない場合，健康に対して低く評価する可能性がある。

健康に対する捉え方は本人の認識に由来するが，認識以外にもさまざまな要因が関係してくる。次項では，健康に関連する要因について検討する。

03 健康と生活・環境との関連

人は目的や役割をもち，家庭や学校，職場，地域，社会のなかで，人との関係がありながら生活している。つまり，人はさまざまなものに

影響を受けて生活をしており，それが健康に直接的，間接的に影響する。生活習慣病という言葉があるように，生活と病気には関連がある。

図4 健康意識の構成割合

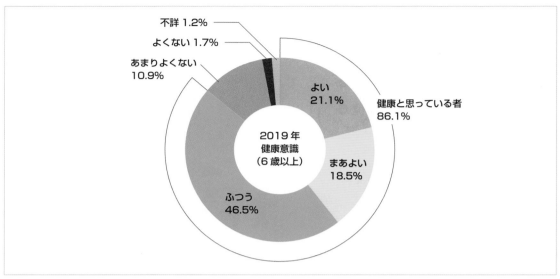

（厚生労働省：2019年国民生活基礎調査の概況. https://www.mhlw.go.jp/toukei/saikin/hw/k-tyosa/k-tyosa19/index.html（最終アクセス/2022.1.14）より作成）

図5 性・年齢別に見た健康意識の構成割合

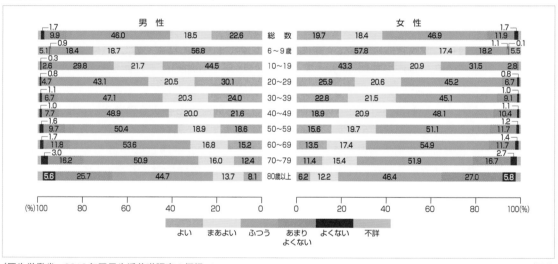

（厚生労働省：2019年国民生活基礎調査の概況. https://www.mhlw.go.jp/toukei/saikin/hw/k-tyosa/k-tyosa19/index.html（最終アクセス/2022.1.14）より作成）

健康と生活・環境との関連を見る際に役立つ枠組みとして，国際生活機能分類（International Classification of Functioning, Disability and Health：ICF）がある。ICFは，2001年5月の第54回WHO総会で採択された分類であり，健康領域と健康関連領域を記述するための，統一的で標準的な言語と概念枠組みを提供するものである。

ICFは人の健康状態を，人間と環境との相互作用を枠組みとして，「生活機能と障害」「背景因子」の2分野で構成し，「心身機能・身体構造」「活動」「参加」の3つの構成要素からなる「生活機能」と，それらに影響を及ぼす「環境因子」「個人因子」の「背景因子」で構成される（図6・7）。「健康状態」「背景因子」のさまざま要素が生活機能に対して相互に影響を与える。図6

の矢印のように，構成要素間には相互作用があり，生活機能は健康状態と背景因子との間に相互作用あるいは複合的な関係があり，生活機能を構成する「心身機能・身体構造」「活動」「参加」の間にも，相互作用あるいは複合的な関係

がある[3]。

　各要素は独立しているが，相互に影響を与えるというのがICFのポイントである。例えば，高齢者は，健康状態が良好であることが趣味の活動や地域の活動へとつながり，それらの活動

図6　概念図：ICFの構成要素間の相互作用

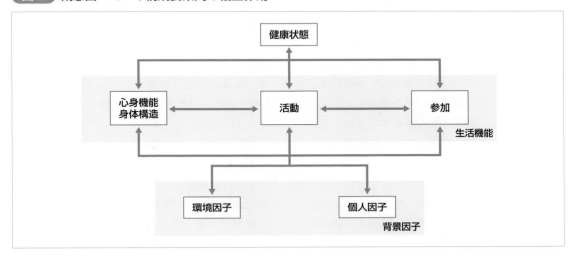

図7　ICFの構成要素間の相互作用（具体例）

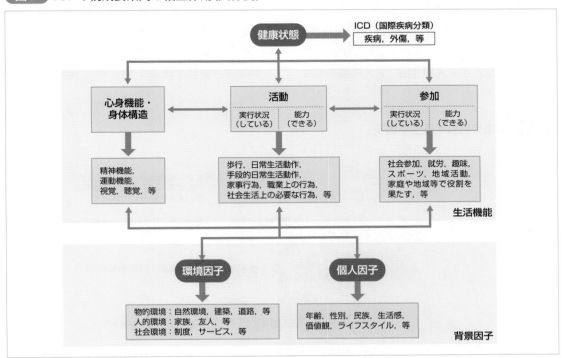

（厚生労働省大臣官房統計情報部：生活機能分類の活用に向けて（案）—ICF（国際生活機能分類）：活動と参加の基準（暫定案），p.5，2007．を一部改変）

を通じて，健康の維持増進につながる。また，活動への参加には，移動手段や交通機関，活動を誘ってくれる仲間などの環境因子や，本人の活動参加に対する価値や活動に参加しやすいライフスタイル等，個人要因が影響する。このように，各要素は相互に作用しながら健康状態に関連する。

図8は，健康に影響する主な因子を，個人固有の因子，ライフスタイル，人間関係，社会経済環境因子と，レベルに分けて示している。近藤は健康に関することを，生物医学モデルでは個人固有の因子やライフスタイル，社会疫学では個人を取り巻く環境の影響を重視していると述べている[4]。健康は個人が有する生物学的要因だけで規定されるのではなく，日々織りなされる活動や生活の関係性のなかで生じている。また，活動や，生活は人々が暮らす地域社会の影響を受けている。この関係性を理解するために，事例をもとに健康と生活・環境との関連を整理してみよう。

☑ 事例：初めて育児をするAさん（女性）

20歳代後半のAさんは，30歳代前半のBさん（夫）と9カ月のCちゃんの3人暮らしである。Bさん一家はCちゃん誕生後，Bさんの転勤により他県から引っ越しをしてきた。Aさん，Bさんともに新しい土地での生活は楽しみでもあり，不安でもあった。不安の1つは，この地域に家族，知人，友人など頼れる人がいないことであった。

AさんはCちゃんの出産後，仕事をやめ育児に専念している。働いていたときは，上司からは丁寧で確実な仕事ぶりを評価されていた。現在，Aさんは身近に相談できる人がおらず，試行錯誤しながら育児をしている。Aさんは独身時代からの趣味である読書やカフェめぐりを，出産後，行う余裕がない。先日，Bさんに「育児が楽しいと思えない」「寝ても疲れがとれない」「一生懸命子育てしているのに，思うようにいかない」と話をしていた。

Aさんは先月Cちゃんを連れ，保健センターの8カ月児健康相談と離乳食ステップアップ教室に参加した。Cちゃんの発育発達は順調であり問題はなかった。しかし，Cちゃんが離乳食をあまり食べないこと，離乳食の量や食材が増えないこと，次の段階に進まないことを悩み，Aさんは教室に参加した。教室終了後，「Cちゃんの場合，離乳食が順調に進まないと思う……」とため息交じりで帰宅した。

Bさんは新しい職場にも慣れ，上司と同僚との関係も良好である。自分の企画が通りプロ

図8　健康に影響する主な因子

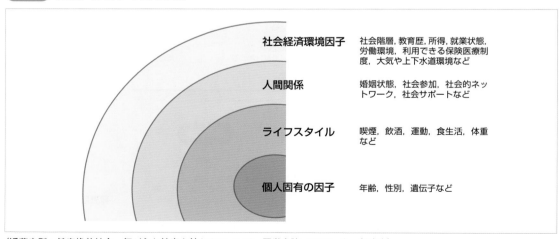

社会経済環境因子　社会階層，教育歴，所得，就業状態，労働環境，利用できる保険医療制度，大気や上下水道環境など

人間関係　婚姻状態，社会参加，社会的ネットワーク，社会サポートなど

ライフスタイル　喫煙，飲酒，運動，食生活，体重など

個人固有の因子　年齢，性別，遺伝子など

（近藤克則：健康格差社会—何が心と健康を蝕むのか，p.59，医学書院，2005．を一部改変）

ジェクト実施に向け張り切って仕事をしている。帰宅は21時を過ぎることがほとんどである。

【Aさんの健康と生活・環境との関連】
　Aさんは育児に疲れ，不安を抱えており，この健康状態には，Aさんの身体的側面，精神的側面，社会的側面が関係している。Aさんの健康状態を判断する際に，Aさん自身がこの状況をどう判断しているかという認知的側面とあわせて，Aさんや家族の生活と環境を関連づけて考えることが有効である。なぜなら，Aさんの育児の疲れや不安は，ライフスタイルや家族や他者との関係性，社会や文化，環境等が影響している可能性があるからである。

【健康と生活，環境を関連づける視点】(例)
・Aさんやhandlerさんはどのような生活をしているだろうか？
・Aさんは家事，育児以外に活動していることはあるのだろうか？　Aさんの楽しみは何だろうか？
・AさんやBさんの育児に対する思い，価値観はどのようなものだろうか？
・Aさんは育児で，直接的，間接的に頼れる親族や友人はいるのだろうか？

・地域のなかで活用できる保健サービスや育児サービスはあるのだろうか？　各種サービスに関する情報提供がなされているのだろうか？
・子育て世代を温かく見守り支えるような風土が，Aさん家族が暮らす地域にはあるのだろうか？
・気軽に声をかけてくる人が地域にいるのだろうか？
・Cちゃんが健やかに育っている要因は何だろうか？
・BさんはAさんと一緒に子育てできる状況なのだろうか？　職場の状況や理解はどうなのだろうか？
・一家の経済状況が育児に関係していないだろうか？

　Aさんの育児による疲れや不安は，Aさんや家族だけの問題ではなく，地域，社会，経済，環境などさまざまなものが影響し複雑化して生じていることが予測される。健康はさまざまな要因が複雑に関連しているため，対象となる本人や家族の健康状態とともに，広い視点で関連する要因を捉え，整理していくことが重要である。

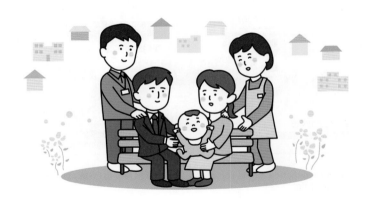

日々の生活に必要不可欠なものが不平等に分配されることは，社会や経済だけではなく，健康の格差も引き起こす。健康格差が生じる要因には，家族構成などの家庭環境，地域，雇用形態，所得，教育などの社会的要因があり，これは個人の健康に対する自己管理能力だけでは対処できるものではない。健康格差を縮小するには，政策や制度，社会経済状況，地域づくりなど，多様で多角的な取り組みが必要であり，その取り組みには地域の人々や関係機関，関係職種等の連携，協働が必要となる。「21世紀における第2次国民健康づくり運動」〔通称，健康日本21（第2次）〕でも，基本理念の1つに健康格差の縮小が掲げられており，日本が取り組むべき重要課題となっている。

健康格差に影響を与える要因を考える際，健康の社会的決定要因を理解することが有用である。図9はWHOが示した健康の社会的決定要因の概念的枠組みである。政策などの社会経済的・政治的背景，教育や収入などの社会経済的地位，ソーシャルキャピタル（人と人との絆や支え合いの関係，p.66参照），物的環境などが，健康や健康格差に影響していることを示している。健康の社会的決定要因を理解するため，ここで事例をもとに考えてみる。

☑ 事例：生活習慣病のリスクが高い 40歳代肥満のDさん（男性）

40歳代後半のDさんは，30歳代の妻，7歳と3歳の娘の4人暮らしである。同じ地域に70歳代後半の母親が1人で暮らしている。

Dさんは年1回の職場の健康診断で，体重，血圧，コレステロール値が基準値よりも高かった。「身体を動かさなきゃな～。運動したほうがよいよな」「夜ごはんの揚げ物やラーメンも控えようかな」と，運動や食生活の改善の必要性は理解している。しかし，職場のプロジェクトでリーダーを任され，プロジェクトをやり遂げ成功したいと強く願い，この1年間は毎日9:00～

図9 健康の社会的決定要因に関する概念的枠組み

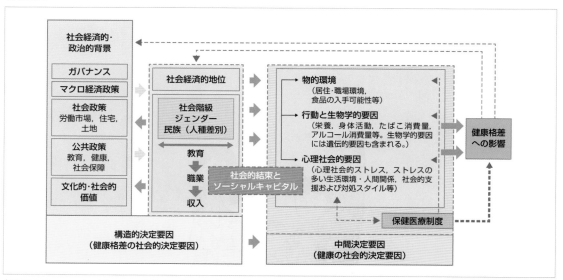

（WHO：A conceptual framework for action on the social determinants of health（仮訳：次期国民健康づくり運動プラン策定専門委員会）資料，2010. に一部筆者加筆）

21：00の勤務となっている。このプロジェクトを成功させることは，自分に対する上司や会社の評価につながり，昇進に大きく影響するとＤさんは考えている。

Ｄさんは22時頃に帰宅し，その後，夕食とあわせて毎日晩酌をしている。Ｄさんをはじめ学生時代の友人や職場の同僚は，飲酒はストレス解消や寝つきをよくするとの価値観をもち，飲み会の席ではいつも，「やっぱり，酒は最高だな」「酒を飲むと嫌なこともパーッと忘れちゃうよなぁ！」と笑いながら話している。

妻は，今年引っ越してきたこの地域になじめず，子育てや同じ地域に住む親の介護を1人で担い，日中忙しくしている。そのため，Ｄさんの夕食を準備した後，先に就寝している。

Ｄさんは，休日，スポーツジムで運動したいと考えたこともあるが，休日は平日の疲れをとるため，休息や家族と過ごす時間にあてている。また，近所にスポーツジムがなく，隣町のスポーツジムは会員制のためタイムリーに活用できない不便さを感じている。

【Ｄさんの健康状態から見えてくること】

次の①～⑤を，ＤさんやＤさん一家のエピソードと照らし合わせてみよう。また，図10の「健康の主要な決定要因」をもとに，関係性を整理してみよう。

①Ｄさんの検査結果は生活習慣が関係している。生活習慣はＤさんの健康に対する考え方が影響しているが，職場の勤務体制や仕事に対する規範や価値観も生活習慣に影響している。

②Ｄさんの飲酒に対する価値観，文化的価値観が，毎日の晩酌に影響している。

③子育てや介護に関して妻をサポートする者が身近におらず，妻は孤立した状況であ

る。核家族化，地域のつながりが影響している。

④Ｄさんはスポーツジムを活用した運動を望んでいるが，近くには資源がなく，地域にある社会資源が影響している。

⑤Ｄさん一家は子育てや介護で必要なサービスを受けられていない。自治体からサービスに関する情報の提供が十分になされていない可能性や，Ｄさん一家が情報を入手，活用できていない可能性があり，保健・介護・福祉政策が影響している。

以上より，Ｄさんの生活習慣が体重，血圧，コレステロール値の高値に影響していることがわかった。しかし，Ｄさんの生活習慣は，家族や職場，地域，社会などさまざまな要因が影響している。また，文化的な価値観や政策，制度なども影響している。このように，地域に暮らす個人の健康は，性や年齢，体質的要因といった個人の枠を越え，生活様式や地域ネットワーク，社会・経済・文化・環境等，多様な要因が互いに影響し，関連していることがわかる。

マーモット（Michael Marmot）は，「精神に生じていることはすべて，精神疾患のみならず，身体疾患や死のリスクに多大な影響を及ぼしている。そして，心に起こることは，人々が生まれ，育ち，暮らし，働き，老いる環境に大きく左右されるし，またそうした日々の生活状況を左右する権力や資金や資源の不公平にも大きく影響を受ける」[5]と述べている。これは，健康が社会・経済的政策，文化的価値，教育，収入，ソーシャルキャピタルなどの影響を受けているということである。前述のＤさんも，さまざまな要因が健康に影響を及ぼしていたことがわかる。

図10 健康の主要な決定要因

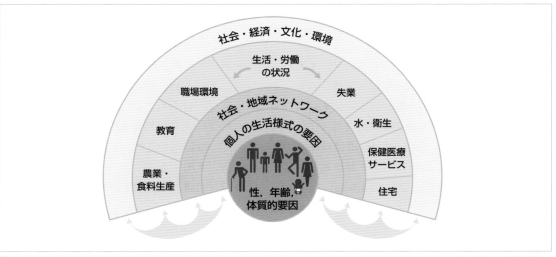

（Dahlgren, G. and Whitehead, M.：Policies and strategies to promote social equity in health, p.11, WHO, 1991. を筆者訳）

⬤◯◯

COLUMN 健康の社会的決定要因に関する概念的枠組みについて

　WHOは図9「健康の社会的決定要因に関する概念的枠組み」について，以下のように説明している。

　社会経済的・政治的背景は，所得，教育，職業，性別，人種／民族性などの要因によって，人々を階層化する一連の社会経済的地位をどのように生み出すかを示している。これらの社会経済的地位は，社会的階層内の人々の位置を反映する健康状態の特定の決定要因（中間決定因子）を形成する。例えば，病気は雇用機会を危うくし，所得を減らすことにより，個人の社会的地位に「feed back（返ってくる）」する。また，同様に，ある種の伝染病も，社会的，経済的，政治的制度の機能に「feed back」し，影響を及ぼすことがある。

　健康の社会的決定要因の概念的枠組みにおいて，構造的メカニズムとは，社会における階層化と社会階級の区分を生み出し，権力，名声，資源へのアクセスの階層のなかで個人の社会経済的地位を定義するものである。

　最も重要な構造の階層とそれらの代理指標には，収入，教育，職業，社会階級，ジェンダー（性別），人種／民族が含まれる。社会経済的・政治的背景，構造的メカニズム，およびその結果として生じる個人の社会経済的地位はともに「構造決定要因」であり，これらの決定要因が「健康格差の社会的決定要因」と呼ばれている。健康格差の根底にある社会的決定要因は，「中間決定要因（健康の社会的決定要因）」を介して，健康のアウトカムを形成する。「構造決定要因」と「中間決定要因」という語彙は，構造的要因の因果関係の優先順位を強調している。健康の中間決定要因の主なカテゴリーは，物的環境，行動・生物学的要因，心理社会的要因，そして，社会的決定要因としての保健医療制度となる。

　ソーシャルキャピタルは，構造的側面と中間的側面の両方を横断しており，両者を結びつける特徴をもっている。しかし，ソーシャルキャピタルに焦点を当てると，解釈によっ

ては，健康の社会的決定要因に取り組むための戦略に政治的性質を明示する必要がある場合に，公衆衛生と健康の社会的決定要因への政治的要素を取り除いたアプローチを強化してしまう危険性がある。ある種の解釈はソーシャルキャピタルを非政治化していない。特に，「linking social capital（ソーシャルキャピタルをつなぐ）」という概念は，公平性を促進するうえでの国家の役割に関する新たな

考え方に拍車をかけており，健康政策の重要な課題は国民と機関との協力関係を育むことである。この文献では，国は国民のアクセスと参加を促進する柔軟なシステムを開発する責任を負うべきであるとされている。

〔WHO：A conceptual framework for action on the social determinants of health, pp.4-7, WHO, 2010. より筆者訳〕

引用文献

1）和田雅史，齊藤理砂子：ヘルスプロモーション：健康科学，p.11，聖学院大学出版会，2016.
2）中野明：マズロー心理学入門―人間性心理学の源流を求めて．pp.49-55，アルテ，2016.
3）厚生労働省大臣官房統計情報部：生活機能の分類の活用に向けて―ICF（国際生活機能分類）活動と参加の基準（暫定案），p.2，2007.
4）近藤克則：健康格差社会―何が心と健康を蝕むのか．pp.58-59，医学書院，2005.
5）Marmot, M., 栗林寛幸監訳：健康格差―不平等な世界への挑戦，p.4，日本評論社，2017.

3 対象理解のための基本的視点

01 地域看護の対象としての個人

さまざまな健康レベルの人を対象とする

　地域看護学では，疾病・障がいのある人，疾病・障がいのリスクが高い人，健康の保持・増進，疾病の予防，治療の回復の段階まで，さまざまな健康レベルの人を対象とする。ここでは，対象となる人々を理解するために，その特徴と看護の視点を示す。

健康問題・課題を抱えている人々

　個人の健康問題や課題は必ずしも顕在化しているとは限らない。心身面の問題として，睡眠不足や頭痛などの問題を抱えているかもしれないが，自身がそれに気づいていれば顕在化している問題となるが，気づかなければ潜在化している健康問題となる。一般に，身体的な症状や不調は気づく場合が多く，顕在的な健康問題となるが，精神面の場合，なんとなく気持ちが落ち込むことや，人と話すのがおっくうなど，自分で気づかないことも多い。また気づいていても，自分からサインを発しないこともある。さらに，対象である個人が健康問題に気づかないだけでなく，家族も気づかない，認識していない場合もある。

　自ら病院に受診する人は健康問題が顕在化している人であるが，家族に受診をすすめられたり，たまたま健康診断で精密検査が必要と医師から言われ受診したりする場合などは，そのようなきっかけがなければ健康問題は顕在化することはなかったといえる。

　また個人は，必ずしも看護職に抱えている健康問題を話すとは限らないので，たとえ健康問題を訴えなくても，対象者を心身面からアセスメントすることはケアの入口であり，重要な看護である。一方で，対象が健康問題を訴える場合には，看護職は訴えられたことに目がいきがちである。つまり，顕在的なニーズに着目することになり，その裏にある潜在的なニーズにむしろ目がいかなくなることに留意しなければならない。

　個人が健康問題に気づいていたとしても，必ずしもすべてを話すとは限らない。

　例えば，あなたが外来の看護師として，妊娠した女性からつわりに苦しんでいることを訴えられたとする。あなたはつわりを楽にするための食事や生活についてアドバイスするだろう。しかし，その女性にとっては，つわりそのものではなく，つわりによって夫の食事をつくれないこと，また，それにより夫から怒鳴られることが問題なのかもしれない。

　本人にとっては顕在的ニーズであっても，看護職にそのことを言い出せない場合もある。例えば，医師に妊娠を告げられた女性が少しも喜びの表情を見せず終始うつむいている。外来の看護師として，診療後にどのような言葉をかけるだろうか。顕在的であるが人に言えないことや，潜在的なニーズに気づくことが重要であり，看護職が気づいたニーズを，対象となる個人が自ら気づくことができるように心身面をアセスメントする。そして，本人の不安・悩みや困りごとを聞き出し，これまでの生活や家族との関係などのライフストーリーを聞いてい

くことで，対象者が自分の思いやつらさに気づくこともある。

また，同居の家族も対象である個人にそのような健康問題や課題があると気づいていない，あるいは認識していない場合も多い。そのような場合は，本人はなかなか家族に言い出せずに苦しんでいることも少なくない。家族がまったく気づかない場合や，気づいても本人をどう支援したらよいかわからない場合は，看護職が本人のニーズを判断して家族に働きかけることもある。

個人をアセスメントし，ニーズを把握し，対象である個人に健康問題を気づかせた後は，個人が自分の思いを家族に伝えられるように働きかけることや，個人が家族に気持ちを伝えられないときは個人の思いを代弁したりすることも，看護として重要である。

生命のリスクや健康悪化のリスクを抱えている人々

介護や育児などの状況においては，虐待のリスクを早期にアセスメントすることが特に専門職には求められる。介護や育児負担が増すと，自分の力ではどうにもできないというあきらめや，なぜこのような状況になってしまったのかという怒りなどから，身体的虐待や介護・育児放棄などの虐待につながる可能性がある。児童虐待の場合は，子ども自身が虐待されていると認識していなかったり，その後の虐待がエスカレートすることを恐れて言わなかったり，あるいは助けが必要な状況にあることや助けてくれる存在がいることを知らないこともある。

そのため，地域看護においては，予防的な視点で，あらゆることを想定して，さまざまな情報をもとにアセスメントする必要がある。ハイリスクですぐに生命に関わるのか，問題は顕在化していないもののこのままの状態が続くと発達や健康に問題が生じる可能性があるのか，母親の育児不安が強いが虐待が起きる可能性はないのかなど，問題を予測し，発生をすぐに感知

できるように関わる。多職種にも現在の状況を伝え，予防のためにどのような役割をもってもらうかを確認する。

多様な健康観をもつ人々

健康観とは，健康というものの捉え方や価値観，概念などを指す。健康と対比するものには病気・疾病があり，健康をどう捉えるかということは，国によっても異なり，同じ国であっても文化や歴史の影響を受け，時代背景によっても変化する。

健康であると感じる人が多い一方，健康に関してさまざまな要因により不安がある人も多く，人々の健康観が多様化しているといえる。

第1部2「02 健康に対する捉え方」(p.25)にあるように，実に86.1％の人が，少なくとも「ふつう」程度には健康だと思っている。健康だと思う割合は，年齢が下がるほど高く，年齢が上がるほど低くなる。なお，65歳以上の75％の人が，少なくとも「ふつう」程度には健康だと答えている。傷病，すなわち，けがや病気で通院している人の割合は，20〜30歳代では約2割であるのに対して，65歳以上では約7割と3倍以上であるにもかかわらず，健康状態の認識は大きく変わらないことから，けがや病気の有無だけが，健康の判断材料でないことがわかる。

次に，人々が何を理由に「健康だ」と判断するのかについて，厚生労働省の2014（平成26）年の「健康意識に関する調査」では，「あなたは普段，健康だと感じていますか」と質問して健康状態を尋ねた後に，「健康感を判断する際に，重視した事項は何ですか」として，3つまでの回答を求めている。その結果は，図1に示すように，「病気がないこと」が63.8％で最も多く，次いで「美味しく飲食できること」が40.6％，「身体が丈夫なこと」が40.3％と，身体的な面が大半を占めている。また，「不安や悩みがないこと」が19.1％，「幸せを感じること」が11.9％，「前向きに生きられること」が11.0％，「生

図1　健康感を判断する際に，重視した事項（3つまでの複数回答）

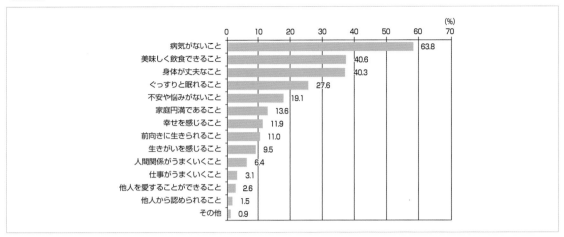

（厚生労働省：平成28年国民生活基礎調査より）

きがいを感じること」が9.5％など，精神的な面の回答も1割ほどあった。一方，「健康に関して抱える不安」としては，自身の健康についての不安が「ある」と回答した人が61.1％おり，その内容としては「体力が衰えてきた」が49.6％と最も多く，次いで「持病がある」が39.6％，「ストレスが溜まる・精神的に疲れる」が36.3％などとなっている。

　多様な健康観をもつ人々を対象に，自分自身の健康のために自分自身の生活を振り返り，より健康な生活へと意識を高め，実践していく行動力をもつことができるよう支援していくことが看護である。

　WHO（世界保健機関）憲章から5年後，マズロー（Abraham H. Maslow）は健康観について，心理学の立場から提唱した。マズローは，正常な健康状態について次の11の項目を明示した[1]。すなわち，「安心感，適切な自己評価，自発性と感情性，現実への対処能力，生理的欲求とその充足，十分な自己認知，個性の融和と一貫性，人生目標の保持，経験から学び取る能力，帰属集団からの受容，帰属集団や文化との適当な距離」の11項目である。これらは後に，マズローの欲求階層論（欲求5段階説）として発展した（第1部2，図2，p.24参照）。

　マズローの健康観は，身体面より心理面を重

視して健康を論じたところに特徴がある。また，それまで主として保健医療分野でのみ論じられていた「健康」を，他の分野から広い視点で論じたという点で意義がある。看護の入り口として，どのような健康観をもっているかを把握する必要がある。

保健行動別に捉えた支援の必要な人々

　保健行動とは「健康のあらゆる段階に見られる，健康保持，回復，増進を目的として，人々が行うあらゆる行動」[2]である。すなわち，保健行動とは，人間が自らの健康を保持・増進しようとする，少なくとも死を早めないようにし，病気を予防し，健康を増進しようとする行動である。それは実際の健康状態がどうあれ，自らの健康の保持・増進のために行うあらゆる行動で，客観的に見てそれが効果のある場合もあるし，ない場合もある。

　健康段階別保健行動には「健康増進行動」「予防的保健行動」「病気回避行動」「病気対処行動」「ターミナル対処行動」などがある（図2）。また，目的別保健行動には，「セルフケア行動」「コンプライアンス行動（遵守行動）やアドヒアランス行動」「ウェルネス行動」などがある。

図2 保健行動の健康段階別分類

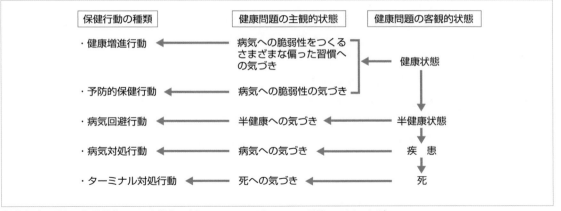

（宗像恒次：最新　行動科学からみた健康と病気, p.87, メヂカルフレンド社, 1996. より）

ライフステージ別に捉えた人々

　ライフステージとは，人間の一生において節目となる出来事（出生，入学，卒業，就職，結婚，出産，子育て，退職等）によって区分される生活環境の段階のことをいう。ライフステージではさまざまな分け方があるが，ここでは，人間が生まれてから死ぬまでの生涯を，幼年期（0〜4歳），少年期（5〜14歳），青年期（15〜24歳），壮年期（25〜44歳），中年期（45〜64歳），高年期（老年期，65歳以上）の6段階に区分して考えていく。

1. 幼年期の特徴

　幼年期は「乳児期」と「幼児期」に分けられる。生後1年までが乳児期で，ライフステージのなかでも身体的・精神的に最も著しい成長・発達を遂げる時期である。幼児期は，基本的な生活習慣の基礎を身につけ始める時期でもある。

　この時期の健康上の課題としては，身体的・精神的に順調な成長・発達と生活習慣の基礎づくりを促すことである。幼年期は，その後の基礎となる重要な時期であり，両親や周囲の人々の育児と保護のもとに，健康が維持され，生活が営まれる。

2. 少年期の特徴

　少年期は，運動機能，精神機能が顕著に発達する時期である。小学生になると，生活習慣を身につけながら他者との関係や集団生活に適応する能力を習得していく。また，中学生から高校生にかけては思春期となり，第2次性徴が見られ，身体的には発達が著しいが，精神的には不安定な時期となる。

　この時期の健康上の課題は，身体的・精神的な発達を促し，社会性を身につけることと，自分の健康を自己管理できるように，家庭と学校との連携によって，望ましい生活習慣を確立していくことである。

3. 青年期の特徴

　青年期は，身体的な発達が頂点に達し，精神的にも少しずつ安定する時期である。しかし，高校から大学，就職と，環境面での変化が激しく，それらに適応できないと精神的に不安定になる場合も多い。また，社会の一員として社会的な責任も担うようになる。青年期は身体的にも精神的にも充実し，社会的にも自立していく時期であるが，自己管理は十分でないことも多く，無理をする傾向も見られる。

　この時期の健康上の課題は，将来の生活習慣病の予防を意識して，自分の健康を自分で管理できるようにすることである。

4. 壮年期の特徴

壮年期は，身体的・精神的な成長がほぼ完了し，社会人としての役割や責任をもって，自立していく時期である。また結婚や仕事などの環境の変化が大きい。

この時期の健康上の課題は，健康を維持するための生活習慣を自分の生活に取り入れ，社会的・環境的変化に適応しながら，精神的な健康も含めて維持することである。

5. 中年期の特徴

中年期は，身体的な老化があらわれ始めるが，通常，社会的には安定した時期である。

この時期の健康上の課題は，健康を維持するための生活習慣を確立し，社会的なストレスに適応し，身体的・精神的な状態を管理することである。

6. 高年期（老年期）の特徴

高年期（老年期）は，加齢による身体的・精神的状態の変化が顕著となり，それに伴って社会的役割にも変化が見られることが多い時期である。

この時期の健康上の課題は，加齢による疾患や障がいを自己管理しながら，できるだけ健康で自立した生活を送ることである。また，加齢による変化は個人差が大きいため，個人が自分にあった健康管理を選択し，継続できることが重要である。

ライフステージは，1つひとつが独立しているものではなく，前の段階が次の段階へ影響を及ぼし，互いに関連し，連続しているものである。1人ひとりの対象が，各段階での生活や健康の課題を達成し，それぞれの状況や背景のなかで充実した社会生活を営み，健康に生活できる期間をできるだけ長く保つことができるように，地域看護を展開していくことが必要となる。そのためには，生活習慣病を予防し，健康寿命の延伸に向けた看護職の働きかけが期待されている。

発達段階と発達課題別に捉えた人々

対象である個人を理解するためには，その人の背景や，発達段階，発達課題から考える必要がある。

人は生命体であり生物であることから，その一生には規則性と周期性がある。受胎，誕生，成長，発達，そして死という段階がある。この一定の周期を発達段階といい，その時期や段階の区分については，生物学的，精神・心理学的・社会学的な側面からさまざまな考え方がある。また，その人が生きている時代背景，社会・文化背景によっても，個人は異なり変化していく。

人の発達をまとまった時期の特徴ごとに区切って記述したものが発達段階である。これまで多くの研究者によって，さまざまな発達段階の理論が提唱されている。代表的なものを表1に示す。

ピアジェ（Jean Piaget）は，認知の在り方の発達を段階的に区切る認知発達理論を提唱し，認知発達が段階的に変化することを示した。

フロイト（Sigmund Freud）は心理性的発達理論の立場で精神分析理論の視点からの発達区分を示し，人の生および行動の根源には性愛的欲動（リビドー）があるとし，その欲動は幼少期から心理形成に影響を与えながら段階的に発達していくとした。

エリクソン（Erik H. Erikson）は，心理性的発達理論を基盤とし，発達における社会文化的影響や環境との相互作用を重視し，ライフサイクルという視点から人の生涯を通した心理社会的発達理論を提唱した。

エリクソンの発達課題を表2に示す。エリクソンが提唱した発達段階は「心理社会的発達理論」と呼ばれている。人間の一生を8つの段階に分け，その段階ごとに心理的課題と危機，課題達成により獲得する要素などを分類したものである。人間は，生涯どの時期においても発達し，どの段階においてもクリアすべき課題とクリアするための障がいとなるものが存在し，障

表1　さまざまな発達理論

提唱者	区分の視点	乳幼児期（誕生〜3歳児頃）	就学前児童期（3〜6歳頃）	中期児童期（6〜12歳頃）	青年期（12〜20歳頃）	成人前期（20〜40歳頃）	成人中期（40〜65歳頃）	成人後期（65歳頃〜）
シュトラッツ（Stratz, C.H.）	身体発達	第1充実期	第1伸長期	第2充実期	第2伸長期	成熟期		
ビューラー（Bühler, C.）	自我体験	第1客観化	第1主観化	第2客観化	第2主観化	第3客観化		
ピアジェ（Piaget, J.）	認知発達	感覚運動期	前操作期	具体的操作期	形式的操作期			
フロイト（Freud, S.）	性的発達	口唇期/肛門期	男根期	潜伏期	性器期			
エリクソン（Erikson, E.H.）	心理社会的発達	基本的信頼対基本的不信/自律性対恥・疑惑	自主性対罪悪感	勤勉性対劣等感	同一性対同一性拡散	親密性対孤立	世代継承性対停滞	統合対絶望
レビンソン（Levinson, D.J.）	生活構造	春				夏	秋	冬
スーパー（Super, D.E.）	キャリア発達	成長段階			探索段階	確立段階	維持段階	解放段階

（西村純一, 平野真理編：生涯発達心理学, p.12, ナカニシヤ出版, 2019. より）

表2　エリクソンの心理的発達課題

発達段階	A 心理・性的な段階と様式	B 心理・社会的危機	C 重要な関係の範囲	D 基本的強さ
I 乳児期	口唇-呼吸器的, 感覚-筋肉運動的（取り入れ的）	基本的信頼 対 基本的不信	母親的人物	希望
II 幼児期初期	肛門-尿道的, 筋肉的（把持-排泄的）	自律性 対 恥, 疑惑	親的人物	意志
III 遊戯期	幼時-性器的, 移動的（侵入的, 包含的）	自主性 対 罪悪感	基本家族	目的
IV 学童期	「潜伏期」	勤勉性 対 劣等感	「近隣」, 学校	適格
V 青年期	思春期	同一性 対 同一性の混乱	仲間集団と外集団：リーダーシップの諸モデル	忠誠
VI 前成人期	性器期	親密 対 孤立	友情, 性愛, 競争, 協力の関係におけるパートナー	愛
VII 成人期	（子孫を生み出す）	生殖性 対 停滞性	（分担する）労働と（共有する）家庭	世話
VIII 老年期	（感性的モードの普遍化）	統合 対 絶望	「人類」「私の種族」	英知

（Erikson, Erik H., Erikson Joan M., 村瀬孝夫, 近藤邦夫訳：ライフサイクル, その完結, 増補版, p.34, みすず書房, 2001. より）

がいを乗り越えたときに得られるものも定義されている。また，発達段階で関わる人物や具体的に何を通して課題をクリアしていくのかということもまとめられている。

地域看護の対象である個人への看護の視点

1. 信頼関係・支援関係の構築

　対象に支援を受け入れてもらうためには，信頼関係を構築することが必要である。信頼関係が構築されないと，対象から情報を得ることができなかったり，得られた情報のずれが生じる可能性がある。まずは看護職が何をする人であるのかを理解してもらい，専門職として信頼してもらうことが重要だが，誠実な態度で接すること，話を真摯に受け止めること，初対面で信頼してもらうことが難しくても何度か話をして信頼を得ることが，信頼関係の構築には求められる。

　信頼関係を構築するにはタイミングも重要である。例えば，初めて会う人を私たちはすぐに信頼することは難しい。また自身で問題を解決できる状況であれば，あえて他の人の助言を得なくても行動できるため，他者を信頼する必要もない。

　地域看護において対象のニーズにあわせた支援を展開するには，信頼関係を構築する必要がある。地域の看護職であれば，本人が退院する前に病院で面談することも1つの方法である。また，病院から外出や外泊の許可が得られたときに家庭訪問し，家庭の状況や家族の関係を把握することにより，具体的な支援につながる。対象者が自ら話しづらいことを語ってくれたり，つらい思いを吐露してくれることは，信頼関係が構築できつつあるサインでもある。そうしたときに，こちらから対象者のニーズにあった具体的な知識や技術の提供，サービスや関係機関の紹介をし，その反応をみる。一方的に知識や技術を提供するのではなく，少しずつ対象の理解や反応を見ながら提供する。サービスや

関係する機関を紹介するときは，なぜそのようなサービスや機関が対象者にとって必要なのか，また適しているのかを説明したうえで，具体的に申請や手続きの方法を伝える。このときに，1つのサービスや限定的なサービスを提案するのではなく，ニーズにあわせてサービスの説明をし，それぞれのサービスの特徴を理解してもらってから，時間をかけて本人が選択できるように提示することが必要である。

　信頼関係が構築された後は，支援関係の構築へとつなげていく。信頼関係が構築されると，対象者には支援者の話を聞いてみよう，提案を受け入れてみようという気持ちが生じる。すなわち，相手との相互関係において，支援する者と支援を受ける者という関係が成立する。もちろんこの過程においても，支援が一方的であったり，ニーズにあわなかったりすることで，信頼関係が壊れてしまうこともある。1対1で向き合い，関係性を保ちながら，情報収集とアセスメントを継続して支援方法や内容を判断して看護を展開していく必要がある。

2. 潜在的なニーズへの支援

　対人支援の過程としては，これまで述べたように，顕在的ニーズだけでなく，潜在的なニーズに気づかせることが必要であるが，気づいたとしてもすぐに行動変容に結びつくとは限らない。対象となる個人や家族の価値観や規範，慣習などを尊重して働きかける。時に働きかけに対して，それを受け入れなかったり，拒否をすることもあるが，それはある意味では当然のこととともいえる。個人のことや家族のことに何も知らない他人が踏み込むことであり，対象にとっては威圧的であったり，一方的であったり受け入れ難い気持ちになることは容易に想像できる。そのため，拒否をされることがあっても，専門職としてアセスメントしニーズがあると判断したのであれば，粘り強く関り続けることが重要である。

　個別の援助では，本人や家族が問題に気づくことができるよう働きかけるが，気づくことが

できた後の働きかけとして，行動変容を起こすように伝えても人はなかなか現在の生活を変えることは難しい。では，何から始めるとよいだろうか。人が行動変容を起こすうえで重要とされているのは，動機づけである。個人・家族が自身の問題に気づくことは，動機づけにつながる。一方的に現在の習慣を否定したり，行動を制止するのではなく，個人・家族にはこれまでの文化・慣習・価値観・家族規範などがあるのでそれを丁寧に聞き取り，まずは生活とその背景を理解することが必要である。個人や家族の今の行動には必ず意味があり，その意味に働きかけ適切な行動へと変容させていくことが必要となる。

援助を求めない人への支援

一方で，援助を求めない人についてはどのように考えればよいだろうか。医療機関に受診する人は自ら援助を求める人である。また介護保険制度の要介護認定を受ける人は，多くは介護保険のサービスを受けたいと援助を求める人であり，そのような人々はサービスを求めて窓口に申請したり相談したりすることでサービスにアクセスすることができる。

しかし，地域のなかには，援助を求めない人々が存在する。援助を求めない人というのは，求め方がわからない，あるいは心身の障がい等の理由で自身で援助を求めることができない人，援助を求めたくない人，自身は援助を求める必要がないと思っている人，援助を求めては申し訳ないと思っている人など，さまざまな人が想定される。これらの援助を求めない人々を積極的に見出し，ニーズを明らかにし対応していくことは，地域の看護職として重要な役割である。援助を求めない人々がどのような人たちなのかを明らかにすることにより，現在の保健医療福祉制度やサービスからこぼれ落ちる人たちを救い，新たなサービスやケアの創造につなげることが可能であり，地域への看護の展開にもつながる。

対人支援の基本

対人支援の技術は，相談的対応技術，教育的対応技術，マネジメント等があげられる。相談的対応技術と教育的対応技術は相互補完的であり，どちらか一方だけを用いることもあるが，両方を用いることある。教育的対応技術は，健康生活に必要な知識・技術を伝える，助言するなどである。相談的対応技術は，相手の話を受け止める，共感するなどである。相手の話を受け止めるには，傾聴・受容などのコミュニケーションの手法が必要とされる。教育的対応技術が中心となり前面に出ると，一方的な押しつけと感じてしまったり，自分の生活や行動を否定されていると感じてしまうことがある。相談的対応のみであると，自身の健康問題・課題に気づかずに終わってしまったり，行動をどのように変容すべきかが伝わらずに相談が終わってしまうことがある。働きかける対象の状況に応じて，この2つの技術を組み合わせ，「受容」「傾聴」「共感（共感的理解）」などのコミュニケーション技法を用いることにより，信頼関係を構築すると同時に，生活の状況や価値観などをアセスメントする。

「受容」とは，相手をそのまま否定も肯定もせず，評価を加えず受け入れることである。「傾聴」とは，相手の話に注意深く，正確に，真摯に耳を傾けることである。「共感（共感的理解）」とは，価値観の違う相手とその世界を，相手の立場に立って，理解しようとする態度である。

また，こちらから質問をする際には，開かれた質問（オープンクエスチョン）と閉じられた質問（クローズドクエスチョン）を組み合わせる。オープンクエスチョンとは自由に発言できる聞き方をすることで，反対に，AかBのどちらかを選択させるような回答範囲を限定する聞き方はクローズドクエスチョンと呼ばれる。オープンクエスチョンは「これについて，どう思いますか？」「今後どうしていく予定ですか？」などのように，相手が答える範囲に制約を設けず自由に答えてもらうような質問の仕方で，相手か

らより多くの情報を引き出したい場面で有効となる。クローズドクエスチョンは相手が「はい、いいえ」の二者択一や、「A，B，C」の三者択一などで答えられるような、回答範囲を狭く限定した質問の仕方で、相手の考えや事実を明確にしたい場面などで有効である。

また、コミュニケーションには言語的コミュニケーションと非言語的コミュニケーションがあり、他人から受け取る情報の6〜9割が非言語的コミュニケーションといわれている。言語的コミュニケーションの例としては、話す言葉の内容、手話、筆談などである。非言語的コミュニケーションの例としては、身振り、手振り、身体の姿勢、表情、視線、相手との距離、服装、髪型、声のトーンや声の質などである（表3）。言語的コミュニケーションはもちろんだが、非言語的コミュニケーションも見逃さないようにして、アセスメントすることが重要である。

表3 非言語的コミュニケーションの例

関心	自分の身体を正面から相手に向ける。椅子から身を乗り出す。相手の目、口、顔に焦点をあわせる。傾聴していることを態度（声の調子、身振りや顔の表情）で示す。
同意・理解	タイミングよくうなづく。ほほえむ。「フン、フン」など声を発する。
無関心	視線をはずす。長くうつむく。あたりを見回す。天井を見る。目をきょろきょろする。腕時計を見る。
退屈	いたずら書きをする。指先や脚でこつこつ拍子をとる。
不安	片手で首をこする。手を後頭部の髪のなかにつっこむ。
不賛成	ひんぱんに首をふる。目を細める。あごをひく。

02 地域看護の対象としての家族

家族に焦点を当てる意義

個人の健康行動や生活習慣は家族のなかで学習され、1人のあるいは複数の家族成員に健康上の問題が生じたときには、家族全体が影響を受ける。家族は個人の健康に影響を及ぼし、個人の健康や健康行動は家族に影響を及ぼすことから、家族を含めて個人を捉え援助を提供することに看護としての意義がある。

ハンソン（Shirley M. H. Hanson）は、家族に焦点を当てることの意義について、次の5点をあげている[3]。

①家族の健康を促進、維持、再構築することは社会の存続にとって重要である。

②健康行動や病気行動は家族のなかで学習される。

③1人のあるいは複数の家族成員が健康上の問題をもった場合、家族ユニット全体が影響を受ける。つまり、家族は個人の健康やウェルビーイングにとって重要な因子である。

④家族は個人の健康に影響を及ぼす。また、個人の健康や健康行動は家族に影響を及ぼす。

⑤ヘルスケアは個人だけを対象とするよりも、家族に重点を置くほうが効果的である。

家族と家族成員は互いに影響を及ぼし合い、健康行動や病気対処行動は家族のなかで習得されることが多い。そのため、ヘルスケアは個人だけを対象とするよりも、家族をその関係性とともに把握し、家族に対して看護を展開するほうが効果的であり、必ずしも家族成員個々にアプローチしなくても、家族成員に健康に関する行動を波及することができる。

家族は、個人の健康やウェルビーイング

(Well-being)にとって重要な因子であり，ヘルスケアは個人だけを対象とするよりも，家族に重点を置くほうが効果的である。家族と社会との関係で考えると，家族は社会規範，風習などからも影響を受ける，家族の健康を促進・維持・構築することは社会の存続にとっても重要である。家族を1つの単位として看護を展開することは，個人の健康やQOL（quality of life：生活の質）の向上を目指すためにも有効である。

家族を単位として看護を展開する意義

　ハンソンは，家族看護学の4つの異なった視点として，①個人の発達の背景としての家族，②クライアントとしての家族，③システムとしての家族，④社会の構成要素としての家族，およびそのアプローチについても述べている[4]。対象者が個人であっても，その人には家族があり，家族を1つの単位として個人を通して家族に働きかける。また，対象者の悩みを聞きながら，その背景にある家族成員の健康問題を把握し，対象者を通してアセスメントし，健康問題に働きかけることが可能である。

　家族に何らかの障がいが生じた場合，例えば，家族の1人が病気や障がいを抱えた場合には，その療養生活においてさまざまな問題が生じる。家族の人数が多い場合は，家族の間で役割分担するなどの関係調整が可能であるが，家族の人数が少ない場合は，介護の役割が誰か1人に集中する。そして，主介護者などに介護負担が生じ，時には，別居している家族の援助や理解を得なければ介護ができない状況も起こる。高齢者世帯の場合は，主介護者も高齢である場合が多く，療養者本人に対するケアと同じように，家族である介護者への十分なケアも必要となる。

　家族の機能として，ひとまとまりとして均衡を保ちながら，生活や健康を維持・向上するためのセルフケア機能がある。家族のセルフケア機能は，健康問題や課題に応じて，①家族の発達課題を達成する能力，②家族が健康的なライフスタイルを維持する能力，③健康問題への対処能力に分けられている[5]。家族の構成員の病気や障がいなどに対して，家族全体で対応できる力が備わるように，家族がそれらの力を十分に発揮できるように支援することが，個人を支援することにつながる。

家族の定義

　家族は，学問領域によりさまざまに定義づけられており，家族看護学の研究者らは，表4のように家族を定義している。

　共通していることは，家族とは「絆を共有」し，何らかの「情緒的な親密さ」をもち，何かあったときに立ち戻れる「帰属意識」をもてる「2人以上の成員」といえる。一方で，看護学以外

表4 家族の定義

研究者	定義
ハンソン （Hanson, S. H.）	家族とは，お互いに情緒的，物理的，そして／あるいは経済的サポートを依存し合っている2人か，それ以上の人々のことである。家族のメンバーとは，その人たち自身が家族であると認識している人々のことである[6]。
フリードマン （Friedman, M. M）	家族とは，絆を共有し，情緒的な親密さによって互いに結びついた，しかも，家族であると自覚している，2人以上の成員である[7]。
ライト （Wright, L. M.）ら	家族とは，強い感情的な絆，帰属意識，そして，お互いの生活に関わろうとする情動によって結ばれている個人の集合体である[8]。
ステュアート （Stuart, M. E.）	家族とは，その成員が自分たちで決定した1つのシステム，または単位であり，常に変化し発達する性質をもっている。

の関係する学問分野での家族の定義に含まれる要素と比較すると，「血縁」「戸籍上の関係」「遺伝子」は重視しておらず，家族看護学では関係性が重視されている。

鈴木らは，看護学における家族の概念を構成している特性を次のように示した[9]。

①保育，教育（社会化），保護，介護などのケア機能をもっている。

②社会との親密な関係をもち，集団として，常に変化し，発達し続けている。

③役割や責任を分担し，普段の相互作用によって，家族間に人間関係を育成している。

④結婚，血縁，同居を問わず，家族員であると自覚している人々の集団である。

⑤健康問題における重要な集団であり，1つの援助の対象である。

家族看護学では，「その人が家族であると自覚している人が，その人にとって家族である」という視点に立っているが，地域看護においても，その人にとっての影響を与える存在と考えて家族を判断し支援することが重要である。

家族の形態とその変化

家族とは，夫婦や親子という親族関係で結びついた小集団である。親族関係とは，血縁や婚姻によって結ばれたと認知している人々の関係である。家族は一般的に2つの種類に分けられる。1つは人が子どものときから生まれ育った家族である定位家族（family of orientation）で，子どもの視点から見た親子関係を中心とする家族である。もう1つは，人々が婚姻によって新しくつくる家族である生殖家族（family of procreation）で，結婚した男女の視点から見た家族である。また，家族が生活する場を「家庭」という。

家族は，それを構成する人々によって，核家族，夫婦家族，ひとり親家族，三世代家族，拡大家族などに分類される。核家族は，夫婦関係，親子関係からなる家族であり，三世代家族は，核家族，夫婦家族，ひとり親家族などが組み合わさって，3世代が1つの家庭を維持している。拡大家族とは，核家族と血縁関係にある人々を含む家族であり，親族関係にある祖父母，叔父・叔母，従兄弟などが変則的に1つの家族に加わっている。さらに，共同家族，婚姻関係にないカップルと子どもの家族など，他にもさまざまな家族のかたちがある。

また，家族と関連する用語として世帯がある。世帯とは，同居し，家計をともにして共同で生活を営む1つの単位であり，これには単身者も含まれる。世帯には，血族や婚姻で結びついていない人々，単に同居している人も含まれる。

日本においては，人口構成や社会状況の変化に伴って家族の形態が変化しつつある。家族形態の変化として，多世代同居世帯が減少した反面，核家族世帯や単独世帯が増加し，家族の小規模化・家族形態の多様化が進んでいる。かつては，家族の構成人数が比較的多い三世代家族，拡大家族が多かったが，現在では核家族，夫婦家族など小規模な家族が増えている。さらに単身者の世帯の増加により，同じ家庭という場を共有するひとまとまりの家族から，個人が強調される家族へと，家族のかたちは多様化している。

家族の小規模化をあらわす1つの根拠として世帯人員の減少があげられる。かつては5人以上の世帯が過半数を占めていたが，現在は2割程度に減少している。代わって，2人以下の世帯が4割近くに増加し，そのうちの1人世帯も2割近くに達している。家族の構成人数が多い場合にも，家庭内の問題解決において困難をきたす場合はあるが，家族の構成人数が減少することで新たな問題も生じている。すでに述べたように，家族成員の1人が介護の必要な状態になり，別の家族成員が介護者になり他に家族成員がいないという状況や，1人暮らしで介護や世話をしてくれる家族がいないという状況である。家族が生活を営んでいくうえでのさまざまな問題を解決していく機能が減退し，生殖・経済・教育・保護などの家族機能が，家族が小

規模化するにしたがって十分に機能しなくなる場合がある。家族が機能しなければ，家族ケアの代替となるケアを地域にある資源やサービスで補うことも，地域看護として重要である。

家族の発達段階

1人ひとりの人間に，幼年期，少年期，青年期，壮年期，中年期，高年期（老年期）という発達段階があるように，家族にも発達段階がある。例を表5に示す。詳しくは本書第2部2（p.150）で述べるが，ここでは，森岡らの8段階[10]について，基本的な発達課題の例をあげてみる。

Ⅰ期（新婚期）は夫婦という2者の信頼関係と生活基盤の確立や家族計画の見通しの設定，Ⅱ期（育児期）は乳幼児の養育や教育方針の調整，夫婦間での仕事の調整，Ⅲ期（第1教育期）は教育方針の調整や子どもの能力や適性の評価と見通し，Ⅳ期（第2教育期）は教育方針や子どもの進路の調整や決定，家族関係の調整，Ⅴ期（第1排出期）は子どもの就職・経済的・精神的自立への調整・支援，Ⅵ期（第2排出期）は子どもの結婚への支援，家族関係の調整，Ⅶ期（向老期）は安定した老後に向けての生活の見通しの検討や退職後の活動についての設計，Ⅷ期（退隠期）は配偶者との死別後の生活設計，同居・別居家族との関係調整などが考えられる。

森岡の8段階にあてはめてみると，子が親から独立して，結婚して新しい家族をつくり，子どもを産み養育して，やがて子どもが独立して老夫婦だけの家族となり，どちらかが他界して1人に戻るという過程になる。

家族のなかに健康面での問題や障がいが生じ

表5 家族の発達段階

共通するステージ	ヒル（Hill, R.L.）	森岡（Morioka, K.）	カーター&マクゴルドリック（Carter,E.A. & McGoldrick, M.）
結婚する前			Ⅰ離家：独身の若者
新婚期	Ⅰ子どものいない新婚期	Ⅰ子どものいない新婚期	Ⅱ結婚して家族になる新婚期
乳幼児がいる時期	Ⅱ第1子出生〜3歳未満 若い親の時期 Ⅲ第1子3〜6歳未満 前学齢期	Ⅱ第1子出生〜小学校入学 育児期	Ⅲ小さい子をもつ家族
学童がいる時期	Ⅳ第1子6〜12歳 学齢期	Ⅲ第1子小学校入学〜卒業 第1教育期	
思春期の子どもがいる時期	Ⅴ第1子13〜19歳 思春期の子をもつ時期	Ⅳ第1子中学校入学〜高校卒業 第2教育期	Ⅳ思春期の子をもつ家族
子どもが巣立つ時期	Ⅵ第1子20歳〜離家 成人の子をもつ時期 Ⅶ第1子離家〜末子離家 子どもの独立期 Ⅷ末子離家〜夫退職 脱親役割期	Ⅴ第1子高校卒業〜末子20歳未満 第1排出期 Ⅵ末子20歳未満〜子ども全部独立 第2排出期 Ⅶ子ども全部独立〜夫65歳未満 向老期	Ⅴ子どもが次々巣立つ
夫婦が老いる時期	Ⅸ夫退職〜死亡 老いゆく家族	Ⅷ夫65歳〜死亡 退隠期	Ⅵ晩年の家族

（森岡清美，望月嵩：新しい家族社会学，四訂版，p.69，培風館，1997., Wright, L.M., Leahey, M.：Nurses and families：A guide to family assessment and intervention, 4th edition, p.96-97 Table3-1, F.A. Davis, 2005. をもとに作成，小林奈美，2006.）

たとき，その家族の問題や障がいだけに注目するのではなく，その家族の発達段階や生活様式も考慮する必要がある。そうすることで，問題や障がいをもつ本人だけでなく，家族1人ひとりに配慮し，家族の相互の関係を理解し，家族全体を援助の対象として捉え，働きかけることになり，家族を単位とする看護が展開できる。

例えば，地域で障がいや病気を抱える人とその家族を支えるためには，病院に入院中のケアの提供とは異なった支援が必要となる。病院に入院しているときや施設に入所しているときは，本人の身の回りの世話や看護・介護は主に病院や施設のスタッフが実施し，24時間管理されている。しかし，在宅で療養する場合は，それらの大部分を家族が担うことになる。家族のなかの主介護者に健康問題があれば，療養者本人の療養生活にも影響が及ぶ。病院のスタッフであれば自分が病気になっても交替可能な人員はいるが，在宅では家族成員が少なければ，介護を交替できる家族はいない。本人自身のケアと同様にその家族の身体的・精神的な健康管理にも配慮しなければ，家族のセルフケア機能はさらに低下する。地域看護では，対象となった本人を取り巻く1つの環境という家族の捉え方ではなく，本人も含めた家族全体を対象に，ケアやサービスを提供することが必要である。

家族の理解のための理論・モデル

複雑で多様な家族を理解するために，さまざまな考え方や理論，モデルが提唱されている。詳しくは本書第2部2（p.150）で述べているので参照されたい。

1. 家族発達理論

家族発達理論では，家族には発達段階に応じて生活現象があり，新たな課題があるとし，それぞれの段階ごとに発達課題が示されている。家族の発達課題とは，家族のライフサイクルにおけるそれぞれの段階で，その家族が成し遂げ

なければならない課題のことを指す。基本となる考え方を以下に示す[11]。

①核家族は一般的に新婚期から完結期に至る段階を経て，成長・発達を遂げ，各段階には，その時々に固有の生活現象があり課題がある。

②各段階で課題が達成できないと，次の段階に持ち越され，課題も多くなり，達成も困難になる。

③家族は各発達段階での課題を1つずつ達成しながら次の段階に移行していくが，次の発達段階の課題への転換を求められる移行期には，特に危機に陥りやすい。

④家族の各発達段階には，家族成員すべてに変化と適応を求める新しい課題が生まれ，変化と安定を繰り返しながら，家族は発達していく。

表6に，核家族の発達段階と基本的発達課題を示す[12]。新婚期，養育期，教育期（前期），教育期（後期），分離期，成熟期，完結期であるが，これは1つの例であり，研究者により異なる。

発達段階と発達課題をもとに家族をアセスメントすると，その家族が今，何を必要としているのかを予測しやすくなり，支援方法の検討に役立つ。ただし，この理論は，若い男女の結婚によって開始される核家族で考えられているため，多様な家族形態がある対象の状況に単純にあてはまるのではなく，アセスメントにより把握した家族の多様性を踏まえて支援方法を検討する必要がある。

2. 家族を理解するためのその他の理論

家族の1人ひとりの構成員がお互いに影響し合い，相互に関連しているとみなし，家族を1つのシステムとして捉える「家族システム論」がある。また，家族がストレスにどのように対処しているかについて，ヒル（Reuben L. Hill）やマッカバン（Hamilton I. MuCubbin）らは「家族ストレス対処理論」を構築した。マッカバンらは家族のストレスからの回復の構造とプロセスのモデルを提唱している。このモデルは，

表6 核家族の発達段階と基本的発達課題

1

総論：生活の場での看護の意義と視点

新婚期	これまで別々の出生家族（定位家族）に属していた2人が，生活をともにするようになって，新しい生活様式をつくり上げていかなければならない時期。新しい親族との交流によって新たな関係を築き，社会的にも独立した家族として認められることが必要となる。	
	発達課題	・新しい関係のなかで起こってくるさまざまな葛藤を乗り越えて，あらゆる意味でしっかりとした生活の基盤を築いていく ・夫婦としての相互の理解を深めて絆を築く
養育期	夫婦は第1子の出生によって親となるが，親としての新しい役割を自覚し，育児という役割行動を習得しなければならない時期。これまでの2者関係から3者関係となり，新しい家族関係が形成される。	
	発達課題	・子どもが増えるごとに，育児や家事の負担が増大するため，夫婦間での役割分担を行いながら，健全な子どもの発達を助ける養育やしつけを行う ・それに伴う家族全体の生活行動の拡大
教育期（前期）	子どもが学校生活を始めることによって，学校を通じての社会とのつながりが深まり，家族としての社会的責任が大きくなる。	
	発達課題	・子どもの心身の健全な発達を促す家庭生活や親子の交流によって，子どもの社会化を円滑に進める ・子どもの自立を促すと同時に，子どもが直面するいろいろな問題の解決に親として適切な手助けをして，子どもの自立と依存の欲求をバランスよく満たす
教育期（後期）	子どもの受験など進路の決定や将来の職業の選択について助言する役割があり，進学などに伴う経済的な必要性が高まる。	
	発達課題	・親も社会的な地位が高まり，社会生活と家庭生活を両立させる ・生活習慣病の予防
分離期	子どもが最終的に自立していく時期。子どもが船出するという意味で排出期ともいわれるが，この親離れと親の子離れとが並行してうまく達成されなければならない。子の独立に向けて，夫婦2人だけの老後の生活の設計を立て始めることが必要。	
	発達課題	・老親介護の問題が発生することが多く，いかに老親を看取るかについての家族内の決定や役割分担，介護体制の樹立など ・更年期や初老期の健康問題に対する対策
成熟期	子どもは完全に独立し，夫婦として成熟し，2人だけの生活になることが多い。また，職業生活からも引退するため，近隣での活動への参加など身近な地域との接触が多くなり，新たな老後の生きがいを見出すことが必要になる。孫の誕生後は祖父母としての新しい役割が加わる。	
	発達課題	・経済的に年金などに依存する生活となるため，安定した会計の維持 ・健康面では，老化が進み，持病を抱えることが多くなるため，セルフケアや生活行動の自立 ・夫婦のどちらかが配偶者の看取りという大きな課題に直面する
完結期	配偶者を失った後，1人暮らしか，子どもとの同居を選択することになる。	
	発達課題	・最期まで生きがいを見出して，心身ともになるべく自立して生活できるように公私にわたるソーシャルサポートを受け入れ，安らかな終末を迎える

（鈴木和子，渡辺裕子，佐藤律子：家族看護学―理論と実践，第5版，pp.48-49，日本看護協会出版会，2019．を参考に作成）

家族が家族成員の病気や障がいに対応するために，ストレッサーとなっている状況や状態の認識と，家族が有している資源，対処などの相互作用によってストレスに順応し，システムとしての家族の新たな均衡や調和をもたらすという考え方である。

家族を看護する視点

　家族を単位とした活動は，過去にも公衆衛生訪問看護婦事業や結核対策における保健師の家庭訪問による指導として行われてきた。地域においては，家族を1つの単位として捉え，家族のセルフケア機能が高まり，コミュニティにも広がるように支援する。家族成員すべてに援助を行い，家族成員のセルフケア能力が向上し，家庭生活が全体として円滑に行われることを目指す。家族には集団として健康を維持しようとするセルフケア機能が備わっているが，それが，家族成員が病気になることなどで，セルフケア機能が低下する状態に陥る場合や，機能が十分に働かなくなる場合に，機能を回復させる，あるいは高めていくための支援が必要となるため，地域看護では家族を単位として援助していく。

　鈴木らは，家族を単位とした看護を提供することを有効な方法であるとし，家族看護を「家族が，その家族の発達段階に応じた発達課題を達成し，健康的なライフスタイルを維持し，家族が直面している健康課題に対して，家族という集団が主体的に対応し，問題解決し，対処し，適応していくように，家族が本来持っているセルフケア機能を高めること」と定義している[5]。家族が「発達課題を達成」できるように，「直面している健康問題」に主体的に対応し，問題解決や適応できるように支援していくこと，「セルフケア機能を高めること」は，すべての看護で共通である。

　地域看護としては，家族のセルフケア機能を高め，それを集団や地域においても波及させ，地域の健康レベルの向上につなげていくことであり，家族看護で終わらせることではない。

家族の関係性の見極めと調整

1. 家族の関係性の把握

　家族の関係性を把握するためには，まずは家族構成を把握し，家族成員の関係性をジェノグ

ラム（p.230のコラム参照）にあらわすとわかりやすい。家族の年齢，性別，続柄などについて，別居者や亡くなった家族も含めて情報を得ておき，その結びつきをアセスメントして図示していく。ジェノグラムを作成することで，キーパーソンを見出すこともできる。時には，キーパーソンが別居している家族であったりすることもある。また，血縁ではない家族が，家族のなかで重要な役割を担っている場合もあるため，可能な限り親族についても情報を収集しておく。

　個々の家族成員の健康状態，生活状況，他者との交流状況やつきあいなどの特徴，何かの問題が起こったときの相談相手などを把握する。これらを聞くことにより，家族の結びつきとその強さをアセスメントし，ジェノグラムに記入する。家族が健康問題を解決できるようにするためには，まず，誰にどのように働きかければよいのかを見極め，家族内の人間関係を調整していく。また，キーパーソンとなる人に関わってもらい，家族が主体的に問題解決できるように働きかける。

2. 家庭内のコミュニケーションの促進

　家族を1つの単位として働きかけるのは，家族はお互いに相互作用があり，情緒的な結びつきをもっているためである。家族が良好なコミュニケーションをとれていると，家族成員の誰かに問題が起きた場合でもすぐに気づくことができ，それを解決する方向で家族全員が結束して動くことができる。そのような家族成員の相互作用や家族内のコミュニケーションを促進させ，家族の情緒的交流を促すように看護職は働きかけていく。

3. 家族の関係性の調整

　家族が相互に関係をもつことを拒否している場合，一方向に結びつきが強い場合などは，家族成員相互の人間関係が悪くなり，家族とともにいることが情緒的な安心感ではなく，不安で緊張の高い状態となり，精神面で不安定になる

ことや，精神的な疾患の発症につながることもある。学校や職場であれば，友人や同僚と距離をとることができるが，家庭生活では住宅環境も影響し，十分に他の家族成員と距離をとることが難しい。親子であれば，時に親が子どもに過干渉になることもある。家族の親密な関係は情緒的な安定をもたらすが，個々の家族成員の人間関係が悪化すると，在宅という密室は他の家族成員を巻き込み，より家族の関係を悪化させることがあるため，家族の関係性や力関係を見極め，調整する役割が看護職には求められる。

家族が健康なライフスタイルを獲得できるような支援

　家族成員の1人ひとりが，健康なライフスタイルを獲得し維持できるように，知識や技術を獲得できるようにし，健康問題が生じたときの対応方法や予防のための対応がとれるセルフケア能力を高めるための支援を行う必要がある。

　例えば，乳幼児を育てる場合には，妊娠し，子どもを産み，育て，独り立ちさせるというプロセスがあり，親を中心に家族で責任をもってもらうことが必要である。育児の過程において，外出して戻ったら手を洗うなど，親が教えることで子どもには健康な生活習慣が身につく。また家庭における生活環境そのものが影響を与え，例えば，洗濯をした清潔なシーツで寝ることの心地よさを子どもが実感することにより，健康的な生活習慣はどうあるべきかを体験し，健康なライフスタイルの獲得につながる。

　人は乳幼児期にとどまらず，成人であっても，家庭生活を送るなかでライフスタイルを獲得する。両親の生活習慣や嗜好により，成人であっても飲酒行動や喫煙行動に影響を受ける。また，食生活は，どのような食品をどこで購入するかなどの食行動とも関連し，家庭生活のなかでつくられ，その後の生活にも影響を与える。両親が祖父母を介護しているような場合には，その介護の様子を見て，家族で介護する方法を学び，

介護への思いも育くまれる。

　看護師は外来や退院調整などの場面で，育児・介護する家族を支援する際に，育児の方法や介護方法について指導・助言することはもちろんだが，健康的な生活習慣が形成されているか，乳幼児を健全に育成するための育児能力が獲得できているか，適切な介護能力が獲得できているかなど，家族成員の能力とともに家族の機能を見極める。もし，不適切な育児や健康的でない生活習慣が見られた場合には，家族成員が行動を変容し改善できるように1人ひとりに働きかけるとともに，家族を1つの単位として働きかけることが有効である。

家族の発達課題の達成への支援

1. 家族の発達課題のアセスメント

　すでに述べたように，家族には発達課題があり，それをクリアすることで家族は危機を乗り越え成長できる。家族成員の出生や死亡，入学や卒業，就職や退職，家族からの独立など，家族のライフサイクルの影響を受けて，結びつきを強めたり弱めたり，時に別居により距離的には離れるなどの変化を遂げる。

　看護職は，その家族が家族のライフサイクルに応じた発達課題を成し遂げることができるよう，そしてそれを成し遂げることにより，家族としての結びつきをさらに強化することや維持できるように支援する。

　そのため，家族がどのライフサイクルの段階にあり，どのような発達課題があるのかをアセスメントする必要がある。家族は必ずしも発達課題に向き合えていない場合もあるので，どのような段階にあるのかを家族とともに確認し，成し遂げるべき発達課題に気づいてもらう。

2. 家族が発達課題を成し遂げるための支援

　発達課題に気づいてもらったうえで，どのように成し遂げていくかを一緒に考えていくことになるが，家族のなかには混乱して解決する方

法が見つからない場合がある。家族の歴史，家族の価値観，家族のコミュニケーション力や結束力などを，時間をかけた聞き取りや家族の関係性を見て理解したうえで，家族が実行できそうなことを提案する。家族にはこれまでの歴史があり，その時々に課題を成し遂げようとしてきたとしても，必ずしもうまく成し遂げられたとは限らない。

　家族のなかだけでは解決できず第三者が関わることでうまくいく家族もいれば，第三者が入ることで家族関係が崩壊し，問題がより悪化したという経験をもつ家族もいる。そのため，家族以外の第三者が家族の問題に立ち入ることを許さなかったり，家族成員の誰かが家族以外の誰かに話すことを嫌ったりする場合もある。家族成員の1人ひとりに話を聞くことも重要だが，家族に一堂に会してもらい，話し合いをしてもらうことで家族の力関係や家族の文化や価値観などが把握できることもある。1人の家族成員の話だけから家族を理解したと思い込んだり，家族の話をすべて真実と捉えたりするのではなく，家族を理解しようし続けることが重要である。

家族が健康問題に対処できるための支援

1. 家族の生活習慣や行動のアセスメント

　家族のなかでの食習慣や食行動，嗜好などが健康問題に影響を及ぼすことも多い。塩分の多い食事が出される家族では，両親が高血圧であるとともに，その食習慣が受け継がれることにより，子どももやがて高血圧になる可能性が高い。父親が喫煙者であれば，副流煙により妊婦や乳幼児に健康問題として影響を及ぼす。家族のなかでは，遺伝的な要因も考え，生活習慣が改善されるよう慎重に指導にあたらなければならない。

2. 家族の健康問題のアセスメント

　家族においては，子どもの出生に伴う乳幼児の世話や，家族の誰かが病気を発症した際の世話や介護などの問題への対処，日常的な食事や栄養面での配慮，適度な休養や運動など，日常生活のさまざまなことが健康問題に影響を及ぼす。ひきこもりや精神疾患の場合には，家族との関係性が病状の悪化や本人の意欲に大きく関わり，家族関係と健康問題とは関連し，家族のありようが問題解決とも深く関わる。家族成員が他の家族成員とどのような関係性をもつことがよいのか，家族は本来セルフケア機能をもっているが，家族だからこそ見えない部分もあり，第三者の客観的な視点での支援が重要になることもある。

　家族がセルフケア機能を十分に発揮できない場合には，家庭生活の破綻等，新たに家族の問題を生む可能性がある。そのため，家族の問題が複雑化，常態化していないかを早期に発見し対応していく。

家族のセルフケア行動への支援

1. 家族への働きかけ

　個別に支援する方法としては，看護職が直接支援することはもちろんだが，グループや集団の力を利用する方法もある。また，個人のセルフケア行動を支援するために，家族単位で家族全体に看護の働きかけを行うことや，家族成員の1人に働きかけることで家族全体に波及させる方法もある。また，地域看護では，地域住民に働きかけて地域の人たちが自分たちの行動を見直し変化することで，その影響が家族に及ぶこともある。

　家族に働きかけることは，家族成員であるさまざまなライフサイクルの人に同時に支援することにもなる。家族の背景を理解し，家族それぞれの健康観や健康意識，生活行動などを把握することで，個人だけでなく家族の健康課題を明確にすることにつながる。明確になった健康課題を解決するためには何から取り組めばよいのか，対象である個人や家族の誰がどのように行動すればよいのかを考え，支援の優先順位

を決めていく必要がある。

2. 家族のセルフケア行動への支援

　家族のセルフケア行動を支援する方法を，夫が脳梗塞で倒れ，妻が介護している事例で考えてみよう。まずは妻の介護状況を観察し，対処方法を聞くことや，介護の力量をアセスメントする必要がある。介護が長期化している場合には，介護開始当初は介護負担がそれほど高くなかったとしても，疲労が蓄積していることが考えられるため，家族の介護の力量，介護への思い，介護継続意思を把握することが重要である。夫と妻が良好な関係を保ちながら，妻自身のQOLが高まるよう支援していく必要がある。

　妻には，同じように介護している家族や家族の会を紹介したりすることや，妻が行っている介護を尊重しながら，妻自身の健康やQOLの向上を目的とし，介護があっても地域で交流できるような場を紹介するなど働きかける。

個人・家族のニーズの把握

　個人を支援することで家族全体を支援することにつながるが，対象となる個人の情報からアセスメントし，そのうえで関わっていくことで，対象者についてより深く把握し，家族1人ひとりについても把握していくことができる。

　対象者本人・家族の健康生活を支えるために

は，家族内の生活状況や家族関係を良好にし，環境を整えることが必要である。地域で生活している場合，本人にとってより良い環境であるかどうかは生活の場に出向いて確認する必要がある。さらに物理的な環境のみならず，家族成員の生活の様子や交流の状況を観察し，これまでの成育歴，家族の歴史や家族の関係性を把握し，個人と家族のニーズを把握する。

　また，これまでサービスを利用している家族であれば，本人はサービス導入をどのように感じ，家族はどう感じたのかを尋ねてみることでサービスを受け入れることへの対応を把握することができる。さらに，これからサービスを導入することを想定するのであれば，看護師に対する反応から，他者を家に入れること，他者が家族に触れることや，ケアを提供することに対して，どのような感情や思いを抱く人たちなのかを，実際に血圧測定などのケアを行うことによって反応を確かめることができる。

　家族成員1人ひとりのアセスメントのために，対象者宅を訪問する場面も出てくるであろう。対象者が家のなかに入れてくれるとは限らないが，玄関先であっても顔を見て話すことによって，電話ではわからない情報を得て，支援につなげることができる。電話では「大丈夫」と答えるかもしれない対象者に直接アウトリーチの方法を用いることにより，その人と向き合い，その人のニーズを把握することができる。

03 対象を生活者として捉える視点

地域で生活する人の継続性・包括性を捉える

　地域で生活する個人を支援するために，まずはその人が生活をできるだけ豊かに継続していけるように支援することが重要である。病院や施設では，治療が優先になることが多く，生活にかなりの制約が加えられることが少なくない。受診や入院を拒否する人がいるのも，その

ようなことが要因の1つである。どのような個人であっても，家庭，職場，地域での関係性のなかで課題やトラブルを抱えていることも少なくない。そのような人々に看護を展開するということは，生活のしづらさに着目し，生活が継続できるように，個人や家族の問題解決能力を引き出していくことでもある。

　個人は家庭のなかで生活し，地域社会というネットワークのなかで生活している。たとえ病

院に入院していてもそれは同様で，生活者であるAさんが入院したのであり，Aさんは生活者としてその住まいのあるB地域に戻っていく。

Aさんが，例えば転居することがあったとしても，Aさんが幼少時に育った環境がB地域であれば，Aさん自身がB地域の文化・慣習の影響を受けているだけでなく，当然Aさんの両親がB地域の影響を受け，それはAさんを育てるときにも何らか影響していたと思われる。

認知症ケアの考え方である，「パーソンセンタードケア」[13]を例に考えてみよう。その言葉どおり，「その人を中心としたケア」を指す。認知症をもつ人を一律に捉えるのではなく，あくまでも1人の"人"として尊重してケアをしていくという考え方である。どんな人にも個性があり，これまでの人生や人間関係など，さまざまな要素を踏まえてケアを行っていく必要がある。

パーソンセンタードケアが生まれた背景や，その考え方について簡単にふれておきたい。

パーソンセンタードケアを提唱したキッドウッド（Tom Kitwood）は，認知症をもつ人を膨大な時間をかけて観察した結果，皆一律の行動をとるわけではなく，その人の生活歴や習慣，趣味などの背景に着目しサポートすることで，認知症の状態が改善できる可能性があることを明らかにした。

その人の行動は，生活歴や習慣，趣味などにより成り立っており，その背景を知ることで，その人の生活状況を理解し，行動を理解することにつながる。

生活者として理解するための気づきの視点

人は1人で生きているのではなく，社会のなかで生きている。病院では気づかなかったこと，相談窓口では気づかなかったことに，退院後の家庭への訪問で気づかされる場合がある。身なりがきちんとして見えた家族だったのに，家のなかに入ってみると乱雑に物が積み上げられていたなどというケースもある。病院に来るときには何とか身ぎれいにすることができても，家に帰ると疲れ果てて睡眠も十分にとれていない可能性や，病院のスタッフに気を遣うあまり，悩みごとを相談できない場合もある。このように，家での生活を垣間見ることにより，外で見せる顔と家での表情の違いやギャップから，個人や家族の本当の生活を把握し，支援していくことが地域看護として求められる。

地域で把握した情報を病院看護師と共有することや，病院看護師が把握した情報を地域に情報提供することで，地域で生活している個人をより理解し看護を展開することにつながる。

アウトリーチにより把握できるのは家のなかでの様子が重要であることは言うまでもないが，本人や家族に会うことができなくても，家の敷地の様子，樹木や花壇の様子，外観などから得られる情報もある。経済的な状況もある程度把握できるが，植木が枯れているなどの様子からは，周囲への関心がなく，近隣から孤立している可能性も推察できる。関係機関とは定期的な情報共有だけでなく，例えば，本人の姿が長期間見えない，あるいは家屋から泣き叫ぶ声が聞こえるなどの情報は，早急に関係機関で共有し対処方法を検討する必要がある。

ソーシャルサポートネットワーク

個人に関する情報については，関係している機関や職種からも収集しておくことが重要である。他の関係職種や看護職から，対象者の家庭での生活状況や家族内の人間関係に関する情報を得ることで，生活者としてより広い視野で総合して把握することが可能となる。さらに，看護職が関わるうえでも，すでに得ていた情報と異なる状況や反応を観察することで，対象のニーズを新たに把握し，多機関と情報を共有し，支援計画を修正していくことが可能となる。個人・家族への支援は看護職だけで完結できるものではないため，関係する機関・職種に情報提供し，事例検討会を開催することで対象の理

解をさらに深めることができ，より本人・家族のニーズにあった支援が展開できる。

また，複数の支援者が関わっている場合，本人・家族はさまざまな情報を伝えるとき，意図的，あるいは非意図的に支援者によって情報の内容を変えることがある。例えば，訪問看護ステーションの看護師に話す内容とケアマネジャーに話す内容が異なるなど，本人や家族のプライドや遠慮・気兼ね，関わる支援者の専門性の違いなどにより差が生じることがある。そのため，地域の看護職は自身が聞いた話だけではなく，個人・家族が他の機関・職種に話した内容を把握し，共有することで，本当の思いを把握し，真実に近づく努力をすることが必要である。

関係機関との連携

1. 対人支援における連携の必要性

対人支援においては，対象となる本人・家族への援助がどの程度可能か，あるいは実現可能かを判断するために，関係職種と連携し相談・検討をする。例えば，病院のケースワーカーから連絡を受けて「ケース会議」あるいは「退院支援会議」などに出席し，これまで関わっている病院スタッフや今後支援に関わることになる地域のケアマネジャーや訪問看護師などの専門職と一堂に会し，退院後の生活に向けて会議で相談・検討を行う。時には，当事者として本人や家族が出席して意見を述べることもあり，そのような個人・家族の思いを尊重し，支援計画の立案やサービスの調整を図ることが重要である。

看護職はできるだけ情報を集めて，そこから対象者の病状や障がい，現在受けているサービスなどからニーズを考え，退院後の生活をイメージして生活者の視点で生活するうえで起こりうる問題を予測して支援計画を立てる。ケース会議では，現在関わっている病院のスタッフや退院調整部門のケースワーカーや看護職に会い，情報を共有し，退院後の課題についても情報提供してもらうことができる。また，ケース会議によって，対象者と家族が地域で安心した生活を送れるよう，関係機関・職種が情報を共有し，対象者および家族のさまざまなニーズを把握し，共通の目標をもって支援をしていくことが可能となる。そのなかで，看護職としてどのような役割を担うのか，他機関・他職種がどのような役割を担うかを明確にする。

2. 情報共有における留意点

情報共有をするうえでは，関係職種が行ってきた支援方法とそのときの対象者と家族の反応について，関係職種からしっかりと聞き取ることが重要である。例えば，病院のスタッフから家族にどのような指導がなされたのかを把握し，試験外泊や外出時に訪問看護ステーション看護師や地区担当保健師が家庭を訪問し，対象者と家族の状況や指導を受けての思いなどを確認し，病院のスタッフにフィードバックする。訪問看護師や保健師が指導をしたことについても，そのときの本人・家族の反応も含めて病院スタッフに報告する。多くの職種が関わっている場合は，指導内容や方法を共有し，対象者や家族に関わる専門職によって異なるメッセージが伝わることがないようにする。

対象者のなかには家族関係が複雑で，本人の思いと家族の思いが異なる場合がある。例えば，介護者は介護負担が大きく施設に入所してほしいと考えていても，高齢者本人は在宅で最期まで過ごしたいと考えている場合などである。この場合，「施設に入所してほしい」という発言の背景にあるのは介護負担であり，介護負担を軽減することにより，在宅での介護の継続が可能となるケースもある。家族がなぜそのように思うのか，発言そのものに反応するのではなく，発言の裏にある思いを推察することが必要である。

3. 情報共有と個人情報保護法

関係機関と情報を共有することには，個人情報保護法を遵守することが必要である。個人

情報の保護に関する法律（個人情報保護法）とは，「個人の情報を個人のために使う」ことであり，原則として本人の情報を本人の許可なく他人に漏らしてはならないとされている。しかし，本人の生命・財産を守るため，あるいは公的な目的のためであれば，本人の許可なく情報を伝えることができることが，個人情報保護法の例外規定として定められている。

個人情報保護法の例外規定（表7）にあたらない限り，関わっている対象者の情報を他職種に伝える場合には，まずは，対象者本人になぜ個人情報を他職種に伝えなければならないのか，またどのような内容を誰に伝えるのか，伝えることによって何が本人にとって利益となるのかを説明したうえで，他職種と情報を共有する必要がある。

4. 連携における看護職の役割

看護職は対象者本人や家族の情報を関係機関・職種と共有するにあたり，地域の看護師がどのような役割をとる職種なのか，日々どのような活動を行っているのかを理解してもらう必要がある。関係職種に看護師の役割・機能を理解してもらい，対象者や家族にも看護師を紹介したり，看護師に相談するようにすすめたりしてもらう。そのためには，日頃から「ネットワーク会議」や「地域ケア会議」等，病院のスタッフや介護保険の事業者，警察や消防などの職種とも連携しておくなど，顔の見える関係をつくっておくことが重要である。看護師が支援するうえで，他職種に対して対象者に支援として行ってもらいたいことや，技術として習得・向上してほしいことも看護師から伝えておくことで，関わる職種がより質の高いケアを対象者

に提供できる。反対に，他職種から看護師に知識・技術の向上を求められることもあり，相互の関係性を築くことで，支援内容の共有や支援方法を助言することができ，地域全体のケアレベルが向上することにもつながる。

支援体制を整えていくためには，それぞれの役割を明確にするが，対人支援においてどの職種が何をするのか，明確にできない部分も残される。そのように支援には曖昧な境界線があることを理解し，曖昧な境界線にあたる支援については，多機関多職種で補い合うことで，より強力で柔軟な支援体制を整えることができる。

5. 他の事例への反映・ネットワークの構築

看護職は，対象者本人や家族と関わることを通じて，対象者がどのように看護師を理解しているのか，信頼関係が構築されているのか，支援関係が構築されているのかなどを対話や態度から把握していく。それにより，なぜ信頼関係が構築できないのか，なぜ支援のために提案した方法を受け入れてくれないのかなどを考えることができる。もし，対人支援がうまくいかない場合には，自身の関わりを振り返ることはもちろんだが，他職種はどのように関わっているのか，それに対してどのように対象者が反応したのかなどについて，「事例検討会」や「ケース会議」を開くことが有効である。事例検討会やケース会議は，検討課題である事例の課題解決につなげるものであると同時に，同様な事例に対応するときの支援のヒントにもなり，まだ事例に関わったことがない支援者が疑似体験できる場ともなる。看護師が対象者やその家族にどのように働きかけて，そのときの反応はどうだったのかなどの具体的なアプローチを知って

表7 個人情報保護法の例外規定

1. 法令に基づく場合
2. 人の生命，身体または財産の保護のために必要がある場合
3. 公衆衛生の向上または児童の健全な育成の推進のために特に必要がある場合
4. 国の機関などの法令の定める事務の遂行に事業者が協力する必要がある場合

もらうことで，看護師の役割や機能を理解してもらうことができる。

また，看護師の役割や機能を理解し，支援者として信頼してもらうことで，別の事例でも看護師への情報提供や支援についての相談につながることがある。1つの事例への対応から，複数の事例への対応へと広がり，関係機関のネットワークが構築される。1事例の援助の成果が蓄積され，この後の他事例への援助により効果的な支援方法として波及させていくことができる。

引用文献

1）Maslow, A. H. and Mittelmann, B.：The meaning of 'health' ('normal') and of 'sick' ('abnormal'), In Principles of abnormal psychology：The dynamics of psychic illness, Maslow A. and Mittelmann B. (eds.), Harper & Brothers, 1951.
2）宗像恒次：最新行動科学からみた健康と病気，p.84，メヂカルフレンド社，1996.
3）Hanson, Shirley M.H.：Family health care nursing, 3rd edition, p.6, F.A.DAVIS, 2005.
4）鈴木和子，渡辺裕子：事例に学ぶ家族看護学―家族看護課程の展開，第2版，p.19，廣川書店，2001.
5）鈴木和子，渡辺裕子，佐藤律子：家族看護学―理論と実践，第5版，p.12，日本看護協会出版会，2019.
6）Kaakinen, J.R. and Coehlo, D.P.：Family health care nursing, 5th edition, p.4,F.A. Davis, 2015.
7）Friedman, M.M., Bowden, V.R., Jones E.G.：Family nursing, 5th edition, p.11, Prentice Hall, 2003.
8）前掲6），p.5.
9）鈴木和子，渡辺裕子：家族看護学―理論と実践，第4版，pp.29-30，日本看護協会出版会，2012.
10）森岡清美，望月嵩：新しい家族社会学，四訂版，p.69，培風館，1997.
11）渡辺裕子監：家族看護学を基盤とした―在宅看護論Ⅰ概論編，第4版，pp.104-106，日本看護協会出版会，2018.
12）前掲5），pp.48-49.
13）Kitwood, Tom, 高橋誠一訳：認知症のパーソンセンタードケア―新しいケアの文化へ，筒井書房，2005.

参考文献

・Aldrich, C. K., 田口博國訳：医療面接法―よりよい医師-患者関係のために，医学書院，2000.
・Biestek, F. P., 尾崎新，福田俊子，原田和幸訳：ケースワークの原則―援助関係を形成する技法，新訳改訂版，誠信書房，2006.
・Billing, J. A., Stoeckle, J. P.：日野原重明，福井次矢監訳，大西基喜訳者代表：臨床面接技法―患者との出会いの技（アート），医学書院，2001.
・保坂亨，中澤潤，大野木裕明編著：心理学マニュアル面接法，北大路書房，2000.
・Platt, F. W., Gordon, G. H.：津田司監訳：困ったときに役立つ医療面接法ガイド―困難な医師-患者関係に対処するコツ，メディカル・サイエンス・インターナショナル，2001.
・渡部律子：高齢者援助における相談面接の理論と実際，第2版，医歯薬出版，2011.

4 生活の場である「地域」を理解するための基本的視点

01 対象者の生活の場としての「地域」

「地域」とは

1.「地域」と「コミュニティ」

地域とは一般に,「区画された一定範囲の土地空間」を指すが,多様な意味で用いられている。地理学では,「地形や気候などの自然環境の要素と人間活動の要素とが絡み合って生まれたシステム」であり,「環境・経済・社会・文化など多様な要素の組み合わせの結果生まれた,独特の特性をもった空間である」と定義されている[1]。WHO(世界保健機関)は,地域(community)を「地理的境界と(あるいは)共通の価値や関心によって決められた社会的集団である」とし,「地域の構成員はお互いを知っており,作用し合っている。それは,1つの特殊な社会構造と公開の範囲内で機能し,そして確実な規範と価値と社会的な慣例を作り出す。個人は家族および地域を通してより広い社会societyに属している」と説明している[2]。

また「地域」は,日本語のカタカナ用語で「コミュニティ」とも表記され,日常用語としても用いられている。また,インターネットやSNS(social networking service)でのつながりに対しても用いられている。さらに,社会学や心理学でも重要なテーマとなっている。社会学では「コミュニティ」について,非常に多くの定義がなされているが,共通の構成要素として,①地域性(範域性),②共同性(相互作用),③社会的資源,④共通の行動を生み出す意識体系(態度)があげられている[3]。

一方,コミュニティ心理学では「コミュニティ感覚」という概念が重視されている。コミュ

ニティ感覚とは,「他者との類似性の知覚や他者との相互依存的関係の認識,他者が期待するものを与えたり,または自分が期待するものを他者から得たりすることによって,この相互依存関係を維持しようとする気持ちである。そして,自分はある大きな依存可能で安定した構造の一部であるという感覚」とされている[4]。

このように「コミュニティ」は,住民の共同性や相互作用の機能,さらにそれらから育まれる地域への連帯感や所属意識などの社会感情に着目した概念といえる。

2. 地域看護の視点から捉える「地域」

地域での看護には,予防のための看護,在宅で療養している人への看護,入院から在宅へ移行するための看護,外来場面での看護などがある。これらの看護において,地域は対象者の生活を構成する重要な要素であり,次の2つの意味をもっている。

①地域は,対象者の生活と健康問題の発現に大きく関与している。
②対象者の健康問題の解決には,地域の力を生活に活用することが必要である。

すなわち,地域での生活への看護を展開するためには,対象となる人々の生活状況や生活に影響を与える地域の物理的環境,人々の文化や価値観,地域の資源,保健・福祉・介護に関するサービス制度などを含めた地域の社会経済的側面を把握することが求められる。

これらを踏まえると,地域看護で捉える「地域」とは,「生活」に着目し,人々が生活を営む一定の地理的境界をもった地理的空間であり,

自然環境をはじめとした多様な生活環境を有している「場」といえる。同時に，生活のなかでの交流やつながりによる共同性と，習慣や価値観の共通性をもつ「コミュニティ」である。さらに，「地域」は常に変化しており，対象者のこれまでの人生と生活に大きな影響をもち，この先の生活へも影響を与える要素である。

では，以上のような「地域」と地域での生活を支える看護との関連について，事例を用いて考えてみよう。

☑ 事例：地域での生活を支える看護において 「地域」に着目する重要性を考えよう

1人暮らしのAさん（73歳）は，以前より高血圧があったが，濃い味つけの食事が好みであり，塩をきかせた自家製の漬物をお茶の時間におやつ替わりのようにとっていた。このような食生活は，Aさんの暮らす地域全体の習慣でもあった。ある日Aさんは，脳血管疾患を発症し入院となった。

治療により退院することとなったが，左側に麻痺が残った。退院に向けては，栄養相談を行い食事についての指導を行った。また，ケアマネジャーと自宅の環境整備について相談した。自宅の寝室は2階であったが，Aさんの状況では階段の昇降が難しいため，寝室を1階に移動し，手すりを設置することとした。さらに，自宅は高台にあり，外出には坂道の上り下りが必要である。1人暮らしであることを考慮すると，日常の買い物や家事の支援のためにヘルパーの利用が必要と考えられた。

しかし，Aさんは日々の買い物には，近くの商店街に自分で行きたいという強い希望をもっていた。商店街には昔からのなじみの店がいくつかあり，以前は買い物に行った際に，店主とお茶をしながらおしゃべりするのが習慣であり，日々の楽しみであった。そこで，Aさんが自分で買い物に行き，お店に立ち寄れるよう，小回りのきく小型の電動車いすを準備することとした。ただし，おしゃべりの際に口にしていた漬物については，1日の塩分摂取量を踏まえ，減らすことを話し合い，周囲の人にも伝えられるように，塩分に関する健康教育のリーフレットを複数枚手渡した。

本事例では，Aさんの高血圧や脳血管疾患の発症は，地域の食習慣が影響していることが考えられる。脳血管疾患の再発を予防するためにも，Aさん自身の食習慣の改善とあわせて，塩分摂取の多い地域の習慣の改善が必要である。退院時に看護師がAさんから周囲の人へ手渡せるようにと，塩分に関するリーフレットを複数枚渡したのは，そのような地域の習慣を踏まえての方法である。

また，地域で安全で快適に生活するためには，Aさんの身体機能の把握のみならず，生活に支障がないか自宅環境を確認し，寝室の移動や手すりの設置などの環境調整や改善が必要であった。さらにAさんが，自分で買い物へ行くこと，その際になじみのお店でおしゃべりの時間を過ごすことは，Aさんが前向きに生活するうえで不可欠な要素である。こうした地域のつながりは，1人暮らしのAさんの見守りの機能でもあると考えられた。

地域の構成要素

1. 地域の構成要素を捉える視点

「地域」には，自然があり，人間が生活してきた歴史があり，労働や暮らしとともに育まれてきた文化や伝統がある。そして，現在の「地域」の土地利用の状況，社会資源や交通網などがある。そうした「地域」の環境が，そこに暮らす人々の今の生活のありようを形づくっている。公衆衛生看護学において地域診断モデルとしてよく用いられるものに，コミュニティ・アズ・パートナーモデル（Community as Partner Model）[5]がある。このモデルでは，コミュニティの基盤や素質をつくっている「コア」と，住民を取り巻く地域を構成する要素としての「サブシステム」に分けて，地域を捉えている。

本項では，「地域」の構成要素を，①時間，②空間，③人々という3つの視点から捉えることとする。

①時間：地域の成り立ちの歴史やその地域で人々が営みを続けてきた生活の歴史など。

②空間：生活を取り巻く物理化学的環境，生活に関連する社会資源や生活環境施設など。

③人々：地域で暮らす人々の生活行動，認識や態度，地域住民の関係性，地域組織など。

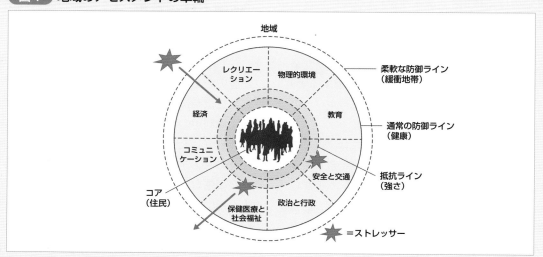

COLUMN コミュニティ・アズ・パートナーモデル

アンダーソン（Elizabeth T. Anderson）とマクファーレン（Judith M. MacFarlane）が開発した公衆衛生看護活動モデルである。本モデルでのコミュニティの捉え方は次の通りである。

①コミュニティを1つの生物体とみなすシステムモデルである。

②ストレス理論をもとに，住民の健康に影響を与える要因をストレッサー，その反応を健康問題や関心として捉える。コミュニティはそのストレッサーに対処する力（防御ラインと抵抗ラインという）をもっていると考える（図1）。

③歴史，人口統計，民族性，価値観・信念など人々の情報をコア（コミュニティの基盤や素質をつくっているもの）とし，住民を取り巻く地域の構成要素を8つのサブシステムとした。サブシステムには，(1)物理的環境，(2)教育，(3)安全と交通，(4)政治と行政，(5)保健医療と社会福祉，(6)コミュニケーション，(7)経済，(8)レクリエーションがあげられている。

図1 地域のアセスメントの車輪

（Anderson, Elizabeth T., MacFarlane, Judith M., 金川克子，早川和生監訳：コミュニティアズパートナー──地域看護学の理論と実際，第2版，p.141，医学書院，2007. より抜粋）

2.「時間」に視点を置いた地域の構成要素

1）地域の歴史や地域文化

地域にはその地域の人々が営んできた歴史や文化があり，時間軸のなかで継承され，変化してきた。例えば，景観は，その「地域」での人々の営みが始まる以前から形成されてきた地形や地質を含めて，人々が住まい，開拓し，集落が形成され，道路が整備され，建物が建ちという歴史のなかでつくられてきた。そして，「地域の歴史」は地域で育まれ，社会的状況とともに変化しながら，継承されてきた地域の「物語」をもつものである。また，伝統行事は，営みのなかから生まれ，人々と地域組織によって継承されてきた。このような「地域文化」は，地域の豊かな自然や言葉，昔から親しまれている祭りや行事，歴史的な建造物や街並み，景観，地域に根ざした文化芸術活動といえる[6]。同時に，人々の生活に影響を与え，生活様式やしきたりなど住民のなかで共有されている行動基準でもある。このような「地域文化」や地域の「歴史」は，地域の独自の価値観であり，住民の地域への誇りや愛着を深める要因でもある。そして，地域社会の連帯感を強める要素でもある[6]。

地域における看護の対象者は，こうした「地域」のなかで暮らし，地域の歴史と文化から影響を受けている人であり，看護展開にあたっても，地域文化と歴史を踏まえたケアが重要である。

2）地域の発展や衰退の経緯

地域は，地域の開発事業や人口の増減，地域経済の活性化などの要因と関連して，発展や衰退の歴史をもっている。その歴史は対象者の生活史とも重なる。例えば，地域の宅地開発によって売り出された土地を購入してこの地域に移り住んできた，あるいは商店街の活性化に尽力した，何世代にもわたってその土地で暮らし地域の変遷を見てきたなど，地域の歴史との関わりのなかに生活体験があるといえる。

3.「空間」に視点を置いた地域の構成要素

1）地形

地形は，形態，形成時期，構成物質，成因の4つの要素に従って分類される（図2）。地形の特性に応じて，農業・漁業・林業などの産業が発展し，その営みのなかで地域文化が築かれてきた。さらに経済活動に応じて人々が集まり，町が形成され，道路がのび，区画が整理される。このように地形は，地域の歴史と不可分な要素である。また，地形は日々の生活での移動や外出のしやすさ，困難さの大きな要因であるほか，自然災害のリスク要因でもある。地形分類と自然災害との関係を表1・2に示した。安全や防災の視点からも捉えることが重要である。

2）気象・気候の特性

気候の指標には，気温，湿度，風向・風速，降水量，積雪量，気圧，日照時間，日射量，知地面温度，地中温度，蒸発量などがある。日常生活の衣食住，健康，災害，レジャーなどは，気象・気候と大きな関わりがある。その地域の気象・気候がどのような特性をもっているかは，そこで暮らす人々の行動様式や生活習慣を規定する要因といえる。例えば，積雪量の多い地域では，冬期には居宅内であっても高齢者は低体温症による凍死のリスクが高いため，冬期は市街地の子どもの自宅や施設で過ごすなどである。

3）立地環境・土地利用の状況

全国の市町村および旧市町村（昭和25年2月1日現在の市町村）は，DID（densely inhabited district：人口集中地区）[※1]面積，人口密度，宅地，耕地および林野の割合などの土地利用の指標によって類型化がなされている。具体的には，都市的地域，平地農業地域，中間農業地域，山間農業地域（中間農業地域と山間農業地域で中山間地とされる）に分かれる。また，都道府県区域の区分の1つである都市地域に対しては，都市計画を策定することとなっている。都

※1 ✒DID　原則として人口密度が4,000人/km²以上の基本単位区等が市区町村内で隣接し，それらの隣接した地域の人口が国勢調査時に5,000人以上を有する地域のことをいう。市街地の規模を示す指標として使用される。

図2 地形の模式図

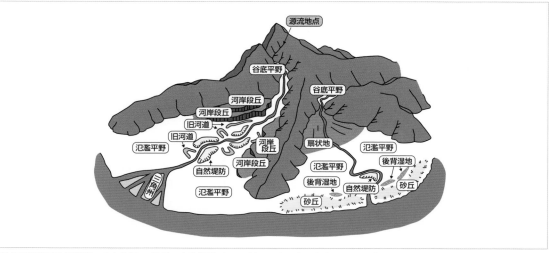

（国土交通省国土地理院：山から海へ 川がつくる地形. https://www1.gsi.go.jp/geowww/CHIRIKYOUIKU/chirikyouiku_honpen.pdf（最終アクセス／2022.1.15）より）

表1 主な地形分類

分類項目		定 義
山地斜面等		山地・丘陵または台地の縁などの傾斜地
台地・段丘		周囲より階段状に高くなった平坦な土地。周囲が侵食により削られて取り残されてできる
山麓堆積地形		斜面の下方，山間の谷底または谷の出口等に堆積した，岩屑または風化土等の堆積地形面で，崖錐・麓屑面・土石流堆などをいう
低地の微高地	扇状地	山麓部にあって主として砂礫からなる扇状の堆積地形
	自然堤防	洪水時などに河川の流路沿いまたは周辺に砂やシルトが堆積してできた微高地
	砂州・砂堆・砂丘	砂州・砂堆は現在および過去の海岸，湖岸付近にあって波浪，沿岸流によってできた，砂または礫からなる浜堤，砂州・砂嘴などの微高地。砂丘は風によって運ばれた砂からなる小高い丘
低地の一般面	谷底平野・氾濫平野	山地・丘陵あるいは台地・段丘を刻む河川の堆積作用が及ぶ平坦地，および河川の堆積作用により形成された，広く開けた平坦地
	海岸平野・三角州	過去の浅海堆積面が海退により陸化した平坦地，および河川の河口部にあって主としてシルト，粘土などの細粒物質からなる平坦地
	後背低地	河川の堆積作用が比較的及ばない沼沢性起源の低湿地
	旧河道	過去の河川流路の跡
人工地形	平坦化地	山地・丘陵地，台地などの斜面を切り取り整地した平坦地または緩斜地
	切土地	山地・丘陵，台地・段丘などの造成地のうち，切り取りによる平坦地または傾斜地
	盛土地・埋立地	主として低地および水部に土を盛って造成された平坦地または傾斜地。山地・丘陵，台地・段丘などの造成地のうち，盛土による平坦地または傾斜地
	干拓地	水部を干して陸地化した土地

（国土交通省国土地理院：地形分類とは. https://www.gsi.go.jp/bousaichiri/lc_configuration.html（最終アクセス／2021.12.28）を一部改変）

表2 自然災害と地形分類との関係

自然災害		被害を受けやすい代表的な地形分類
地震災害	液状化	旧河道，後背低地，埋立地
	地盤崩壊	山麓堆積地，高い盛土地
洪水	土石流・斜面崩壊	山麓堆積地，扇状地
	洪水氾濫・内水氾濫	旧河道，後背低地，干拓地，海岸平野，三角州，砂州・砂堆
	高潮洪水	干拓地，海岸平野，三角州，埋立地，後背低地

（国土交通省国土地理院：自然災害と地形分類との関係．（https://www.gsi.go.jp/bousaichiri/lc_configuration.html）より（最終アクセス/2022.1.15）より作成）

市計画には，施設整備や用途地域の指定が示されている。用途地域とは住居地域，商業地域，工業地域などと土地利用を定めたもので，用途地域が指定されると，それぞれの目的に応じて，建てられる建物の種類が決められる。すなわち，用地指定は，その地域の将来像を知る手がかりともなる。

居宅が所在する地域が，住宅地域なのか，産業地域なのか，あるいは人口集中地区なのか等，立地環境や土地利用は，人々の産業や生活習慣に深く関連しているとともに，外出や地域活動の阻害要因や促進要因にもなりうる。

4)交通・道路網

本項目には，公共交通機関の路線網や運行時間，道路の整備状況が含まれる。地方では，車移動が中心となり，公共交通機関網が減少することで，高齢者等は外出が困難となり買い物などの日常生活に支障が出るなどの状況が起こっている地域がある。

5)機関・施設とそれらの機能・制度

人々の生活に関わる地域の機関や施設の範囲は非常に広範である。①自治体等の行政機関や保健機関，②医療機関，③福祉や介護サービスの機関，④学校・公民館などの教育施設，⑤公園，運動施設，文化施設，娯楽施設などの余暇施設，⑥交番や避難所など安全に関する施設，⑦衣食住のための商業施設などがある。それらの分布や機能・制度がどのようになっているかを捉えることは，人々の生活を支える機能を知るうえで重要である。

4.「人々」に視点を置いた地域の構成要素

1)人口学的状況

総人口，性別人口，年齢3区分別人口割合，世帯数，独居高齢者数，高齢夫婦世帯数，ひとり親世帯数など，人口学的指標は，地域住民の特性や地域の将来像を推測する重要な情報である。

2)経済・産業

中心となる産業を知ることで，その地域の人が，どのような労働に従事しているのか，それに伴う生活習慣や地域の交流状態を知ることができる。

3)健康状態と保健行動

平均寿命，妊娠・出生数，人口動態，死因統計，疾病の状況，医療費の状況，要介護認定者数，予防接種の接種率や健診の受診率等の保健行動の状況などは，地域の人々の健康問題を示す重要な指標である。

4)地域の人々の意識や関係性

人々が地域にどのような愛着を抱いているか，地域の人々が共有している価値観，政策への期待などの人々の意識，宗教や信仰，地域での助け合いの習慣や意識，近隣とのつきあいなどは，現在の地域の強みや課題を示している。また，地域の人々の関係性を捉える「ソーシャルキャピタル」（p.66参照）は，地域での支え合いや見守り機能の重要な指標である。

5)地域組織（p.73参照）

地域には，多様な住民の組織活動がある。町内会・自治会や老人クラブなどは，地縁による伝統的組織である。また，健康づくりや子育て

COLUMN 人口や施設の分布と生活

少子高齢化を背景に，全国の地方都市における人口集中地区は，人口減少が進行している。とりわけ，地方都市の商業やサービス業，公共施設等さまざまな都市機能が集積している中心市街地は人口減少，高齢化の進行，商店街の衰退をはじめとした商業施設や医療福祉施設の減少など，地域の空洞化が進み，地区住民の日常生活に大きな課題を引き起こしている。例えば，買い物や医療福祉サービスへのアクセスの悪さ，見守り機能の低下などである。一方で，郊外は大規模商店の出店や公共施設の移転などが進んだ。このような問題に対して，各自治体では，徒歩で移動できる範囲を生活圏とするコンパクトシティに向けた取り組みが行われている。

支援などの保健活動に関するボランティア組織として，健康推進員や食生活改善推進委員，愛育班などが，福祉活動を担うボランティアとして民生委員・児童委員などが設置され，それ以外にも多様な地域活動を展開している市民団体や市民組織がある。こうした組織や団体は，その地域の実情に応じて活動が生まれ，展開されており，地域の問題解決のための重要な資源である。

町を視て歩く地区視診（地区踏査）

1. 地区視診とは

対象者の生活の場での看護を展開するために，「地域」を知ることは不可欠である。「地域把握」の方法として，「地区視診（地区踏査）」がある。これは，町に出て直接，人々が生活している住宅や街並み，人々の様子などについて，歩き，観察することで，地図や資料では把握しにくい坂の勾配などの地理的情報や，町の活気，雰囲気，人々の暮らしぶりなどの情報を収集する方法である。

2. 地区視診ガイドライン

地区視診での観察の視点（地区視診ガイドライン）を表3に示した。これらの視点を踏まえ，五感を活用して地域を観察することが重要である。

地域に出向くときや対象者の自宅を訪問する前後には，その対象者にとってこの地域がどのような意味をもっているかを考えながら，地域の情報を収集する。あるいは，模擬的に対象者を想定し，地域のどのような場を利用するのか，利用にあたってどのような便利さや不便さがあるのかを考えながら歩いてみる。例えば，歩行時に杖が必要な高齢者，乳児の子育て中の母親（または父親），肥満傾向を改善したいと考えている壮年期の女性など，生活者を具体的に想定してみよう。そして，その立場になって，地区視診ガイドラインを用いながら地域を歩いてみると，生活者にとっての地域について多くの発見があるだろう。

表3 地区視診のガイドライン

項目	項目の内容
家屋と街並み	家屋・屋内・集落の様子，家屋の素材や建築方法，古さ，一般状態，周囲の家々の状況，街並みの様子，においや音，住宅の密度，どういう地域か，どんな人が住んでいるか
広場や空き地の様子	田畑・公園・空き地などの広さと質，そこにあるもの，持ち主，使用者，使用状況，空間の印象を中心に
境界	地理的境界，感覚的境界 区域の境界線（自然のもの，経済的なもの，物理的なものかなど），境界を表すものがあるか，境界らしい雰囲気や印象の有無
集う人びとと場所	集う場所・時間・集団の種類とその印象 人びとが集まっている場所とその集団の特徴，集まって何をしているのか，目的は何か，時間や閉鎖性はどうか
交通事情と公共交通機関	車や道路の状況，混雑状況，信号・横断歩道・踏切の有無と様子，公共交通機関の種類，利便性，主な利用者，経路，時刻表など
社会サービス機関	社会サービス機関の種類，機関の目的，利用状況，建物の様子，どんな人が利用しているか，具体的に何が行われているか
医療施設	医療機関の種類と規模，診療科名，特徴，建物の様子，地区との密着度，立地場所，開業時間，休日など
店・露店	住民の買い物場所，店・商店街の種類や特徴，利用者の特徴，店までの交通，露店の有無と種類，利用している人やその状況
街を歩く人びとと動物	集まっているのではなく周囲にいる人や動物のこと，どんな人がいるか，格好や印象，その地域でどんな人をみかけるか，時間帯や行き交う人びとの特徴や印象
地区の活気と住民自治	地域の発展・衰退の状況と住民自治組織の活動状況 活気があるか，自治会の活動を示す看板・掲示板・ポスター・チラシの有無，ごみ・ごみ置き場の様子，地域の清潔さ，清掃状況・環境美化など
地域性と郷土色	人種や民族性を表すものがあるか，その地域を特徴づける産業，特産物，祭り，観光地，地区独特の文化，郷土色，地域性など
信仰と宗教	寺社や墓地，住民の信仰や宗教の特徴 信仰や宗教に関連した施設，建物，その地域独特のものがあるかなど
人びとの健康状況を表すもの	住民の健康状況を表すものがあるか 自然災害や交通事故の発生，伝染性疾患・風土病等の疾患の有無，医療機関までの距離と利便性，健康に影響しそうな環境的リスクの有無など
政治に関するもの	住民の政治への関心や議員に関すること 政党や政治，議員に関する事務所，ポスター，看板，地区に政治の有力者がいるか，住民の政治への関心
メディアと出版物	住民が主に利用している新聞・雑誌・タウン誌・メディア，ケーブルテレビの有無，それらの特徴や住民への浸透度

〔金川克子，田髙悦子編：地域看護診断，第2版，p.42，東京大学出版会，2011．より〕

4　生活の場である「地域」を理解するための基本的視点　**63**

生活圏域としての地域がもつ重層性

都市化以前には，農村型のコミュニティが多くを占め，生活行動範囲である地域（生活コミュニティ）と生産や労働の場である地域（生産コミュニティ）はほぼ一致していた。しかし都市では，生活コミュニティと生産コミュニティは一致しない。それぞれの生活目的に応じて，近隣地域，町内会・自治会，小学校区，中学校区，居住自治体内を移動し日常生活を営んでいる。仕事や余暇，友人との交流，専門医療の受療などの生活行動では，近隣自治体の地域を含めた広域な生活圏域を形成している。また，これらの生活圏域は，ライフステージにより変動し，子どもや高齢者はより身近な範囲で生活圏域が形成される。

介護保険制度では，高齢者が住み慣れた地域で生活を継続しながら，多様なサービスが受けられるよう，地理的条件，人口，交通事情その他の社会的条件，介護サービス提供施設の整備等を踏まえて日常生活圏域を定めることとしている。全国の市町村が地域の実情に応じて設定しているが，一圏域を中学校区程度として設置している自治体が多い。この場合も日常生活圏域ですべてが賄われるわけではなく，専門医療等は日常生活圏域外の広域的な圏域との連動が必要となる。

このように生活圏域は，身近な近隣地域から近隣の市町村を含む広域的な地域へと重層性をもって形成されている（図3）。

地域の機能

「地域」は人々の生活の場であり，1人ひとりの人生に応じた生活の営みを支える多様な機能をもっている。中島は，生活の場とは「世話と居場所の拠点となる場所」であり，「自然（環境）と感応し，認識し合う場としての身または身体

があるところ」であり，「ライフ・システムとしての存在を根拠づけている場」であるとしている[7]。

前述したように，生活圏域は重層性をもった「地域」からなり，換言すると，「地域」は重層的構造に応じて生活を形づくる機能をもっている（図4）。

1. 近隣のつながりのもつ機能

隣近所といった近隣コミュニティは，日常生活の相互交流の場である。その機能には，地域に関する情報交換，日常での相互支援，災害時などの緊急時の相互支援などがある。こうした近隣との交流による機能は，農村部であれば，近隣コミュニティとして，農作業を相互に助け合う相互支援が基盤となって形成されてきた。近年は都市部を中心に，こうした隣人や近隣とのつながりが希薄となっているが，あいさつや立ち話などのつきあい，子育て家庭での保育園の送り迎えの助け合いなどの近隣のつながりは，個人差はあるものの見られている。

2. 町会・自治会などの基礎的コミュニティ機能

町会・自治会といった基礎的コミュニティは，見守り，防犯や交通安全活動による安全の確保，防災，道路・公園等の清掃・美化活動，集会所等つながりの場の維持，運動会・祭り・伝統行事などの協働，回覧・連絡等の機能をもっている。とりわけ，災害時などは，こうした基礎的コミュニティが単位となって災害支援活動が行われることが期待されている。また，近隣との顔の見えるつながりの組織的基盤は，町会・自治会などの基礎的コミュニティが担っている部分も大きい。

3. 複数の組織からなる地域運営組織の範囲でのコミュニティ機能

学校区範囲の地域には，多様な組織が活動し

図3 生活圏域の重層的広がり

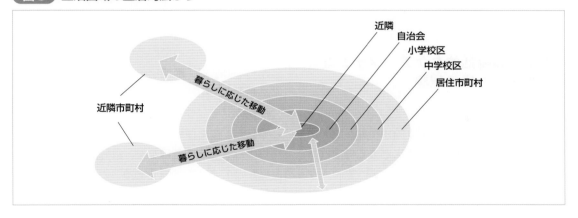

図4 「地域コミュニティ」の多様な機能の重層的構造

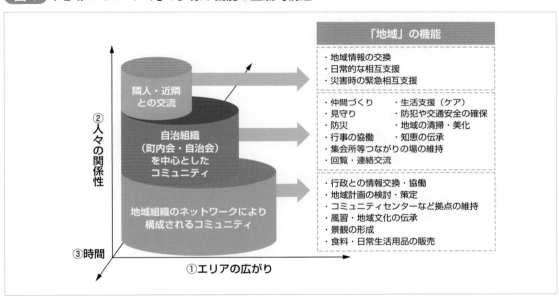

ている。具体的には，町会・自治会やそれらが集まった町会・自治会連合会，老人クラブなどの地縁組織，または地域住民の自主サークルなどの目的型の地域組織などである。地域の課題に取り組むために，それらの組織が集まり，地域運営組織を組織している自治体が増えている。地域運営組織は，行政との連携・交渉の窓口，地域ビジョンや地域計画の策定，地域の問題の解決のための取り組み，拠点施設の管理・運営などを担っている。また，こうした学校区エリアでは，運動会・祭り・伝統行事の協働，風習・習慣の伝承，知恵の伝承，景観の形成などの機能が発揮される。さらに，生活基盤としての機能も包含されている。すなわち，生活必需品である衣類・食品などの購入，さらに教育，医療，レクリエーションなどの機能である。

地域での包括的なケアシステムを理解するための理論

1. プライマリヘルスケア

プライマリヘルスケア（primary health care：PHC）とは，すべての人にとって健康は基本的な人権であることを前提に「すべての人々に健康を（Health for All）」を目標として，公平性，住民の主体的参加，自己決定を保障した理念であり，保健活動戦略である。1978年に，旧ソ連邦カザフ共和国の首都アルマ・アタで出された「アルマ・アタ宣言」が基礎となっている。

アルマ・アタ宣言では，プライマリヘルスケアを「現実的で科学的妥当性があり，社会的にも受け入れられる方法と技術に基づき，コミュニティにおける個人と家族が彼らの完全な参加を通して，普遍的に利用でき，そして人々の自己決定の精神に基づいて，開発のすべてのステージにおいて，コミュニティと国が維持可能な経費で提供しうる，必要不可欠なヘルスケア」と説明している。そして，公正の理念のもと，①地域住民の参加，②住民のニーズに基づいた活動，③地域資源の有効な活用，適正な技術の使用，④多分野間の協調と統合の4点の原則のもと14の活動項目が示された[8]（表4）。

プライマリヘルスケアは，国際社会にとって初めての世界共通の保健医療目標である。近年の日本では，高齢者であっても障がいがあっても，誰もが生涯，住み慣れた地域で安心して生活できるための包括的なケアシステムづくりが課題となっている。プライマリヘルスケアの原則を，地域での包括的なケアシステムづくりにあてはめて考えてみよう。

地域での包括的なケアは，生活の支援である。そのため，地域で生活する対象者が主体となり（原則①），個々人の生活ニーズに沿ったケアが展開されること（原則②）が不可欠である。また，多様な生活ニーズへの支援は，生活の場である地域がもっている幅広い資源を活用しながら（原則③），適切なケアを提供することが求められる（原則④）。こうした幅広い資源には，住民の見守りや支え合いは欠かせない資源である。そうした住民の支え合いは，行政から押し付けられるものではなく，自分たちの暮らす地域がどのような地域であることを望むのか，住民がその決定に参加することにより実現する。そして，生活の支援は地域にある保健医療の資源だけではなく，教育，交通，経済などさまざまな分野のネットワークが基盤となることで，身近な地域での予防から看取りにいたるまでのケアシステムが整備されることが期待される。

このように，プライマリヘルスケアの原則は，地域で生活する多様な健康レベルの人々の誰もが，自らが望む地域で安心して生活ができるための包括的なケアシステムづくりにおいても重要な原則である。

2. ソーシャルキャピタル

1）ソーシャルキャピタルとは

ソーシャルキャピタル（social capital：SC）とは，コミュニティでの人々の関係性に着目した概念であり，日本語では「社会関係資本」と訳される。米国の政治学者パットナム（Robert D. Putnam）は，ソーシャルキャピタルを「人々の協調行動を促すことにより，その社会の効率を高める働きをする社会制度」と定義し，「個人間を結びつけ，そこから生まれる広範囲にわたるネットワーク，及びそこにおける互酬性の規範，信頼から構成される」と説明している[9]。すなわち，信頼や互酬性の規範，ネットワークなど，コミュニティでの人々の相互関係や結びつきを支える仕組みが重要であり，これらの3つの構成要素は，相互に関連している（図5）。

①信頼：ここでは「社会的信頼」を指しており，知っている人々のなかでの単なる厚い信頼ではなく，匿名の他者に対する薄い信

表4 プライマリヘルスケア（PHC）の基本活動項目

PHCの基本的活動項目
1. 健康教育（Health Education）
2. 水供給と生活環境（Safe Water Supply and Basic Sanitation）
3. 栄養改善（Food supply and Nutrition）
4. 母子保健と家族計画（Maternal and Child Health and Family Planning）
5. 予防接種（Expanded Program on Immunization）
6. 感染症対策（Prevention and Control of Locally Endemic Diseases）
7. 簡単な病気やケガの手当（Appropriate Treatment of Common Diseases and Injuries）
8. 基本医薬品の供給（Provision of Essential Drugs）
PHC充実のための活動項目
9. 女性福祉（Welfare for Women）
10. 障がい者対策（Community-based Rehabilitation）
11. 精神保健（Mental Health）
12. 高齢者保健（Health for the Elderly）
13. 歯科保健（Dental Health）
14. 環境保健と環境汚染（Environmental Health and Pollution）

（WHO, 1978. より）

図5 ソーシャルキャピタルの3要素

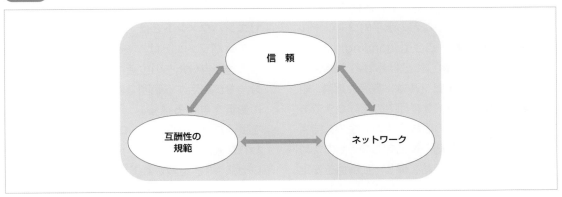

頼を意味している。

②互酬性の規範：いわゆる「お互いさま」の認識であり，「直接何かがすぐ返ってくることは期待しないし，あるいはあなたが誰であるかすら知らなくとも，いずれはあなたか誰か他の人がお返しをしてくれることを信じて，今これをあなたのためにしてあげる，というものである」と説明されている[9]。

③ネットワーク：ネットワークには垂直的なネットワークと水平的なネットワークがある。垂直的なネットワークとは，職場内の上司と部下の関係など階層構造や上下関係によるつながりであり，水平的ネットワークとは，スポーツクラブや協同組合など対等な関係に基づくつながりである。パットナムは，垂直的なネットワークが非常に親密であっても社会的信頼や協力を維持する

ことはできないが，市民の積極的な参加によって形成される水平的ネットワークが密になるほど，市民は相互利益に向けて幅広く協力すると説明している[10]。また，こうした水平的ネットワークは，「直接顔を合わせるネットワーク」が核であるとされている。

2) 組織の内と外のソーシャルキャピタルの種類

ソーシャルキャピタルは，多面的な側面をもった概念であり，構成要素や性質などからいくつかのタイプが示されている。図6は相田らの分類である[11]。

①ソーシャルキャピタルの性質による分類（構造的/認知的）：構造的ソーシャルキャピタルと認知的ソーシャルキャピタルに分けられる。構造的ソーシャルキャピタルは，人々のつながりや役割，規則などを指す。認知的ソーシャルキャピタルは，人々の信頼や助け合いの認識を指す。

②ネットワークの階層性・性質による分類（水平的/垂直的，結合型/橋渡し型/連結型）：コミュニティ同士や行政間の同レベルの横のつながりなどの水平的ソーシャルキャピタルは，「結合型（bonding）」と「橋渡し型（bridging）」に分けられる。結合型ソーシャルキャピタルは，家族や近隣，組織内部など同質的な集団での結びつきであり，内部構成員の信頼や協力を生み，結束力を高める接着剤の役割をもつ。そのため集団内での協調行動を促し，互酬性を安定させるが，結びつきが強すぎると，閉鎖的，排他的になる。一方，橋渡し型ソーシャルキャピタルは，異なる組織や人のネットワークである。このネットワークは，弱く薄いが，開放的，横断的であり，潤滑油としての役割を果たす[12]。

また，前述したように，パットナムは水平的ネットワークに着目しているが，行政とコミュニティなど異なる階層とのつながりである垂直的関係性の重要性も指摘されている。異なる権力をもつ組織や社会階層の人との結びつきは，連結型（linking）ソーシャルキャピタルとされる。「連結型」は社会的に制度化されたつながりであるため，責任感が助長され，差別の解消との関連性が高いと指摘されている[13]。

3) ソーシャルキャピタルの効用

ソーシャルキャピタルと健康との関連が国内外の調査で明らかにされている。米国の調査では，ソーシャルキャピタルが高い州ほど，健康で，子どもの保健福祉指標が良好であり，殺人が少なく，死亡率が低いことが示されている[14]。国内の調査においても，ソーシャルキャピタルの高い都道府県ほど，出生率が高く，犯罪率や高齢者の機能障がいの出現率が低いなどの結果が出ている[15][16]。

このように「ソーシャルキャピタル」という視点で地域を捉えることは，多様な生活課題がある人が地域で生活することを実現するための人々のつながりや支え合いを評価する重要な視点である。

3. エンパワメント

1) エンパワメントとは

エンパワメントは，「一般的にはパワーレスな人達が自分たちの生活へ統御感を獲得し，自分たちが生活する範囲での組織的，社会的構造に影響を与える過程」[17]「社会的に差別や搾取を受けたり，自らコントロールしていく力を奪われた人々が，そのコントロールを取り戻すプロセス」[18]と定義されている。すなわち，自分自身の生活の能動的なコントロールとディスエンパワメント（無力化）からのパワーの獲得という意味をもっている。

2) エンパワメントのレベル

エンパワメントは多次元的な概念であり，個人（セルフ），組織・集団（グループ），地域（コミュニティ）の各レベルに適用される。

①個人（self）レベル：一個人が個々の生活に対して意思決定をし，統御できるようになる，またはできていると感じられるようになることを指す[19]。

図6 「結束型」ソーシャルキャピタルと「橋渡し型」ソーシャルキャピタル

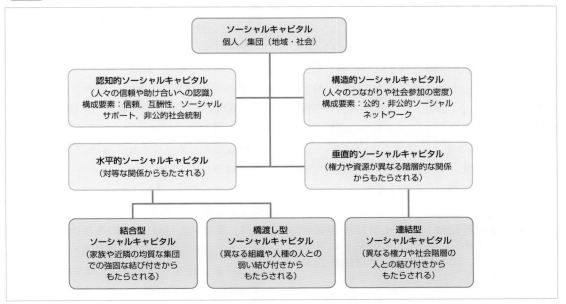

(相田潤，近藤克則：健康の社会的決定要因―ソーシャルキャピタル，日本公衆衛生雑誌，58(2)，129-132，2011．より)

②組織・集団(group)レベル：組織レベルでのエンパワメントは，組織のなかで個人が意思決定の役割を担うことで自らの統御感を高めたり，組織がコミュニティ・レベルでの決定や資源の再配分に影響を及ぼすことができるようになることである[19]。

③地域(community)レベル：地域の人々が，集団としての行動を強調し，不平等(健康格差など)を引き起こしている現在の社会の仕組みに対してアプローチすることにより，地域を変えていくことを目指すものである[20]。

3) 地域看護におけるエンパワメント

エンパワメントは多くの学問領域で用いられているが，看護の領域においても重要な概念である。伝統的な保健医療活動では，医療者などの専門職が力をもち，患者や対象者は専門職の助言や指示に従う存在として位置づけられた。しかし，患者や障がい者の権利宣言，医療でのインフォームドコンセントなどの考え方を受け，患者や対象者の主体性の尊重が重視されるようになり，エンパワメントは看護の重要なテーマとされている。

ギブソン(C. H. Gibson)[21]は，看護でのエンパワメントを，「人々が自分のニーズを満たし，自分の問題を解決し，自分の生活をコントロールしていると感じるために必要なリソースを動員する能力を認識，促進，強化する社会的プロセス」と定義した。また，WHOは「人々が自分の健康に影響を与える決定や行動をよりよくコントロールできるようになるプロセス」[22]であると説明している。

例えば，対象者が医療者や支援者に疑問を投げかけ，主体的に治療や支援に関与することは，個人のエンパワメントといえる。地域での生活を支援する看護では，こうした対象者が主体的に自らの地域での生活をコントロールできるように支援することが求められている。

また，地域看護ではコミュニティエンパワメントも重要なテーマである。コミュニティエンパワメントの過程は，地域の人々が自分たちの生活状況について話し合い，地域に共通の生活問題が共有され，問題解決のための取り組みを検討し，地域の人々が参加した取り組みの実行へと展開する。これらの過程は，地域の人々や地域組織はパワーを獲得し，地域の仕組みを変

容していく過程でもあり，個人のエンパワメントや組織エンパワメントとコミュニティエンパワメントは，相互に関連して進行する。

　こうしたコミュニティのエンパワメントは，地域の人々や住民組織が主体となって取り組む誰もが健康で安心して生活できる地域づくりの重要な目的である。また，エンパワメントの促進は，個人の成長の力や自己決定への信頼が不可欠であり，対象者と支援者の対等なパートナーシップを前提としているという点は，地域のケアにおいて基盤となる概念である。

☑ 事例：事例展開からプライマリヘルスケア（PHC），ソーシャルキャピタル（SC），エンパワメント理論を読み取ろう

【活動の概要】

　三鷹市社会福祉協議会（東京都）は，1992（平成4）年度から，地域の見守り活動の組織づくりと活動支援を行っている。2001（平成13）年度には，おおよそ小学校区の半分のエリアごとに28班の「ほのぼのネット班」が立ち上がり，現在に至るまで活動している。立ち上げにあたっては，地域の町会・自治会，老人クラブ，民生・児童委員協議会に呼びかけて，メンバーを募ったが，徐々に個人で参加するメンバーも増えてきた。2021（令和3）年6月時点では，登録班員（以下，ネット員）374人のうち，個人メンバーが6割と団体推薦のメンバーより多い構成となっている。活動目的は，自分の暮らす地域での，安心して，より快適に暮らせる住みよいまちづくりであり，福祉ニーズの発見や見守り活動，ふれあい活動などを行っている。月に1回の定例会，年に1回の「見守りマップ」の更新は共通活動であるが，その他の活動は各班の自主性に任されている。高齢者や子育て世代のサロン活動を定例実施している班もあれば，年に数回の食事会等の行事を行っている班もある。

　定例会には，社会福祉協議会の地区担当職員と地域包括支援センターの職員が参加し，地域

の情報を共有するとともに，活動の企画検討を行っている。

【見守り活動】

　見守りマップづくりは，ネット員が知っている隣近所の情報や，見守り防災グッズを手渡している世帯やネット員の自宅をマップに記入し，地域での見守りが必要な人の情報を共有している。「見守り防災グッズ安心くん」は，社会福祉協議会が準備しており，緊急連絡先カード，懐中電灯，笛，500mLペットボトルの水，飴，ティッシュが袋に入っている。ネット員が高齢者宅に訪問して希望者に手渡している。水や飴は，年に1回，新しいものを届けることとなっており，その際に状況の把握を行えるようにしている。見守りマップづくりで共有される情報は，それらの活動や日ごろの近隣のつきあいでネット員が得た情報である。

【COVID-19流行下での活動の広がり】

　さらに同市では，2003（平成15）年から地域での支え合いを目的に，市内7つのコミュニティセンターごとに住民組織や関係機関による協議会を組織した地域ケアネットワーク（ケアネット）を推進しており，ほのぼのネット班もそのメンバーとなっている。2020（令和2）年初頭からの新型コロナウイルス感染症の流行により，地域の住民活動は休止を余儀なくされたが，定例のサロン活動を実施していた西部地区のAほのぼのネット班が，コロナ禍でできる活動を検討し，公園でのラジオ体操を実施した。社会福祉協議会の担当職員は，やはりコロナ禍で活動に悩んでいた西部地区ケアネットの中心メンバーにこの試みを伝えると，ケアネットでも同様にラジオ体操を週1回実施することとなった。ラジオ体操の参加者は増えていき，さらに他のほのぼのネット班のネット員が参加することで，それぞれ自分の班での活動として取り入れ，西部地域内での公園ラジオ体操が広がるとともに，市内の他地区へと取り組みが広がっている。また，地域包括支援センターは，コロナ禍で地域交流の場がなくなり，フレイルの状況に陥っていた高齢者にラジオ体操の場を紹介す

るなど，地域の重要な資源となっている。

【事例にみるPHC，SC，エンパワメント】

　ボランティア組織において自主的参加のボランティアが増えている点は，メンバーが活動を通してエンパワーされていることを示しているといえるだろう。さらに，活動の広がりの背景には，これまでの地域での市民組織のネットワークと社会福祉協議会の担当者の支援活動がある。特に社会福祉協議会は，住民の主体性を尊重しながら，他団体の活動情報を意識的に共有し，体操の実施場所として地域の施設の駐車場の借用を交渉するなどの地域資源の活用を支援するなど重要な役割を果たしている。これらは，プライマリヘルスケアの原則であり，ソーシャルキャピタルを活かしたコミュニティエンパワメントを促進する活動といえる。

包括的なケアシステムを担う地域の支援機能（図7）

1. 包括的なケアシステムを支える地域

　地域では多様な健康レベルの人々が多様な生活ニーズをもって暮らしている。そうした多様な人々が，住み慣れた地域で生活するためには，生活を支えるケアが健康レベルによって途切れることなく，包括的に提供されることが求められる。そのような仕組みづくりとして，高齢者については「地域包括ケアシステム」の構築が進められている。そして，地域での包括的なケアシステムは，高齢者のみならず，すべての人々に必要な体制である。

　一方，多様な生活ニーズに応じたきめ細かなケアは，専門サービスのみでは対応できない場合が少なくない。本来，地域は多様な機能をもっている。対象者の地域での生活を支えるという点に着目すると，地域での包括的なケアシステムづくりにおいて，地域の非専門職の人々や住民組織による「地域」の機能は，非常に大きいケアの力である。

2. 居場所としての機能

　超高齢社会において，「生涯現役」や「健康寿命」は重要な健康政策のテーマである。これらは，心身機能の健康レベルにのみ注目したものではなく，ICF（p.26参照）の要素である「活動」と「参加」に着目したものである。どのような健康レベルであっても，疾病や障がいがあっても，誰もが活動できる場があり，参加できる地域は，専門職のみでつくれる地域ではない。地域の人々が相互支援を基盤にともにつくる地域である。そのような誰もが参加できる居場所としての機能は，多様性を認め合う共生社会の基盤であり，1人ひとりを地域に包みこむ（包摂する）地域づくりといえる。

☑ 事例：地域のもつ居場所としての機能がどのように対象者の生活を支えるかを考えよう

　精神障がいのあるBさんは，障害福祉サービスである就労支援事業所に通所し，障がいのある仲間と交流しながら，軽作業をしている。最近事業所では，地域の高齢者のちょっとしたお手伝い活動を開始し，Bさんも電球の交換や庭の雑草抜きを行った。この活動をするようになって，依頼者からお礼を言われたり，地域で出会うと挨拶をし合ったりするようになった。Bさんは数年前からこの地域に暮らし事業所に通所しているが，地域の人との関わりがなかったときは，「自分はよそ者」という意識があった。しかし，こうした体験を通して，地域に受け入れられているように感じることができるようになった。

3. 支え合いの機能

　専門施設でのケアは，生活の個別性を見落としたケアに陥りやすい。対象者の自分らしい生活を実現するためには，人々の生活の場でのインフォーマルなつながりやその人の日常生活をかたちづくってきた地域の風景は，欠かせない資源である。例えば，難病を患うCさんにとって自分の信仰する宗教の信仰仲間が定期的に

訪問をし，信仰について語らう時間は，自己実現であり癒しのケアに他ならない。このように専門機関以外の地域資源は，すべての健康レベルの人にとって生活の豊かさを支える重要な要素である。時にそうした非専門職の関わりや日常の地域の風景は，QOL（quality of life：生活の質）の根幹として機能する。

4. 見守りの機能

前項で示した近隣でのつきあいや町内会・自治会などの地縁型組織は，「地域」という生活の場を共有し，日々のつきあいがあることで，日常の見守りの機能をもっている。もし生活に何らかの支障が起きたとしても，いち早く支援ニーズが浮上した住民を見出すことができる。そして，専門機関や専門職による専門的支援のネットワークとの結節の重要な機能をもっている。

5. 専門的支援につなげる機能

居場所としての機能，支え合いの機能，見守りの機能は，重なりながら機能している。それらの機能は非専門職による日常生活のなかにある機能である。地域で生活している人々は，地域の生活を内部者の視点で捉えることができ，生活支援ニーズを見出す役割を果たしている。

そして，それらの機能と専門的支援機関とのネットワークにより，専門的支援が必要な人を支援につなげることができ，途切れず生活を支える包括的なケアの実現が可能となる（図7）。

☑ 事例：地域のケア機能がどのように発揮されているかを考えよう

団地の集会所では，サロン活動や体操サークルが定期的に行われているDさんがサロン活動に参加しようとした際に，隣に住むEさんのポストの新聞がとられていないことが気になった。いつも几帳面なEさんは，朝早くに新聞をとり，隅々まで読むのが日課であることを，DさんはEさんとの会話で知っていた。Eさんが1人暮らしであることもあり，気になり玄関チャイムを鳴らしたが，応答がない。Eさんはサロン等の集会所での活動には参加したことがなかったが，Dさんは集会所に行きサロン活動のボランティアにそのことを伝え，再度一緒に訪問をした。数回チャイムを鳴らすと，Eさんは玄関に出てきてくれ，昨夜から体調が悪いことを話してくれた。そこで，ボランティアが付き添って受診をし，そのまま入院となった。その後，病院から連絡を受けた地域包括支援センターが退院に向けた相談を受けることとなった。

図7 地域ケアシステムにおける「地域」の機能

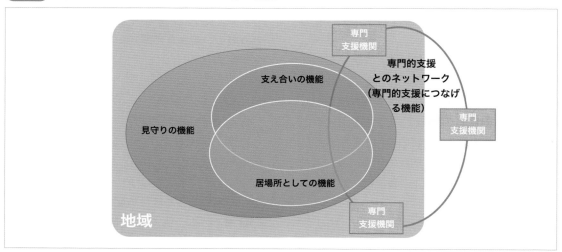

包括的なケアシステムを支える多様な資源

地域ケアを支える資源を考えたとき，何が思い浮かぶだろうか。高齢者の場合は，医療機関，訪問看護ステーション，ヘルパー事業所，デイサービスなどだろうか。地域ケアネットワークは，そのような保健・医療・福祉・介護の専門機関のネットワークであると考えやすい。しかし，前項で学習したように，地域は生活を支える機能をもっている。さらに，教育機関，職場，警察，救急・消防，レクリエーションの場など多様な資源が関与しており，それらが個人・家族のニーズに沿って重層的に取り囲んでいるといえる（図8）。そして，こうした地域ケアを支える地域資源には，専門支援機関のみならず，地域のあらゆる資源が含まれ，特に地域の人々による住民組織は地域の支援機能を担い，重要な役割を果たしている。

地域の住民組織

1. 地縁型組織と目的型組織

「地域」に存在する多様な住民組織は，地域での生活を支える重要な資源である。住民組織には，地域のつながりによる地縁型組織と住民の共通の関心によって機能する目的型組織がある。地縁型組織は，町内会・自治会が代表的基礎的組織である。その他には，消防団や，婦人会や老人会，青年団，子ども会などの組織，学校区単位のPTAなどが該当する（表5）。また，目的型組織には，NPO法人やまちづくり組織，企業の地域貢献組織，患者会や育児グループなどの当事者組織も該当する。

2. 保健福祉活動を担う地縁型組織

地域での保健福祉活動を担う地縁によるボランティア組織の育成・支援を行っている市町村

が多くある。保健活動では，健康づくり推進員，母子保健推進員，食生活改善推進員，愛育班などである（表6）。これらの組織は，母子保健活動や健康づくり活動など自治体の行う保健活動への協力を行うとともに，住民が主体となって地域住民向けの保健事業の企画・実施をしている。地域福祉活動を担う組織では，地区社会福祉協議会や民生委員・児童委員協議会がある。これらのボランティア組織は，健康づくりや福祉活動を通して，身近なところでの相談機能や見守り機能など生活に密着した相互支援の役割を果たしている。

☑ 事例：地縁型組織とはどういったものなのか事例から考えてみよう─長野県保健補導員[23]

長野県は健康長寿で有名な県であり，その背景要因として保健補導員組織の存在が指摘されている[24]。保健補導員組織は，長野県須坂市に合併をする前の旧高甫村で，村民の健康管理のため日夜とびまわる保健師の姿を見た村の婦人たちから「何か手伝わせてくれないか」という申し出がされ，1945（昭和20）年に活動がスタートした[25]。この活動は長野県全体に広がり，2020（令和2）年現在，県内77市町村のうち71市町村において設置され，補導員数は1万115人である[26]。保健補導員組織は，小地域ごとに班が形成され，班ごとに健康づくりに関する独自の活動を行っている。活動の原則は，「健康に関して学習し，学んだことを自ら実践し，家族や地域に伝える活動を続け，市民の健康づくりの輪をつないでいく」というものである。学習の場として班での学習会や班が集まったブロック研修会があり，地域への普及啓発活動として「健康まつり」や「文化祭」などがある。また，保健補導員が企画して地域での健康教室や市町村の健康診断の案内を戸別配付しながら，受診を勧奨する活動も行われている。地

図8 生活を支える地域の資源

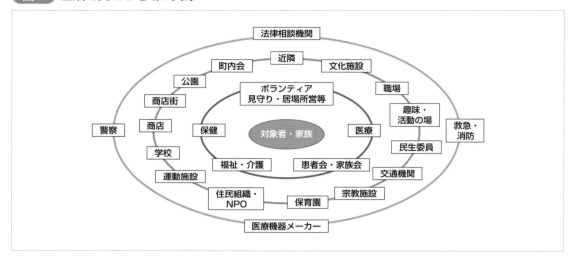

表5 主な地縁型地域組織

組　織	概　要
町内会・自治会	町または字の区域その他市町村内の一定の区域に住所を有する者の地縁に基づいて形成された団体である。区域の住民相互の連絡，環境の整備，集会施設の維持管理等，良好な地域社会の維持および形成に資する地域的な共同活動を行っている。
町会・自治会連合会	自治体内の町内会・自治会の連合組織であり，一定の区域（主に学区）単位で支部（地区連合会）を設置しているところが多い。主として町内会・自治会の連絡調整を担っており，区域内の婦人会やPTAなどを含めた地縁組織の連絡調整も行っている場合が多い。
こども会	学校外におけるさまざまな遊びを通した子どもたちの健やかな成長を目的とし，地域で子どもを育てるためさまざまな行事を行う組織である。
老人クラブ	地域を基盤とした高齢者が自主的に集まって活動する組織である。おおむね60歳以上を対象としている。
学校PTA	P＝parents（保護者），T＝teacher（先生），A＝association（組織）の略。子どもたちの健やかな成長のために，親と教員だけでなく，家庭，学校，地域社会がお互いに協力し合ってさまざまな活動を行う。活動の例は，運動会や展覧会などの学校行事，バザーや模擬店など学校や地域のイベントの運営や手伝い，廃品やベルマーク回収による学校に必要な物品の購入，子どもの安全や防犯のための地域パトロール，広報活動などである。
消防団	消防組織法に基づいて各市町村に設置される消防組織である。消防団員は，市町村における非常勤地方公務員であるが，本業を別にもつ一般市民である。主な活動には，消火活動，救助活動（山岳地域），水防活動，防火・啓発活動，救命講習の実施などがある。
自主防災組織	「自分たちの地域は自分たちで守る」という自覚や連帯感に基づき，自主的に結成する任意の組織であり，災害被害の予防や軽減のための活動を行う。主な活動は，防災教育，避難行動要支援者対策，避難所運営などである。主に町内会・自治会が担うことが多いが，町内会・自治会とは別に有志の市民による新たな組織が結成される場合もある。

区によっては1人暮らし高齢者の昼食会や子育てサロン活動を実施している班もある。補導員の活動任期は2年であるが，任期を終えた人たちの交流の場としてOB会が組織されており，年に1回は研修会等を行っている。

　この活動は，保健補導員やその家族の健康づくりの実践につながっているだけではなく，地域の住民への啓発活動となっている。さらに，学習会をきっかけに公会堂の禁煙を実現するなど，自分たちの学習内容に基づいて自治体への働きかけを行うなど，健康な地域づくりの役割を果たしている。こうした活動は，個人，組織，

地域のエンパワメントの過程ともいえる。

3. 保健福祉活動を担う目的型組織

　地域での保健福祉活動には，目的型組織もある。例えば，何らかの疾患や障がいに関する患者会や育児グループなど当事者組織，運動や体操の自主グループ，地域でのサロン活動，子どもの学習支援，子ども食堂，外国人支援など地域のさまざまな課題に関する活動を行っているボランティア組織などである。1998（平成10）年に特定非営利活動促進法（NPO法）が制定されて以降，NPO法人として活動している市民

表6 地縁型保健活動組織

組　　　織	活動内容
愛育班	1936（昭和11）年に恩賜財団母子愛育会の指導で始まった住民によるボランティア組織である。乳児死亡率が著しく高い農山漁村を「愛育村」「愛育班」に指定し，1944（昭和19）年には全国に広がった。行政と連携，協働しながら母子保健を通じて，健康で住みよい「まちづくり」を目指した活動を行っている。小学校区などの小地域単位での組織となっている。
食生活改善推進員	戦後の栄養不足や乳児死亡率の高い状況に対し，栄養および食生活の改善のために保健所での栄養教室の修了者によって組織された地区組織が始まりである。生涯を通じた食育の推進，食を通した健康づくり活動を実施している。市町村食生活改善推進協議会，保健所単位食生活改善推進協議会，都道府県食生活改善推進協議会，全国食生活改善推進協議会と全国組織となっている。
母子保健推進員	1965（昭和40）年の母子保健法の成立を受けて，安心して妊娠・出産・育児ができるよう，保健所や市町村の母子保健事業に積極的に協力し，保健所や市町村が行う各種サービスを妊婦や乳児をもつ母親などの対象者に紹介するなど，行政とのパイプ役として，また，身近な相談者としての役割を担う。市町村長が委嘱し，公益社団法人母子保健推進会議が活動を支援している。
健康づくり推進員・保健推進員等	法的な位置づけはないが，自治体独自に制度化し，市町村長が委嘱をしている。自分の住む地区で健康づくりのための自主的活動や自治体の保健事業への協力などの活動を行っている。長野県保健補導員の活動が有名である。
民生委員・児童委員	社会福祉の増進のために，地域住民の身近な相談相手であり，住民と行政や専門機関をつなぐパイプ役を担っている。民生委員は，厚生労働大臣から委嘱された非常勤の地方公務員であるが，ボランティアである。民生委員は，児童委員を兼ねており，地域の子どもたちが元気に安心して暮らせるように，子どもたちの見守り，子育ての不安や妊娠中の心配ごとなどの相談・支援等を行う。市町村の一定区域（町村は，原則として町村全域で1つの区域）ごとに民生委員児童委員協議会（民児協）が組織されている。
地区社会福祉協議会	法的な位置づけはないが，学校区単位や自治連合会等の小地域単位での住民の自主組織であり，各地域の課題に対して，住民の助け合いによって解決できるように取り組みを行う。地域福祉活動に賛同する個人や団体（自治会，福祉員，老人クラブ，民生委員・児童委員，ボランティア，婦人会など）が構成メンバーとなっている。

（日本食生活協会ホームページ. http://www.shokuseikatsu.or.jp/kyougikai/training.php，母子愛育ホームページ. http://www.boshiaiikukai.jp/activity01.html. 日本財団ホームページ. https://nippon.zaidan.info/seikabutsu/2001/00434/contents/00003.htm，母子保健推進会議ホームページ. http://www.bosui.or.jp/（いずれも最終アクセス/2022.1.15）を参考に作成）

活動組織が地域にも増えている。

☑ 事例：全国に広がる子ども食堂の活動から 目的型組織について考えてみよう

近年，子どもが1人でも安心して来られるような無料または低額で食事を提供する食堂が，地域のなかで「子ども食堂」「地域食堂」「みんな食堂」などの名称で活動している。そのような活動の契機となったのは，2012（平成24）年東京都大田区の「気まぐれ八百屋だんだん」の活動といわれている[27]。その後，各地に同様の活動が広がり，2016（平成28）年の調査では319件であったのが，2019（令和元）年には5,086件と急増している[28]。子ども食堂は「地域交流拠点」と「子どもの貧困対策」という2本の核があることで，地域での多様な人々をつなげる場となっている[27]。また，農林水産省の調査では，子ども食堂の運営主体の8割が独立系の民間団体であり，そのうちの4割が任意団体，2割がNPO法人である。このように人々のつながりと誰もが参加できる地域をつくる活動を，従来の地縁組織ではない任意団体，NPO法人等の民間団体が担うという点では，新しいスタイルの活動といえる（図9）。

4. 地縁型組織と目的型組織の協働による地域運営組織

町内会・自治会は，長い歴史をもつ仕組みではあるが，近年はその加入率の低下が進行している。そのため，従来のように地縁による地域組織のみでは地域の課題に取り組むことが困難となっている。しかし，少子高齢化や地方の過疎化の課題は深刻化しているのが現状である。そこで，地域の生活課題の解決の担い手として，地域運営組織が注目されている。

地域運営組織とは，「地域の生活や暮らしを守るため，地域で暮らす人々が中心となって形成され，地域内のさまざまな関係主体が参加する協議組織が定めた地域経営の指針に基づき，地域課題の解決に向けた取り組みを持続的に実践する組織」と定義されている。地縁組織である町内会・自治会，婦人会，PTA，地区社会福祉協議会などと，NPO法人や任意組織などの目的型組織が協働し，地域運営組織は主に小学校区単位で組織されている（図10）。

2015（平成27）年12月に閣議決定した「まち・ひと・しごと創生総合戦略」（2015改訂版）では，2020（令和2）年までに地域運営組織の設置目標を3,000団体としていたが，2020年度の総務省の調査では，全国に5,783組織が設置されている[29]。その活動内容は地域によって異なるが，地域イベントや広報紙発行，防災訓練等の基礎的活動以外に，生活支援活動を担っている組織も多くある（図11）。

地域での支援を担う主な専門機関

1. 医療施設

医療施設には，診療所，有床診療所（19床以下の入院病床をもっている），病院がある。病院は，都道府県内に設定されている2次医療圏単位で病床数の規制がある。近年は，訪問診療を専門とする診療所も増加している。また，主には市や群単位で，地域の診療所や病院を会員とする地域医師会が組織されている。

2. 保健所

1994（平成6）年の地域保健法制定までは，保健所法〔1947（昭和22）年〕の下，地域保健活動の拠点は保健所であった。その後，基礎的自治体である市町村の役割の重要性がクローズアップされ，「地域保健法」において，市町村との役割分担がなされた。保健所は，公衆衛生の専門拠点としての役割を担っている。主な業務を表7に示した。保健所と市町村保健センターは相補的な関係にあり，連携・協働して活動することが求められている（表8）。

3. 保健センター

地域保健法に基づき，市町村保健センターが設置されている。保健センターは住民に身近

図9 子ども食堂の運営形態

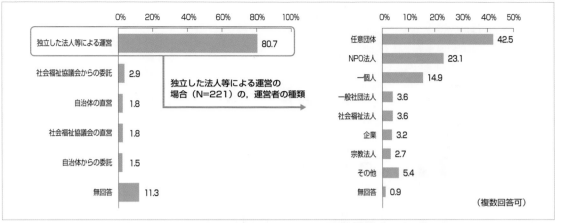

（農林水産省：子供食堂と地域が連携して進める食育活動事例集―地域との連携で食育の環が広がっています，2018. https://www.maff.go.jp/j/syokuiku/attach/pdf/kodomosyokudo-33.pdf（最終アクセス/2022.1.15）より）

図10 地域運営組織のイメージ

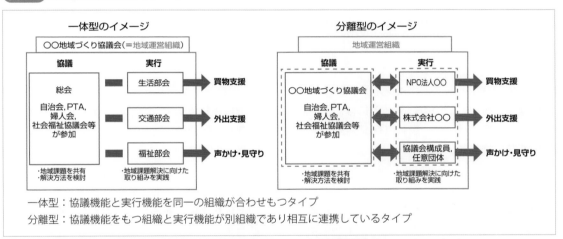

一体型：協議機能と実行機能を同一の組織が合わせもつタイプ
分離型：協議機能をもつ組織と実行機能が別組織であり相互に連携しているタイプ

（総務省：平成27年度地域運営組織の形成及び持続的な運営に関する調査研究事業報告書，p.3，2015.より）

2次医療圏

都道府県は，医療計画のなかで，病院や診療所の病床の整備を図るべき地域的単位として区分する医療圏を定めることとされている。1次医療圏は診療所などの外来を中心とした日常的な医療を提供する地域区分で，原則は市区町村の区域である。3次医療圏は，重度のやけどの治療や臓器移植など特殊な医療や先進医療を提供する単位で，北海道を除いて各都府県が1つの区域となる。2次医療圏は，地理的条件等の自然条件，日常生活の需要の充足状況，交通事情等を踏まえ，一般的な入院医療が提供できるように設定した区域であり，通常は複数の市町村で構成されている。

図11 地域運営組織の活動

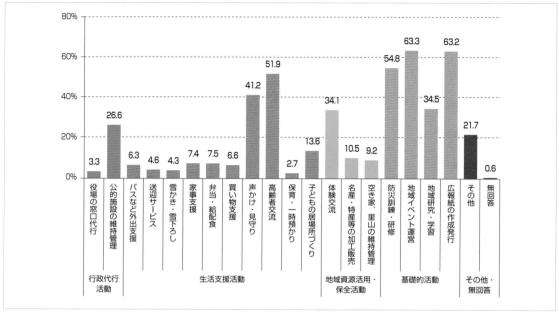

図11 地域運営組織の活動

（総務省地域力創造グループ地域振興室：令和2年度地域運営組織の形成及び持続的な運営に関する調査研究事業報告書，2021. https://www.soumu.go.jp/main_content/000742477（最終アクセス/2021.7.2）より）

な総合相談窓口として，ライフステージに沿った保健活動を担っている。具体的には，母子保健活動，健康増進活動，高齢者保健活動，予防接種等を実施している。

4. 子育て世代包括支援センター

母子保健法に基づき2017（平成29）年に法定化された。2020（令和2）年度で全国1,288市区町村に2,052カ所設置されているが，多くの市町村が保健センター内に設置している。業務は，妊娠期から子育て期にわたる切れ目のない支援の提供を目的に，妊産婦や乳幼児等の状況を継続的・包括的に把握し，妊産婦等の相談に保健師など専門家が対応している。また，健診などの「母子保健サービス」と地域子育て支援拠点などの「子育て支援サービス」を一体的に提供できるよう，必要な情報提供や関係機関との調整，妊産婦や乳幼児の支援プランの策定などを行う。

5. 地域包括支援センター

地域包括支援センターは，市町村が設置主体となり，保健師，社会福祉士，主任介護支援専門員が配置されている。これらの3職種のチームアプローチにより，高齢者の保健医療の向上および福祉の増進を包括的に支援することを目的とした施設である。主な業務は，介護予防支援および包括的支援事業（①介護予防ケアマネジメント業務，②総合相談支援業務，③権利擁護業務，④包括的・継続的ケアマネジメント支援業務）であり，制度横断的な連携ネットワークを構築し，地域包括ケア実現に向けた中核的な機関として位置づけられている。

6. 福祉事務所

福祉六法（生活保護法，児童福祉法，母子及び父子並びに寡婦福祉法，老人福祉法，身体障害者福祉法，知的障害者福祉法）に関する社会福祉サービスについての第一線機関である。市（特別区を含む）は設置が義務づけられており，都道府県は町村区域を担当し，生活保護法，

表7 保健所の主な業務

1. 地域保健に関する統計・調査研究
2. 食品衛生・栄養改善
3. 環境衛生
4. 獣医衛生
5. 医事・薬事衛生
6. 精神保健活動
7. 難病対策
8. 感染症対策
9. 大規模な感染症や食中毒、自然災害、原因不明疾患対策などの健康危機管理
10. 管轄地域の市町村への技術支援と協働

表8 保健センターと保健所の特徴と機能

	保健センター	保健所
設置主体と管轄地域	市町村が設置	都道府県が設置し，複数の市町村を管轄
	設置自治体（市町村）内全域を管轄	指令指定都市，中核市，特別区，政令で定める市が設置し，その自治体内全域を管轄
特徴	住民に身近な保健活動を行う健康に関する総合相談窓口	公衆衛生活動の広域的，専門的な拠点
機能	①子どもから高齢者までのライフステージに応じた保健活動 ②災害保健活動	①健康な生活を支える生活衛生活動（環境衛生，食品衛生，獣医衛生，医療安全など） ②ライフステージにかかわらず起こる健康課題への保健活動（難病，精神保健，感染症・災害保健活動含めた健康危機管理対策など） ③市保健センターと協働した保健活動
主たる職種	保健師，栄養士，歯科衛生士など	医師，保健師，管理栄養士，歯科医師，歯科衛生士，獣医師，診療放射線技師，臨床検査技師，薬剤師など

注：政令指定都市，中核市，政令による保健所設置市，特別区は，保健所を設置し保健所と保健センターの業務の両方を実施している。2021年度現在，政令指定都市は20市，中核市62市，特別区23区あり，政令による保健所設置市は，小樽市，町田市，藤沢市，茅ケ崎市，四日市である。

児童福祉法，母子及び父子並びに寡婦福祉法に基づく業務を行う。

7. 基幹相談支援センター

　障がいに関する地域の相談支援の拠点として総合的な相談業務（身体障がい・知的障がい・精神障がい）および成年後見制度利用支援事業を実施している。また，地域の実情に応じて，①総合相談・専門相談，②権利擁護・虐待防止，③地域移行・地域定着，④地域の相談支援体制の強化の取り組み（相談支援事業者への専門的指導・助言，相談支援事業者の人材育成，相談機関との連携強化）などの業務を行っている。

2020（令和2）年度現在，全国の45％で設置されている。

8. 地域活動支援センター

　障がいのある人を対象として創作的活動・生産活動・社会との交流促進などの機会を提供する。事業内容には，①基礎的事業，②機能強化事業がある。基礎的事業は障がいによって就労が困難な人に対し，創作や作業，地域社会との交流促進などの機会を提供する。機能強化事業は施設分類によって異なっておりⅠからⅢ型がある。Ⅰ型は，精神保健福祉士などの専門職スタッフが，相談や地域の医療機関・支援機

関等との連携，地域住民ボランティアの育成や
啓発などの活動を行う。II型は，身体機能の維
持や向上を目的とした機能訓練，対人関係のト
レーニングなどの社会適応訓練，入浴サービス
など，利用者の自立や生きがいの向上のための
支援を行う。III型は，作業や交流の場の提供な
どである。

9. 社会福祉協議会

　社会福祉法に基づき，「地域福祉の推進を図
ることを目的とする団体」として，都道府県，
区市町村に設置されている。民間の社会福祉
活動を推進することを目的とした営利を目的と
しない民間組織である。ボランティア育成や市
民活動の支援を行っている。

　市町村社会福祉協議会は，地域の実情に即し
た地域福祉の推進を行っており，都道府県社会
福祉協議会は，市町村社会福祉協議会の活動支
援を行うとともに，社会福祉人材の育成や福祉
教育，啓発活動など広域な課題に対する活動を
担っている。

10. 民間サービス事業所

　介護保険法，障害者の日常生活及び社会生活
を総合的に支えるための法律（障害者総合支援
法）などを根拠に，多様なサービス事業所が存
在する。そのなかでも介護保険のケアプランを
作成する居宅介護事業所や訪問看護ステーショ
ン，看護小規模多機能型居宅介護事業所等では
看護師が活躍をしている。

引用文献

1）柳原邦光：「地域学総説」の挑戦2，地域学論集，4
　（2），188-219，2007.
2）WHO：Community health nursing：report of a
　WHO expert committee，1974.（松野かほる：地域
　看護―WHO専門家委員会報告書，p.2，日本公衆衛
　生協会，1974.）
3）山崎丈夫：地縁組織論―地域の時代の町内会・自治
　会，コミュニティ，p.63，自治体研究社，1999.
4）Sarason, S.B.：The psychological sense of
　community：Prospects for a community
　psychology, p.157, Jossey-Bass, 1974.
5）Anderson, Elizabeth T. and McFarlane, Judith M.,

金川克子，早川和生監訳：コミュニティアズパート
ナー―地域看護学の理論と実際，第2版，pp.137-
142，医学書院，2007.
6）文化庁：「地域文化で日本を元気にしよう！」，文化
　審議会政策部会報告書，2005.
　https://www.bunka.go.jp/seisaku/bunkashingikai/
　sokai/sokai_4/37/pdf/shiryo_2_1.pdf（最終アクセ
　ス/2022.1.15）
　https://www.mext.go.jp/b_menu/shingi/
　bunka/toushin/05021601/002.htm（最終アクセス
　/2022.1.15）
7）中島紀恵子：生活の場から看護を考える―看護が開
　年の転換への提起，p.8，医学書院，1994.
8）中村安秀編著：地域保健の原点を探る―戦後日本の
　事例から学ぶプライマリヘルスケア，p.5，杏林書
　院，2018.
9）Putnam, R, 柴内康文訳：孤独なボウリング―米
　国コミュニティの崩壊と再生，pp.156-173，柏書房，
　2006.
10）内閣府：平成14年度ソーシャル・キャピタル―豊
　かな人間関係と市民活動の好循環を求めて，2003.
　https://www.npo-homepage.go.jp/toukei/2009izen-
　chousa/2009izen-sonota/2002social-capital（最終ア
　クセス/2022.1.15）
11）相田潤，近藤克則：健康の社会的決定要因―ソーシ
　ャルキャピタル，日本公衆衛生雑誌，58（2），129-
　132，2011.
12）前掲9），pp.19-20.
13）池下譲治：ソーシャル・キャピタルと持続可能な地
　域社会に向けての一考察，ふくい地域経済研究＝
　Fukui regional economies，26，33-54，2018.
14）前掲9），p.405.
15）内閣府：平成19年版国民生活白書，p.100，2007.
　https://warp.da.ndl.go.jp/info:ndljp/pid/9990748/
　www5.cao.go.jp/seikatsu/whitepaper/h19/01_
　honpen/index.html（最終アクセス/2022.1.15）
16）Aida J., Kondo K., Kawachi I., et al：Does social
　capital affect the incidence of functional
　disability in older Japanese? A prospective
　population-based cohort study. J.Epidemiol.
　Community Health，67，42-47，2013.
17）久木田純：エンパワーメントとは何か，現代のエス
　プリ，376，10-34，1998.
18）Segal, S. P., Silverman, C., Temkin, T.：Measuring
　empowerment in client-run self-help agencies,
　Community Mental Health Journal, 31（3），215-
　227, 1995.
19）清水準一：ヘルスプロモーションにおけるエンパ
　ワーメントの概念と実践，看護研究，30（6），453-
　458，1997.
20）Israel B. A., Checkoway B., Schulz A., et al：Health
　education and community empowerment：
　conceptualizing and measuring perceptions of
　individual, organizational, and community
　control，Health Educ Q, 21（2），149-170, 1994.
21）Gibson, C. H.：A concept analysis of empowerment,
　J.Adv.Nurs, 16（3），354-361, 1991.
22）WHO: Health promotion glossary 2021,p.14, 2021.
　https://apps.who.int/iris/bitstream/handle/10665/

350161/9789240038349-eng.pdf?sequence=
1&isAllowed=y（最終アクセス/2021.12.25)

23）今村晴彦，園田紫乃，金子郁容：コミュニティのちから—"遠慮がちな"ソーシャル・キャピタルの発見, pp.38-55, 慶応義塾大学出版会, 2010.

24）国民健康保険中央会：市町村における医療費の背景要因に関する報告書, 1997.

25）須坂市：保健補導員会　歴史・活動紹介パネル.
https://www.city.suzaka.nagano.jp/contents/item.
php?id=5949e17d9a52e#10（最終アクセス/2022.
1.15)

26）長野県保健補導員会等連絡協議会：保健補導員等地区住民活動状況.
https://www.kokuho-nagano.or.jp/hokenhodouin/
katsudou.html（最終アクセス/2022.1.15)

27）湯浅誠：こども食堂の過去・現在・未来, 地域福祉研究, 47, 14-26, 2019.

28）むすびえ：こども食堂全国箇所数調査2020結果.
https://musubie.org/news/2898/（最終アクセス
/2021.7.3)

29）総務省地域力創造グループ地域振興室：令和2年度地域運営組織の形成及び持続的な運営に関する調査研究事業報告書, p.20, 2021.
https://www.soumu.go.jp/main_content/000742477.
pdf（最終アクセス/2021.7.3)

参考文献

・森岡清志, 北川由紀彦：都市と地域の社会学, 放送大学教育振興会, 2018.

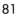

5 生活の場での看護の基本的視点と展開方法

01 生活を捉えるアセスメント視点

地域看護が対象とする「生活」の構造

　人々は地域で「生活」をしている。地域看護は，地域で生活している人々の「生活」を支える看護であり，生活の場での看護である。では，「生活」とは何を指しているのだろうか。国語辞典では，生活とは「1. 生きていること。生物がこの世に存在し活動していること。2. 人が世の中で暮らしていくこと。暮らし。3. 収入によって暮らしを立てること」とされている。また，生活は英語では"life"が用いられる。"life"には，生命，いのち，一生，生物，生活，暮らし，人生，活力などの意味がある。

　これらから考えると，「生活」とは次のように整理できる。

　①生命・いのち・生存：生物として生存していること，生きてこの世にいること
　②営み・暮らしぶり：ライフスタイル，日々の暮らしを遂行するための日常生活行動
　③生計・生業・暮らし向き：経済活動，労働
　④活動：自己実現，社会活動，社会参加
　⑤人生・生涯：ライフサイクル，生き方，生活史，生活体験，将来にわたる生活

　このように，「生活」の要素には，生物として生存する「生命活動」，経済活動を含め基本的衣食住を満たす「日常生活」，社会的な存在であり，人としての自己実現を達成する「社会活動」，そしてこれらの時間的な側面としての「人生」があり，「生活」はこれらの諸活動を指す。さらに，これらの「生活」の要素に，空間としての場が組み合わされて，「家庭生活」「学校生活」「職業生活」「地域生活」が構成される。また，

「生活」の要素は，自然・物理的環境，社会・経済的環境を含めた環境要因に大きく影響を受けている（図1）。

　地域看護の展開には，これらの多様な要素をもつ「生活」を捉えるアセスメント視点が求められる。

「生活習慣」を通した生活のアセスメント

1. 生活習慣と健康の関連

　日常生活の習慣には，食生活，運動，睡眠，保清などの基本的生活習慣に加え，飲酒や喫煙などの嗜好品の摂取やSNSの利用などの生活行動，健康診断の受診などの保健行動が含まれる。これらの生活習慣は，健康と大きな関連がある。ブレスロー（L. Breslow）は，約7,000人の生活習慣データを9年間追跡し，長寿に影響する「7つの健康な習慣」を発表した[1]（表1）。ブレスローの指摘の通り，糖尿病や肥満，脂質異常症，高血圧，心筋梗塞などの生活習慣病は，食習慣，運動習慣，休養，喫煙，飲酒などの生活習慣が深く関与していることがわかっている。

2. 生活習慣

　生活習慣は家庭生活や労働生活のなかで形成され，家族状況や住まいの状況，地域の環境，職業や職場環境に大きく影響を受ける。また人々の生活様式や家族の在り方，労働形態の多様化，消費スタイルの変化などを背景に，生活習慣も多様化している。地域で生活する人へ

図1 生活の構造

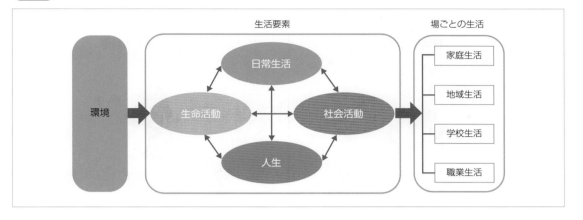

表1 ブレスローの7つの健康習慣

- 喫煙をしない
- 定期的に運動をする
- 飲酒は適量を守るか，飲まない
- 1日7〜8時間の睡眠を
- 適正体重を維持する
- 朝食を食べる
- 間食をしない

(Breslow, L., Enstrom, J.E.：Persistence of health habits and their relationship to mortality, Prevent Med, 9, 469-483, 1980.より)

の看護にあたっては，対象者とその家族の生活習慣について具体的に情報を把握することが求められる。また，健康と生活習慣は関連しているが，人々の健康は第1部2（p.23）で見た通り，社会経済的要因が大きく影響している。そして，生活習慣もそうした社会経済的な要因に大きく影響を受けている。生活習慣は個々人の努力のみで変容できないことも多くあり，家族や学校，職場，地域などの環境要因や社会経済的要素を含めて捉えることが重要である。

「ADL」を通した生活のアセスメント

生活を送るための行為には，毎日繰り返し必要な動作である「日常生活動作（ADL）」がある。これは，日常生活を構成する中核的要素である。対象者のADLを捉えることは，生活のアセスメントに不可欠な要素である。WHOは

1984年に，生活機能の自立を高齢期の健康の指標とすることを提唱しており，高齢者の自立した生活への支援にあたって，ADLのアセスメントは重要な要素である。

1. 日常生活動作（ADL）

ADL（activities of daily living）とは，「ひとりの人間が独立して生活するために行う基本的なしかも各人ともに共通に毎日繰り返される一連の身体的動作群」と定義されている[2]。近年は，手段的日常生活動作（instrumental ADL：IADL）と，基本的日常生活動作（basic ADL：BADL）を区別し，IADLとBADLをあわせて広義のADLとされている（図2）。

2. 基本的日常生活動作（BADL）と手段的日常生活動作（IADL）

BADLとは，歩行や移動，食事，整容，更衣，排泄，入浴などの日常生活を送るために欠くことのできない基本的な動作を指す。

IADLとは，交通機関の利用や電話の応対，買い物，食事の支度，家事，洗濯，服薬管理，金銭管理など，自立した生活のためのより複雑で多くの労作が求められる活動，さらに，状況に対応する能力や社会的役割を担う能力を指す。IADLの情報は，客観的情報のみでは把握できないため，対象者や家族からの聞き取りが重要である。

図2 BADLとIADL

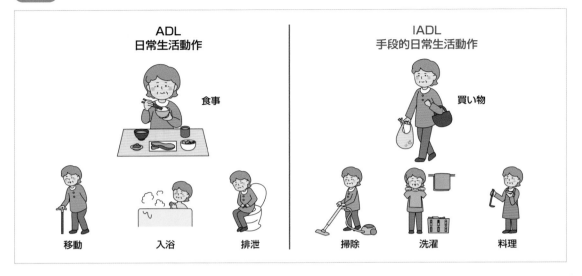

人の活動能力は図3に示したように段階があり，生命維持や生活維持の基盤となる能力の上に，BADL，そしてIADLの能力があり，それらの上の段階に社会的役割を果たす能力がある。逆に，社会的役割を喪失することで，状況に応じて適応する場面がなくなり好奇心も低下してしまい，IADLの低下，BADLの低下が起こるというように，機能の低下もこの段階に沿って進行する。

「社会関係」を通した生活のアセスメント

社会関係とは，家族，友人，近所の人など，個人が周囲の人々と結ぶ関係を指す。地域での生活には，さまざまなレベルの社会関係が含まれる。豊かな社会関係は，生活の危機の予防や回避への力となる。一方で，何らかの理由でそれらの社会関係が閉ざされている状況は，「孤立」を意味する。対象者の生活がどのような社会関係をもちながら営まれているのかは，生活の強みや脆弱性のアセスメントに重要な要素である。

1. 構造的側面

社会関係を構造的側面から捉える場合は，関係の有無や人数，接触の頻度，地理的な近接性などに着目する。例えば，配偶者の有無や友人の人数，友人と会う頻度，別居の子どもと電話で話す頻度，別居の家族との住まいの距離などである。

2. 機能的側面

社会関係の機能的側面には，「ソーシャルサポート」がある。ソーシャルサポートは，生活のさまざまなストレスの緩和効果があるつながりであり，その内容から次のような分類がなされている。

①情緒的サポート（emotional support）：共感，好意，尊敬，安心などの提供
②手段的サポート（instrumental support）：サービスや形ある物の提供
③情報的サポート（informational support）：問題の解決に必要なアドバイスや情報の提供

3. コンボイモデル

コンボイモデル[3]とは，カーン（R.L. Kahn）とアントヌッチ（T.C. Antonucci）が提唱した，人が自らを取り巻くさまざまな関係の人に守られながら人生の局面を乗り切っていく様子を，

護送船団（convoy）になぞらえたソーシャルサポートネットワークのモデルである（図4）。図にはconvoy（コンボイ）となる人の例が示されている。コンボイモデルでは，対象者にとってソーシャルサポートの点から重要であるが，親密さの程度が異なる人々（コンボイの成員）を3

層に分けて，同心円的に広がっていると捉える。内側の層ほど親密度が高く，①安定的で役割依存的でない（配偶者，親友など），②やや役割と関連し，時間的変化が生じやすい，③役割変化の影響を最も受けやすい，の3つの層に分けられる。

図3　活動能力の諸段階（Lanton，1972）

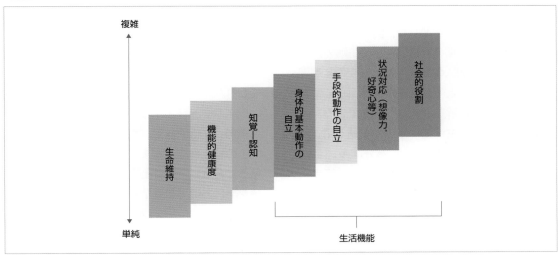

複雑

単純

生命維持

機能的健康度

知覚―認知

身体的基本動作の自立

手段的動作の自立

状況対応（想像力，好奇心等）

社会的役割

生活機能

（柴田博，古谷野亘，芳賀博：ADL研究の最近の動向―地域老人を中心として，社会老年学，21，70-83，1984.より作成）

図4　社会関係のコンボイモデル

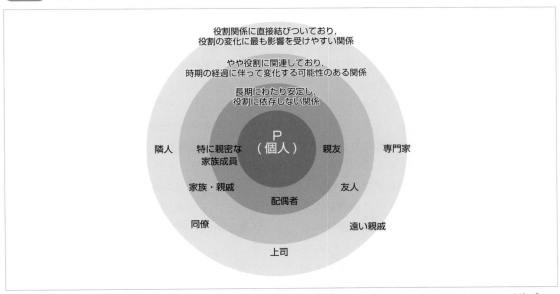

役割関係に直接結びついており，
役割の変化に最も影響を受けやすい関係

やや役割に関連しており，
時期の経過に伴って変化する可能性のある関係

長期にわたり安定し，
役割に依存しない関係

P
（個人）

隣人　　特に親密な
　　　　家族成員　　　　親友　　　専門家

家族・親戚　　　　　　友人

配偶者

同僚　　　　　　　　遠い親戚

上司

（Kahn, R.L., and Antonucci, T.C.：Convoys over the life course：Attachment, roles, and social support. Life-Span Development and Behavior, 3, 253-286, 1980.より）

「人生」の視点を通した生活のアセスメント

人は出生時から，環境に適応しながら，身体的，運動的，情緒・欲求的，認知的，社会的側面の変化過程を経る。こうした「人生」の視点をもって現在の「生活」を捉えることは，対象者の価値観など多くの理解につながる。

1. 生涯の発達課題・家族の発達課題

第1部3（p.34）で学習した，個人の人生周期や家族としての周期の発達課題は，生活の大きな要素である。個人の発達課題，家族の発達課題に視点を置くことで，対象者が直面している生活の困難への理解を深めることができる。

また，対象者の生活史や家族史を通して，現在の暮らしぶりを理解できる部分は多い。個人や家族の発達課題をどのように達成してきたのかに着目することで，対象者の生活史や家族史を理解し，対象者・家族の強みや課題を見出すことができる。

☑ 事例：40歳代で難病の療養をしているAさん（男性）

Aさんの介護は妻のBさんが中心に担っている。Aさん夫婦には，小学生の子どもが2人おり，Aさん家族は，Aさんの療養と子どもたちの養育という課題に直面している。すなわち，Aさんは難病療養者である側面と，夫として，父としての側面をもっている。そして，Aさんのベッドはリビングに置かれており，子どもたちは学校から帰ってくると，1番にAさんに学校での出来事を話していた。Aさんはリビングに置かれたベッド上で，いつも家族の中心となっていた。それが，Aさんが在宅での療養を希望した動機であり，在宅療養を続ける支えにもなっていた。リビングに置かれたベッドは，Aさんが夫として，父として，家族の養育期の機能を発揮していることを示している。Aさんを理解するには，このような家族の発達課題も含めて理解することが，Aさんの苦悩と希望の理解に近づくことになる。

2. ライフコース

「ライフコース」とは，個人の人生の多様性に着目して，個人が一生の間にたどる道筋を捉える考え方である。社会や歴史的事象など，個人の外部の変化の影響に着目しており，ライフコースを提唱した社会学者のエルダー（Glen H. Elder）は，4つの規定要因を示した（表2）。成人期において望ましくない生活習慣であると考えられる場合も，ライフコースから捉えると，困難な生活状況のなかで生き抜いてきたゆえかもしれない。

ライフコースという視点から，時代背景や社会情勢，文化的状況，さらに，それらと家族状況との相互作用を踏まえて生活史や家族史を捉えることは，対象者とその家族の生活のアセスメントにおいて重要な視点である。

またライフコースは，今後を考える視点でもある。今後の健康や生活への長期的影響を踏まえて，「未来」を予測しながら看護計画を立案するうえでも重要な視点になる。

「QOL」を通した生活のアセスメント

QOL（quality of life：生活の質）は生活全般の満足感，幸福感に着目した主観的な総合評価の指標である。生活のアセスメントでは，心身機能や生活状況，社会関係など客観的評価は不可欠である。しかし，そうした客観的評価と対象者の主観的評価が一致しているとは限らない。特に，医療職は心身機能への影響を第一に考えやすいが，それが対象者の望んでいる生活と異なっている場合が少なくない。地域で生活している対象者のQOLを捉えることは，生活者である対象者の主体性を尊重することである。

1. QOLの定義

QOLは，「人生の質」「生活の質」であり，生

活への満足感や幸福感を示す主観的な指標である。WHOは，「個人が生活する文化や価値観のなかで，目標や期待，基準または関心に関連した自分自身の人生の状況に対する認識」と定義している[4]。すなわち，生活のさまざまな側面に対する個人の認識という多元的な概念である。

2. QOLの構成要素

QOLの構成要素について，シャーロック（R. L. Schalock）[5]は，物質的な幸福（material wellbeing），身体的健康（physical wellbeing），自己啓発（personal development），対人関係（personal relations），権利（right），社会的包摂（social inclusion），自己決定（self determination），情緒的安寧（emotional wellbeing）の8つをQOLの核として示している（図5）。また，WHOは，QOLの構成領域を，身体的領域，心理的領域，自立のレベル，社会的関係，生活環境，精神性／宗教／信念の6領域に設定している。

このように，QOLは多くの要素からなり，健康に直接関連しないQOLも，人々の生活には大きな意味をもっている。

表2 ライフコースの決定要因

1. 個々人のライフコースは社会・文化的背景に大きな影響を受ける
2. 役割の移行やライフイベントによる発達への影響は，これらが人生のどの時期に起こるかによって異なる。また，ある時期において役割を上手に遂行できるかどうかは，知力，体力等の個人的資源や社会階層，経済的地位等の社会的資源，歴史的状況によって規定される
3. 家族背景，職業，教育など，さまざまな次元における個人を取り囲む人々のとの相互作用がライフコースに影響を及ぼす
4. 個人が避けることのできない社会的・文化的環境のなかにあっても，自らの選択や行為によって，ライフコースを適応的に構築することができる

（藤原善美：ライフコースにおける社会的コンボイに関する展望，信州豊南短期大学紀要，30，93-117，2013. を参考に作成）

図5 QOLの構成要素

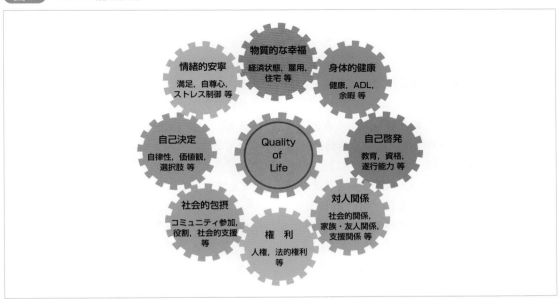

（Schalock, R.L., Keith, K.D., Verdugo, M.Á. et al：Chapter2 Quality of life model development and use in the field of intellectual disability, Enhancing the quality of life of people with intellectual disabilities：From theory to practice, Ralph, K. (ed.), p.20 Table 2.1, p.22 Fig2.1, Springer, 2010. より）

✅ 事例：1人暮らしのCさん（女性，70歳）

Cさんは，がんの末期と診断された。遠方に暮らす子どもや医療関係者は入院したほうが安心だと考えたが，Cさんは最期まで自宅で生活することを希望した。Cさんは体調を崩すまで自宅で美容室を営んでおり，今も常連客や近隣の友人たちがほぼ毎日訪れ，話をしたり，簡単な用事に対応してくれたりしている。時には自宅前の公園の桜が満開だと知らせてくれて，車いすを押して公園に出かけたりもした。Cさ

んにとっては，入院よりも，日々の友人・知人たちとの交流のある生活がQOLの高い生活であるといえる。

QOLは，当事者がどのような人生を，そして生活を望むのかによって異なる。対象者がどのような生活を送ってきた人で，どのような人生を望んでいるのか，対話を通して知り，対象者の価値観を尊重することは，QOL向上のための支援の前提ともいえる。

02 生活の場での看護展開に活用できる理論・概念

ICFモデル

1. ICFによるアセスメント

第1部2 (p.23) で学習したように，国際生活機能分類(ICF)は，「生活機能」を「心身機能」「活動」「参加」から統合的に捉え，さらに，物的環境，人的環境，社会環境からなる環境因子との相互作用を検討するモデルである。各項目は多くの分類コードから構成されている[6]（表3）。対象者の各項目の状況および項目間の関連性を検討することで，生活の全体像のアセスメントにつながっていく。

2. 生活の場における看護実践でのICFモデルの活用ポイント

地域看護では，すべての健康レベルの人を対象としている。疾病や障がいによる身体的・精神的・社会的な視点を通して多面的に対象者を捉えることが求められる。ICFの生活機能項目では，「心身機能や身体構造」「活動」「参加」に関する客観的情報を，肯定的側面と否定的側面の両側面から整理する。特に，肯定的側面をアセスメントすることで，生活機能の強みに着目することが重要である。また，「活動」と「参加」の要素は，対象者の社会的健康や自立を捉えるうえで欠かせない項目である（表4）。「活

動」と「参加」に「環境因子」「個人因子」がどのように影響しているかをアセスメントし，環境の改善を含めて支援の計画を検討することが重要である。

セルフケア理論

1. セルフケアとは

セルフケアは，自分の健康問題に対して主体的に行動することである。日本では，慢性疾患をもつ患者が行う自己管理を中心に捉えられてきた傾向があるが，セルフケアはすべての人にあてはまる幅広い概念である。医療者の行う教育内容を遵守し，疾病の自己管理ができることを指すのではなく，本人が自分で健康の必要性を感じ，自ら健康を守るための行動を起こすことである。そのため，医療者からの知識や技術を活用することも，それらに疑問を投げかけることも，ともにセルフケアに含まれる。

2. オレムのセルフケア看護理論

セルフケア看護理論を構築したオレム(Dorothea E. Orem)は，セルフケアを「人が生命，健康，安寧を維持するために自分自身で開始し，やり遂げる諸活動の実践である」と定義している[7]。また，セルフケア行動は，人々が

表3 ICFの生活機能および環境因子の大分類

【心身機能】 中分類98 小分類212	【活動と参加】 中分類100 小分類174
1 精神機能 2 感覚機能と痛み 3 音声と発話の機能 4 心血管系・血液系・免疫系・呼吸器系の機能 5 消化器系・代謝系・内分泌系の機能 6 尿路・性・生殖の機能 7 神経筋骨格と運動に関連する機能 8 皮膚および関連する構造の機能	1 学習と知識の応用（活動のみ） 2 一般的な課題と要求（活動のみ） 3 コミュニケーション（活動のみ） 4 運動・移動（活動のみ） 5 セルフケア（活動のみ） 6 家庭生活 7 対人関係 8 主要な生活領域（教育・仕事・経済） 9 コミュニティライフ・社会生活・市民生活
【身体構造】 中分類40 小分類104	【環境因子】 中分類64 小分類103
1 神経系の構造 2 目・耳および関連部位の構造 3 音声と発話に関わる構造 4 心血管系・免疫系・呼吸器系の構造 5 消化器系・代謝系・内分泌系に関連した構造 6 尿路性器系および生殖系に関連した構造 7 運動に関連した構造 8 皮膚および関連部位の構造	1 製品と用具 2 自然環境と人間がもたらした環境変化 3 支援と関係 4 態度 5 サービス・制度・政策

（厚生労働省大臣官房統計情報部：生活機能分類の活用に向けて ICF（国際生活機能分類）活動と参加の基準（暫定案），厚生統計協会，2007.より作成）

表4 「活動」と「参加」の内容

1 学習と知識の応用〔活動のみ〕 　目的をもった感覚的経験 　基礎的学習 　知識の応用 2 一般的な課題と要求〔活動のみ〕 　単一課題の遂行 　複数課題の遂行 　日課の遂行 　ストレスとその他の心理的要求への対処 3 コミュニケーション〔活動のみ〕 　コミュニケーションの理解 　コミュニケーションの表出 　会話並びにコミュニケーション用具および技法の利用 4 運動・移動〔活動のみ〕 　姿勢の変換と保持 　物の運搬・移動・操作 　歩行と移動 　交通機関や手段を利用しての移動 5 セルフケア〔活動のみ〕 　自分の身体を洗うこと 　身体各部の手入れ 　排泄	更衣 　食べること 　飲むこと 　健康に注意すること 6 家庭生活〔活動・参加〕 　必需品の入手 　家事 　家庭用品の管理および他者への援助 7 対人関係 　一般的な対人関係〔活動のみ〕 　特別な対人関係〔参加のみ〕 8 主要な生活領域 　教育〔参加のみ〕 　仕事と雇用〔活動・参加〕 　経済生活〔活動・参加〕 9 コミュニティライフ・社会生活・市民生活 　コミュニティライフ〔参加のみ〕 　レクリエーションとレジャー〔活動・参加〕 　宗教とスピリチュアリティ〔活動・参加〕 　人権〔参加のみ〕 　政治活動と市民権〔参加のみ〕

（厚生労働省大臣官房統計情報部：生活機能分類の活用に向けて ICF（国際生活機能分類）活動と参加の基準（暫定案），厚生統計協会，2007.より作成）

生活する文化的背景や習慣によって学習される。さらに、子どもや高齢者、疾病や障がいがあるなど、他者のケアが必要な場合に、成人が代わりにそれらの世話をすることを「依存的ケア（dependent care）」と説明している。そのうえで、セルフケアニードに対し、それを満たすための行動能力（セルフケア・エージェンシー）がアンバランスであり、ニードが満たせない場合に、本人や家族に代わってセルフケアを補完し、専門的な援助を行うことが看護の役割だとした。ここでは、オレムの理論のセルフケアニードと看護状況について概説する。

1）セルフケアニード（セルフケア要件）

オレムによれば、個人が必要とするセルフケアには、①普遍的セルフケア要件、②発達的セルフケア要件、③健康逸脱に対するセルフケア要件の3つがある（表5）。

  ①普遍的セルフケア要件：日常生活を生きていくうえで直接必要なものであり、人生のあらゆる段階に共通する。

  ②発達的セルフケア要件：個人の発達過程で必要とされるセルフケアである。

  ③健康逸脱に対するセルフケア要件：病気や障がいが原因でセルフケア欠如が生じたときに、それを保証するセルフケアである。

2）看護システムと援助方法

対象者のセルフケア不足の状況に応じて、次の3類型の看護を提供する。

  ①全代償：すべてのセルフケアを看護師が責任をもって行う。

  ②一部代償：患者がすべてのセルフケアを遂行することが難しいため、その一部を看護師が補助する。

  ③支持－教育的代償：患者がセルフケアを遂行できるように、看護師が指導や教育などを行う。

さらに、看護を実践する状況を、健康状態とケアの目標から、次の7つに分類した。①ライフサイクルを通しての健康増進、②回復、③原因不明の疾病、④遺伝的・発達的欠損と生物学的未熟、⑤治療または処置・調整、⑥統合的機能の安定化、⑦終末期の疾病といった状況である（表6）。

①ライフサイクルを通しての健康増進では、対象者のヘルスケア要件は、普遍的ヘルスケア要件と発達的ヘルスケア要件に向けられるが、それ以外では、それらの普遍的ヘルスケア要件と発達的ヘルスケア要件に、健康逸脱に関するヘルスケア要件が加わる。

3．生活の場における看護実践でのセルフケア理論の活用ポイント

地域で生活する人々の看護の展開では、対象者を生活の主体として尊重することが重要である。対象者の情報を、普遍的セルフケア要件、発達的セルフケア要件、健康逸脱に対するセルフケア要件の項目ごとに整理し、対象者が生活のなかでどのようなセルフケア能力を発揮しているのかに注目してアセスメントを行う。

地域看護では、全代償する必要がある場合も看護師がすべてを担うのではなく、ケアの主たる担い手である家族や介護者への教育的な支援を含めて行う。そのために、どのような生活を送りたいのかという対象者の意思を尊重しながら、家族や介護者を含めた環境の調整を行うことが重要である。

ウェルネス

1．ウェルネスとは

ウェルネス（wellness）は、病気（illness）の対義語であり、「健康」を指す言葉である。しかし、health（健康）より幅広い総合的な健康の概念を示しているとされている。

1961年に米国のダン（Halbert L. Dunn）が、WHOの健康の定義の"完全に良好な状態（well-being）"をさらに積極的に解釈し、「まったくの健康で輝くように生き生きしている状態であり、個人がもつ潜在的能力を最大限に生かす機能を総合したもの」と提唱したのが最初である[8]。

また、WHOは2006年にヘルスプロモーション用語集に、ウェルネスを追加した[9][10]。WHO

表5 セルフケア要件

普遍的セルフケア要件	①十分な空気摂取の維持 ②十分な水分摂取の維持 ③十分な食物摂取の維持 ④排泄過程と排泄物に対するケアの維持 ⑤活動と休憩のバランスの維持 ⑥孤独と社会的相互作用の維持 ⑦人間の生命・機能・安定に対する危険の予防 ⑧人間の潜在能力，既知の能力制限，および正常でありたいという欲求に応じた，社会集団のなかでの人間の機能と発達の促進
発達的セルフケア要件	発達に関係する出来事が認められるライフサイクルの段階 ①胎児・誕生，②新生児，③乳幼児期，④思春期・青年期を含む小児期，⑤成人期，⑥小児期・成人期における妊娠 【発達的要件】 ①発達を促進する状況の提供 ②自己発達への積極的な関与 ③発達の阻害の緩和あるいは予防するための行動
健康逸脱に関するセルフケア要件	①遺伝的・体質的欠陥から生じるニーズ ②人間の構造と機能の欠陥，または能力低下から生じるニーズ ③医学的診断・治療方法の影響から生じるニーズ

（Dennis, Connie M., 小野寺杜紀監訳：オレム看護論入門—セルケア不足看護理論へのアプローチ, pp.48-61, 医学書院, 1999. より作成）

表6 セルフケア理論における看護状況

看護状況	ヘルスケアの焦点と健康状態
①ライフサイクルを通しての健康増進	ケアの焦点は健康増進・維持と病気と障がいからの保護である。疾病予防の関心はライフサイクルの段階に応じたものであり，健康状態は良好な状況にある
②回復	ケアの焦点は特定の健康逸脱からの回復にあり，健康逸脱が残らないことが期待される。健康状態は良好である
③原因不明の疾病	ケアの焦点は健康逸脱の兆候・症状，診断の手順や技術が中心となるが，心理的・情緒的ストレスや反応への考慮は重要である。健康状態は重症から軽症の範囲にわたるが，ほぼ良好である
④遺伝的・発達的欠損と生物学的未熟	ケアは，短期の介入の場合と終生の介入の場合がある。健康逸脱の性質は，（1）身体の遺伝的/先天的または生物学的未熟のいずれか，（2）そのような健康逸脱の診断や治療から引き出される構造的・機能的問題であり，健康状態は軽症から重症の範囲にある
⑤治療または処置・調整	ケアの焦点は出生時には見られない原因の明らかな健康逸脱の積極的治療および処置・調整に向けられる。健康状態は軽症から重症の範囲にあるが，健康逸脱の状態の変動により変化する
⑥統合的機能の安定化	ケアの焦点は，人間の機能の生命過程を安定化し，処置・調整し，回復することである。健康状態が不安定であるため，速やかで粘り強い集中した観察と介入が必要である
⑦終末期の疾病	ケアの焦点は，個人の生命・機能の統合性を著しく損なっている健康逸脱の影響や症状を，除去，コントロール，緩和することに向けられる。対象者が自制心，尊厳，安心感をもって終末を迎えられるように援助する。健康状態は不良である

（Orem, Dorothea E., 小野寺杜紀訳：オレム看護論—看護実践における基本概念, 第4版, pp.190-198, 医学書院, 2005. より作成）

5　生活の場での看護の基本的視点と展開方法　**91**

の定義では、「個人やグループの最適な健康状態である。身体的、心理的、社会的、精神的、経済的に個人の潜在能力を最大限に発揮することと、家族、地域社会、礼拝の場、職場、その他の環境での自分の役割の期待の実現という2つの焦点がある」としており、個人の自己実現を含む概念として説明されている。すなわちウェルネスは、その人なりの身体的、精神的、社会的な健康状態をもとに、より良い、満足な生活状態を実現した状況であるとともに、より良い状態への変化のプロセスをも含む概念である。そして、健康は目的ではなく、手段であることを示している。

2. ウェルネス志向の捉え方

　看護実践では、患者の問題点に着目し、問題点の改善や解決に向けた目標に基づいて看護を展開する、問題志向型の考え方をとる場合が少なくない。しかし、問題志向型の捉え方では、対象者のもつ良い点や強みに目がいきにくい。対象者の健康な側面や良い点に着目し、その部分を維持する、あるいはその状態を今より良くするという考え方で看護を展開するのが、ウェルネス志向型の看護である。

　ウェルネス志向型の看護では、①対象者のセルフケア、②対象者のもっているソーシャルサポートネットワーク、③対象者が生活し相互作用をしている環境、のアセスメントを行う。そして、看護師と対象者の共同作業による目標設定を行い、ウェルネスのための介入を行う。介入では、アセスメントの視点にあわせて、①セルフケア能力の強化、②ソーシャルサポートづくりの支援、③環境の維持・改善を検討する（図6）。

3. 生活の場における看護実践でのウェルネス概念の活用ポイント

　現在は問題がみられないが健康レベルの低下リスクがある場合、育児や介護等を担っている場合など、地域で生活している人の健康課題は、ウェルネス型の健康課題が少なくない。ウェル

ネス型の健康課題には、セルフケア、ソーシャルサポートネットワーク、環境の視点から対象者の強みをアセスメントすることが重要である。

ストレングスモデル

1. ストレングスモデルとは

　ラップ（Charles A. Rapp）らによって提唱された障がい者への支援技法として「ストレングスモデル」[11]がある。これは従来の、問題に焦点を当てた問題解決型アプローチに対して、対象者の強み（ストレングス）に焦点を当て、強みを活かして支援を行うアプローチモデルである。特に、精神障がい者への支援アプローチとして開発された。

　ストレングスモデルとは、「リカバリー（その人の人生を取り戻すこと）」のために、「アスピレーション（熱望、夢、希望）」に重点を置き、「個人の強み（過去、現在、未来のすべての実体験を含む）」と「環境の強み」を活用し、新たな生活設計の具体化を図ろうとするものである。

2. ストレングスとは

　ストレングス理論は、生活に関連した要素として、①望まれる成果、②生活の場、③熱望（個人のストレングス）、④能力（個人のストレングス）、⑤自信（個人のストレングス）、⑥資源（環境のストレングス）、⑦社会関係（環境のストレングス）、⑧機会（環境のストレングス）を提示している（図7）。このうち、③熱望、④能力、⑤自信、⑥資源、⑦社会関係、⑧機会は、②生活の場に影響を与え、生活の場の質が、達成やQOLなどの①望まれる成果を決定すると説明している。望まれる成果と生活の場とは次に示す通りである。

　①望まれる成果：対象者が自分自身で設定した目標を達成することである。人々の目標には、生活するうえで望ましい場所、社会に貢献できる仕事や機会、教育、友人、娯楽などが含まれている。

図6 ウェルネス志向型看護

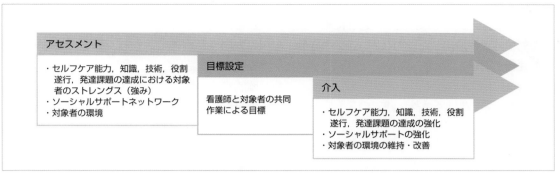

（Stolte, Karen, M., 小西恵美子, 太田勝正訳：健康増進のためのウェルネス看護診断, p.4, 南江堂, 1997. を参考に作成）

図7 ストレングスモデルの要素の関係

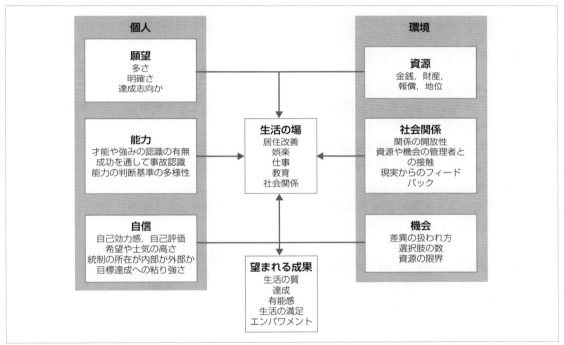

（Rapp, Charles A., Goscha, Richard J., 田中英樹監訳：ストレングスモデル─リカバリー志向の精神保健福祉サービス, 第3版, pp.45-66, p.130-141, 金剛出版, 2014. より作成）

②生活の場：「人の住む環境あるいは周囲の人々の種類」であり，家庭あるいは居住環境，仕事，教育，娯楽，宗教などである。また，生活の場の状況には，生活をする地域社会や境遇，住居，経済状況，利用できる社会資源や支援体制，支援者との関係性なども含まれる。ストレングスモデルによる支援で重要なのは，生活の場が，専門家によってコントロールされた場ではなく，その人の選択の機会やセルフケアが支えられ，対象者と支援者がともに発見し，創造する場であるとしている。

3. ストレングスアセスメント

ストレングスモデルでは，前述した生活に関連する要素のうち，個人のストレングスである

熱望，能力，自信，環境ストレングスである資源，社会関係，機会について，アセスメントを行う。アセスメントでは，困ったときに乗り越えた対処方法や活用した能力など，過去の経験にも注目する。

4. 生活の場における看護実践でのストレングスモデルの活用ポイント

　地域看護の対象者は，さまざまな困難があったとしても，これまで何とか生活を営んできた生活者である。すなわち，誰もが生活を営む力をもっており，同時に生活への「願い」をもっている。対象者がどのような生活を願っているのかという「願望」に注目することは，支援の方向性が明確にされる。過去の楽しかった経験などを話し合い，「願い」を対象者とともに確認する。そして，ストレングスアセスメントの視点で，対象者の生活を支えている健康な力と地域の強みを見出し，生活の願いを達成するための方策を，対象者とともに考えていくことが重要である。

03 生活の場での看護のための基本的視点

「生活モデル」に基づく看護

　生活を支える看護とは，対象者が自分らしく暮らしている，あるいは暮らしたいと望んでいる日々の営みの遂行を支えることある。医学では，病因論に基づき，さまざまな症状などから，その病因を診断し，診断に基づき治療をする。こうした考え方を「医学モデル」という。しかし，地域での生活を支える看護では，こうした「医学モデル」だけでは，先に述べたような生活を支えることは難しい。

　例えば，脳梗塞により右側の上下肢に麻痺が残り歩行困難が生じている場合に，リハビリテーションにより麻痺による歩行障害を改善しようとする考え方は，「医学モデル」である。「医学モデル」では，対象者のリハビリテーションが進まない限り，地域での生活ができないということになる。

　生活上の支障や困難は，個人因子のみによるのではなく，社会的環境によってその困難さが大きな影響を受ける。環境面に働きかける考え方は，「社会モデル」といわれる。麻痺の歩行障害に対して住宅改修を行うという考え方である。一方で，「個人と環境の両方」に働きかけるのが「生活モデル」の考え方である[12]（第1部1，表4，p.12参照）。脳梗塞の再発を予防するための服薬や麻痺側のリハビリテーションの機会を確保することは重要である。しかし，目指すゴールは，生活の再建である。具体的な生活場面での支障を把握し，生活場面で用いる動作についてのリハビリテーション，住宅環境の改善，車いす等の補助具の利用，入浴等の介護サービスの導入等，個人要因と環境要因の両者を統合的に検討することは，対象者の望むQOLの高い生活を支える基盤である。

対象者の意思の尊重

　生活の場での看護は，対象者との協働関係のうえに成立し，主体は対象者・家族である。看護職は自らの価値観を対象者や家族に押しつけるのではなく，対象者の意思を尊重する姿勢をもち続けることが重要である。対象者の意思が，看護師にとって不合理と思われるものであっても，他者に危害を与えるもの，あるいは，対象者自身に重大な害を与えるものである場合以外は，その意思を尊重することが原則である。

　例えば，慢性腎不全で食事療法をしているが塩分の多い食事をとる，閉塞性肺疾患で療養しているが喫煙をしているなどの場合は，どう考えればよいだろう。対象者の意向は最大限尊

重しつつ，その理由を知ろうとしながら，生じるリスクを伝える，疾病への影響の程度，影響の少ない代替のものはないのかなど，対象者との対話を重ねていくことが大切である。リスクを強調しすぎて，対象者の意思を制約しないように注意が必要である。

対象者，家族，地域の強みへの着目

前述したICFモデル，ウェルネス概念，スト

レングスモデルなどは，対象者や地域の強みへの着目し，生活と環境の相互作用を前提としている。生活の支援においては，対象者自身が生活を組み立てていけるように支援を行うことが重要である。そのためには，これらの理論が示しているように，対象者や家族のもっている力を信頼し，その力が十分に発揮されるように，環境のもつ強みを活用するとともに環境を整備することが求められる。

04 生活の場での看護の展開方法

健康レベルや場の移行に応じた看護展開

地域看護は，すべての健康レベルの人を対象とする。また，疾病等によって療養の場を移動する場合も，生活の基盤は地域である。地域看護は，こうした病院や施設と地域の移行も含め，地域で生活する人の健康レベルに応じて展開される（図8）。

1. 健康保持・増進のための予防的支援

健康度の高い人には，健康の保持・増進を目的とするウェルネス型健康課題への看護が求められる。例えば，生活習慣病予防や高齢者の介護予防などがある。対象者の今後の生活への願いや希望，望みを共有し，その実現のために生活行動のみならず，環境の活用も含めて話し合い，対象者の行動変容を支える。

☑ 事例：ウェルネス型健康課題をもつ
　　　Dさん（男性63歳）

Dさんは公共交通機関の運転手だった。Dさんにとって仕事は非常にやりがいがあるものであった。多くの乗客の生命に関わる仕事であるため，自分自身の健康が重要であると考え，日頃から健康を意識した生活習慣を維持してき

た。その甲斐もあり，病気で休むことはほとんどなく，定年退職を迎えた。退職後も几帳面な性格のDさんは，それまでの生活習慣を継続している。Dさんは退職後に人間ドッグを受けた。Dさんの健診結果はいずれも正常値を示していた。しかし，趣味や地域のつきあいのないDさんは，やりがいや楽しみが日々の生活から消えてしまったと感じている。

疾病の有無という点では，Dさんは健康レベルが高く，支援が必要な状況にはない。しかし，やりがいを喪失した生活状況にあり，Dさんはウェルネス型の健康課題をもっているといえる。健康は目的ではなく，生き生きと生活していくための土台であると考えると，Dさんが生きがいをもって生活できるように，今後の生活を一緒に考えていくことは，ウェルネスに向けた予防的アプローチであるといえる。

2. 在宅療養移行支援
1）退院支援看護師による在宅療養移行支援

対象者の退院支援は，入院時点から始まる。退院支援看護師は，対象者や家族の意向を確認し，退院後に予測される課題のアセスメント，院内チーム内でのカンファレンス等を通して行う。そのうえで，在宅医療やサービスの調整を行う。とりわけ，表7のような状況がある場合

図8 健康レベルと場に応じて提供される看護

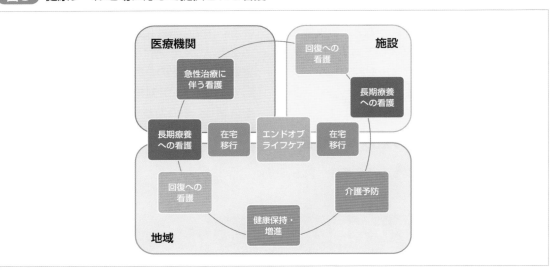

表7 積極的な退院支援が必要な状況

状　況	例
①入退院を繰り返している場合	低栄養，脱水を繰り返すなどの病状の課題や不安など
②退院後も高度で複雑な継続医療が必要な場合	末期がん，進行性難病，医療処置が必要な疾病など
③入院前と生活様式の変化が予測される場合	脳血管障害，骨折，骨・脊椎・脳転移による障害など
④介護を十分受けられない状況の場合	独居，日中独居となる高齢者，虐待がある家族など
⑤制度の対象外あるいは制度を利用しても在宅移行が困難な場合	医療保険が適応されない在日外国人など

(宇都宮宏子，山田雅子編：看護がつながる在宅療養移行支援，p.13，日本看護協会出版会，2014.を一部改変)

は，積極的な退院支援が必要である。

2) 地域の看護職による在宅療養移行支援

　在宅療養移行にあたっては，病院の看護師と地域の看護職が連携し，退院に向けて環境の整備を行う。対象者と家族がどのような生活を望んでいるのか，どのような不安を抱いているのかを捉えながら，対象者と家族のQOLの向上を目指して支援を行う。表8に医療ケアが必要な対象者の在宅療養移行支援のための体制整備の確認ポイントを整理した。

3. 長期療養継続の支援

1) ADL自立度の高い療養者への支援

　生活習慣病や難治性の疾患等の継続的な医療

が必要な疾患の場合，就労等の社会生活を継続しながら長期療養をしている療養者は少なくない。そうした療養者は，医療機関の受診や服薬の継続に加えて，食事や運動の制限など日々の生活のなかで，疾病との折り合いをつけることが求められる。長期療養の過程では，仕事の責任が重くなった，家族の介護が必要になった，長期の生活制限に気持ちが持続できなくなったなど，折り合いをつけながらの生活への困難要因が生じることもある。

　ADL自立度の高い対象者への支援は，治療と，発達課題に応じた役割遂行や社会生活との両立のため，対象者自身が治療に参加したセルフマネジメントの支援が重要である。そのため

表8　在宅療養移行支援のための体制整備のポイント

整備が必要な体制	確認・準備の主なポイント
1．対象者・家族の意思決定	・対象者の在宅療養への意思決定 ・家族の在宅療養への意思決定
2．地域での医療体制	・地域主治医・在宅主治医の確保 ・専門医と地域主治医との連携体制
3．家族の介護体制	・医療処置の手技・主介護者 ・介護協力者の状況と負担の予測
4．家庭の療養環境	・自宅周辺の環境 ・居室の環境 ・必要物品の準備(ベッド, 医療機器・器具の準備と配置) ・電源の確保 ・滅菌機材, 衛生材料の供給方法の決定
5．地域での看護体制	・病院と地域の看護職との連携体制 ・地域主治医と看護職との連携体制 ・訪問看護利用内容の決定(緊急時の体制含む)
6．支援チームづくり	・ケアマネジャー (ケースマネジャー)の確保 ・支援チーム内の情報共有, 連携体制 ・社会資源 ・サービスの利用調整
7．地域とのつきあい	・地域のつきあいの状況 ・見守り協力者の有無
8．災害時のための準備	・緊急時の連絡体制 ・外部バッテリーや手動機器などの停電対策 ・衛生材料等の備蓄 ・災害時の近隣との互助体制

(東京都健康局：医療関係者のための神経難病患者在宅療養支援マニュアル, pp.108-109, 2000. を参考に作成)

に, 日々の生活状況, 生活に影響を与える環境要因, 活用できる地域資源に関する情報を踏まえた相談が求められる。こうした支援は外来看護師の役割が大きいが, 地域の保健師や看護師が相談に応じる場合もある。外来看護師や地域の看護職が, 対象者を生活者として捉える視点を共有し, 療養しながら自分らしい生活を継続できるよう支えることが重要である。

2) 在宅医療が必要な療養者への支援

日常的な医療管理や医療ケアを必要とする療養者が, 安定して自宅で療養を継続できるためには, 在宅主治医や訪問看護師, 訪問介護など多職種によるチームケアが必要である。看護師は, 病状の安定とともに, 対象者や家族が願う生活の実現に向け, 心身の状態の観察, 医療処置, 看護ケア, 家族への支援などを担う。また, 対象者のニーズの変化, 介護者の加齢や健康状態の変化など, 対象者と家族の状況変化を支援チーム内で共有しつつ, 専門職のケア体制や家族の介護体制の調整が求められる。

4. エンドオブライフケア

人が「死」を意識する場面は, 死が予測される疾病の診断告知, 病状経過の悪化, 死期が近づいていることの告知, 加齢に伴う心身機能の衰えへの直面, また, 家族や身近な人の死の経験などがある。すなわち, 死が差し迫っている状況もあれば, 高い健康レベルにある場合もある。エンドオブライフケアは, こうした年齢や健康レベルの違いにかかわらず, 「死」について

考える人が，生が終わるときまで最善の生を生きることができるように支援することである[13]（表9）。

健康レベルの高い時期において，自分らしい生き方や死に方を考えるための支援は，地域の看護職に期待される。例えば，介護や医療の制度の情報提供，アドバンスドケアプランニング（advanced care planning：ACP）[※1]や自らの生き方を振り返るセミナーなどがある。

一方，死が迫っている状況では，訪問看護師による家族を含めた看取りのケアの役割は大きい。看取りのケアでは，対象者が穏やかに，その人らしく残された時間を過ごせるようにケアを提供する。対象者と家族を中心に，医療・介護のチームの連携のもと，対象者と家族がどのような場で，どのように最期を迎えたいのか，その希望に沿って選択できるように支援を行う。

生活の場において重視される看護実践

1. 自立を支えるセルフケア支援

QOLの高い生活への支援とは，生活の自立への支援でもある。ここでいう「自立」とは，「他の援助を受けずに自分の力で身を立てること」という国語の辞書的な意味を指しているのではない。「自己決定に基づいて主体的な生活を営むこと」や「障がいや生活機能の低下があっても，自分の能力を用いて，社会活動への参加など地域環境を活用しながら，日常生活を自分らしく送ること」を意味している。

このような自立支援に重要なのは，環境を含めた対象者のもつ力の発揮を支えるセルフケアの支援である。セルフケアには，対象者自身のもつ能力の発揮のみならず，近隣の見守りやサービス・制度の活用も含まれる。そのような対象者自身の強みや環境の強み，社会サービスを活用する力への支援を通して，対象者が望む自分らしい生活を支え自立を支えることは，生活の場での看護で重視される点である。

表9 エンドオブライフケアの構成要素

疼痛・症状　マネジメント	①痛みや不快症状なく安楽に過ごすことができる ②個々人の身体的・精神的・社会的快適さ（comfort）が維持される
意志表明支援	①「どう生きたいか」について表現できる ②周囲の人との関係のなかで自分がどうしたいかを決めることができる
治療の選択	①どのような治療を受けたいか，その選択肢を話し合うことができる ②治療の中止，差し控えの判断を合意する/納得することができる
家族ケア	①家族としての時間（過去，未来，現在）を意識することができる ②大切な人との関係性を保持・強化することができる ③生老病死とともに生きる家族の歴史を意味づける ④当事者にとって最善とは何かについて考えることができる
人生のQOL	①その人自身が人生の質や幸福とは何かについて考え，意識化する
人間尊重	①自律性の保持；コントロール感覚を取り戻す/得ることができる ②自己の存在を肯定的にとらえ，生きる意味や目的を見出すことができる/自分を大切に思える

（長江弘子編：看護実践にいかす　エンド・オブ・ライフケア，第2版，日本看護協会出版会，p.101，2018．より）

※1 アドバンスドケアプランニング　将来の変化に備え，将来の医療およびケアについて，家族や医療従事者とあらかじめ話し合う意思決定支援プロセスをいう。日本では，「人生会議」の愛称で普及が進められている。

2. 自己決定を支える意思決定支援

　自立への支援で，重要なポイントとなるのが，自己決定を支えることである。生活の主体はその生活を送っている当事者そのものである。言い換えると，地域で生活している対象者は生活の主体者であり，生活の支援は，当事者の主体性を尊重した支援である。日常生活を1つひとつ分解していくと，24時間，何を，誰と，どこで，どのように行うのか，自己決定の連続であることがわかる。そして，生活のなかの小さな自己決定の積み重ねが，重大な決定を支える力になる。対象者の自己決定を支える意思決定支援は，生活の支援の原則である。

　例えば，グループホームを退所して1人暮らしを始めた知的障がいをもつEさん（30歳）は，着替えや食事のメニューなど1つひとつ介助者から尋ねられ，それを決めるのに時間を要する。しかし，介護者が決めるのではなく，自分で決めながら生活できることこそが，1人暮らしで望んだ生活である。一方，認知症がある高齢のFさん（89歳）にとって，生活の決定事項のすべてを自分で決めることは，苦痛に他ならない。混乱や不安に陥るFさんの様子を想像して，専門職は先回りして代行決定をしてしまいそうになる。しかし，安易な代行決定は，対象者の生活の管理になってしまう。認知症や知的障がいがあり判断が難しい場合にも，適切な支えによって自分なりに日々の決定をしながら生活を送ることができる。そのためにも，生活は他の人が代われない対象者そのものの人生であることを認識することが重要である。

　また，厚生労働省では，障がいや認知症のある人以外にも，医療への意思決定が困難な人や身寄りがなく医療やケアの意思決定が必要な場面，人生の最期の時期における医療・ケアの選択のためのガイドラインを示している。

1）対象者に必要な情報を提供する

　情報不足や誤解から，対象者は本来の希望をあきらめ，選択肢から外している場合がある。また，言葉の説明だけではイメージがもてない場合も多い。絵カードや写真を用いた説明が

理解を助ける場合も少なくない。また，人工呼吸器装着の選択など重大な意思決定に直面した場合も，その選択後の生活はまったく未知のものである。そのような場合は同病者を紹介することが，選択の助けになる場合がある。不安や混乱に配慮して，決断を急いで焦らせたり，誘導しないようにじっくりと向き合い，自己決定の過程を支えることが重要である。

2）意思の表明を支援する

　支援者や家族への遠慮や気兼ねから，自分の意向を伝えられない場合がある。意思を表明しにくい要因がないか留意し，非言語的表現を含めて対象者のサインを，注意深く確認する。また，家族の関係性へのアセスメントも重要である。看護師は対象者の願いの実現を一緒に考える立場であることを伝え，安心して自分の意思を伝えられるように家族関係の調整を行う。そのために，対象者の生活史や家族史を知ることは重要である。また，時間の経過や対象者を取り巻く環境の変化によって，いったん決めていた意向や選択も変わりうる。意思の変更や先送りを保証することも重要である。

3）意思の実現を支援する

　表明された意思に基づき，対象者の願う生活の実現を支援する。既存の制度やサービスではすぐに実現しない場合も，対象者や家族，支援チームのメンバーとともに，新たな方策や資源の開発を検討することが求められる。

4）家族の意思の確認と家族の支援を行う

　家族は，対象者をよく知る存在であり，対象者の意思決定の支援者である。家族も対象者の意思を尊重する姿勢をもつことが期待される。しかし，家族の意向と対象者の意思が対立する場合もある。また，家族として不安を抱えていても，家族内で十分に話し合えない場合もある。

　看護師は家庭のなかに入り，家族の状況を捉えることのできる存在である。家族の気持ちを受け止め，対象者と家族の対立の背景をアセスメントし，家族の不安や悩みの軽減を支援する。

3. 家族全体の生活への支援

生活の場での看護は，疾病の管理ではなく，生活の支援である。そして，生活は家族全体の生活を意味している。メタボリックシンドロームを指摘された対象者に対して，対象者の食生活のみを改善することは難しい場合が少なくない。家族の生活リズムや食習慣など家族全体の生活習慣を捉え，改善方法を相談することが必要である。また，医療ケアが必要な療養者の在宅環境の整備は，自宅に病室を再現するわけではない。家族がともに生活している生活の場で，療養をどのように実現するのか検討が求められる。

また，家族成員は「介護者」としてのみ生活しているわけではない。家族成員の健康をも支援し，家族全体の生活を支える。そのためにも，対象者や家族成員それぞれの家庭内での役割，地域との交流や地域での役割，仕事，生活の楽しみ，生きがいなど，家族の生活全体に視野を広げることが重要である。家族全体を見渡す視点が，8050問題[※2]やヤングケアラー[※3]の問題など，孤立した家族の問題の早期の把握にもつながっていくだろう。

家族への支援については，第1部3「02　地域看護の対象としての家族」(p.42)，第2部2 (p.150)を参照されたい。

4. 地域での幅広いネットワークによる看護

日常生活とは，毎日の生活であり，生涯を通しての生活である。人々が生涯を通して，日々の生活を地域で安心して送るためには，地域によって生活ニーズが満たされることが必要となる。生活には，衣食住にとどまらず，買い物や洗濯などの家事や他者との交流，仕事や余暇活動など，生活のすべての要素に関連する多様なニーズがある。

例えば，高齢者の日常生活の支援ニーズには，自分の存在を気にかけていてくれる人がいる「安心」の確保，買い物や掃除，調理，布団干しなどの「日常的な家事」，通院や買い物などの「外出」，友人知人などとの「交流」，大掃除や家電製品の買い物など「非日常的な家事」がある。さらに，蛍光灯の交換や固い蓋の開け閉めなどのような日常生活で不意に起こるような「ちょっとしたこと」も欠くことのできないニーズである（表10）。

表10　高齢者の生活支援ニーズ（「5つのこと」と「ちょっとしたこと」）

生活支援ニーズ	内　容
安心	情報を提供したり，何かトラブルが生じたときの早期対処や危機管理など，当事者にとっての安心を確保すること
日常的な家事	掃除，洗濯，買い物，調理，布団干し，ごみ捨てなどの日常的な家事
外出	通院や買い物の際の移送や付き添いなど
交流	友人や近隣の人たちなど仲間づくり
非日常的家事	大掃除や日用品以外の家電等の買い物
ちょっとしたこと	壁掛け時計の電池交換や，蛍光灯の交換，固い蓋の開け閉めなど日常生活において思いがけず起こること

（厚生労働省：高齢者の生活支援ニーズと生活支援サービス，生活支援コーディネーター（地域支え合い推進員）に係る中央研修テキスト，pp.65-66，https://www.mhlw.go.jp/stf/seisakunitsuite/bunya/0000084710.html（最終アクセス/2021.12.29）より作成）

[※2] 8050問題　ひきこもりの長期化，高齢化から引き起こされる社会問題。主に50代前後のひきこもりの子どもを80代前後の親が養っている状態を指し，経済難からくる生活の困窮や当事者の社会的孤立，病気や介護といった問題によって親子共倒れになるリスク等が指摘されている。

[※3] ヤングケアラー　家族にケアを要する人がいる場合に，大人が担うようなケア責任を引き受け，家事や家族の世話，介護，感情面のサポートなどを行っている18歳未満の子どもをいう。

こうした日常生活の支援ニーズは，医療や保健，福祉のフォーマルなサービスの提供のみでは充足できない。身近な地域の住民同士の支え合いや見守りがあって，生活を支えることができる。住み慣れた地域で，安心して生活するためには，こうした細やかな生活支援ニーズをアセスメントし，対象者とともに，フォーマルなサービスのみならず，幅広いサポートのネットワークをつくることが重要である。

生活の場での看護の展開過程

1. 生活に着目した情報収集とアセスメント

生活には多様な要素が関連している。そのため，対象者と家族の健康状態や生活に関連する情報を幅広く収集する。「生活」と「生活の場」の情報を具体的に把握することは，生活者としての対象者の理解に不可欠である。そして，多様な視点で捉えた情報が，対象者の健康状態とどのように関連しているのかという視点で統合して，対象者と家族の健康問題についてアセスメントを行う。

☑ 事例：Gさん（78歳，女性，長女家族と同居，週1回医療保険による訪問看護）

【経過1】

Gさんは，糖尿病でインスリン治療を行っているが，血糖のコントロールがうまくいかず，状態観察と服薬支援のため訪問看護を利用している。ADLは自立しており，自治会会館で毎週開催されているサロン活動には，編み物の講師をするなど積極的に参加していた。介護保険サービスは利用していない。しかし最近，膝関節症の悪化により，膝の痛みが強くなってきた。Gさんの自宅前の地形は，急な坂道が続いている。Gさんの自宅は坂の上のほうにあった。そのため，Gさんは「坂がつらい」と外出を控え，閉じこもりがちの生活となった。気分も沈みがちで，以前のように編み物をする姿もみられなくなった。

【長男嫁の相談】

閉じこもったまま生活への意欲も下がった様子のGさんを心配して，長男の嫁から訪問看護師に相談があった。（★）

Gさんが以前のように生き生きと生活できるためには，どのような支援が考えられるだろうか。

支援に向けてのアセスメント

Gさんの閉じこもりがちの生活の要因は，膝関節痛の症状に加え，自宅周辺の坂道が影響していると推測できる。身体状況の改善にあわせて，坂道という地域の環境による外出の阻害要因を軽減することは，Gさんの外出を支援する重要な要素である。

例えば，膝関節症の治療やリハビリによって歩行障害の改善を図ることが考えられる。あわせて，歩行のための補助具の活用という方法もある。

【経過2】

Gさんの自宅は坂の途中であることから，Gさんは，上り坂でのアシストと下り坂でのオートブレーキ機能のついた歩行器を使用することになり，坂の下にある自治会会館で行われているサロンに参加できるようになった。Gさんが数か月ぶりに参加すると，他の参加者が次々と声をかけてくれた。Gさんは以前にもましてサロンでのつながりの大切さを実感したと，笑顔が絶えなかった。その後も毎回休みなく参加し，前向きになったGさんは，同じ自治会会館で行われている高齢者向け筋力体操にも参加するようになった。

Gさんの健康課題と地域環境の関連

サロン参加者とのつながりは，Gさんにとっての重要な人的環境である。地域の人とのつながりの場であり，自分の役割を果たす場でもあり，Gさんの生活の活力につながっているといえる。サロンへの参加が制限され続けていたら，Gさんが本来もっていた人的環境を活かす

こともできず，健康状態や生活のQOLの低下を引き起こした可能性が考えられる。

Gさんの事例のように，地域の環境は阻害要因としても促進要因としても，健康や生活に大きな影響を与えている。生活のアセスメントにあたっては，地域の環境要因との関連性をアセスメントすることが重要である。

2. 対象者・家族と協働した目標設定と看護計画の立案

目標設定，計画検討にあたっては，どのような生活を望んでいるのか，対象者の意向や願いを丁寧に確認する。そのうえで対象者・家族とともに目標を設定し，対象者や家族，環境要因の強みを活かした計画の検討を行う。

もう一度，事例にあるGさんの物語を考えてみよう。

実は，（★）（p.101）の後，次のような相談過程があった。

【介護予防プランの検討】

長男の嫁からの相談を受け，訪問看護師は介護サービスの利用を勧めた。その後，Gさんは介護認定を受け（要支援2），地域包括支援センターの保健師が介護予防プランを策定することとなった。市内には運動メニューが充実した送迎つきのZ通所介護事業所があり，家族の希望もあってZ通所介護の利用が検討された。送迎つきサービスは，歩行による膝への負担が少なくてすむ。また，プログラム内容からは下肢筋力の向上も期待できる。しかし，通所型介護サービスは，広範囲なエリアから利用者が参加しており，Gさんにとってなじみのない新しい場である。

Gさんはサロン参加者とは昔からの顔なじみであり，訪問看護師にも楽しそうにサロンでの話をしてくれていた。そのため訪問看護師は，Gさんの気持ちを改めて確認した。Gさんは，以前のようにサロンに参加したいが，坂の上り下りは無理だと思いあきらめていると話した。また，家族が心配して相談してくれたのを断る

のは申し訳ないということだった。

そこで看護師は歩行の補助方法を相談することを提案し，Gさんの了解を得てGさんの気持ちを長男の嫁に伝えた。そこで，もう一度Gさん，長男の嫁，訪問看護師，保健師でケアプランを検討することとなり，前述のような歩行器利用によるプランとなった。

この事例のように，対象者の生活情報を踏まえ，丁寧に意向を確認することが求められる。

3. 対象者や家族との協働によるケアの実施・評価

決定したプランの実施にあたっても，対象者や家族を中心にした情報の共有が重要である。対象者の健康状態の変化のみならず，家族の病気や仕事の変化など，生活や家族の状況は常に変化が起こりうる。その都度対象者と家族の気持ちを丁寧に確認し，支援チームで情報を共有し，対象者・家族を入れて，支援チームで方針の再検討を行う。このような情報やアセスメント，計画の共有は，対象者や家族と看護師等の専門職，支援チームの専門職同士の間での対等な対話による協働が不可欠である。

このような対象者・家族を中心にした協働関係（パートナーシップ）を基盤にしたチームを築くことが，個別の支援にとどまらない地域の課題の把握と検討につながっていく。

引用文献

1）Breslow, L., Enstrom, J.E.：Persistence of health habits and their relationship to mortality, Prevent Med, 9, 469-483, 1980.
2）日本リハビリテーション医学会評価基準委員会：ADL評価について，リハビリテーション医学，13(4), 315, 1976.
3）Kahn, R.L., Antonucci, T.C.：Convoys over the life course: Attachment, roles, and social support, Life-Span Development and Behavior, 3, 253-286, 1980.
4）WHO division of mental health and prevention of substance abuse: WHOQOL User Manual, p.3, 2012.
5）Schalock, R.L.：The concept of quality of life: what we know and do not know, J.Intellect.

Disabil.Res，48，203-216，2004.

6）厚生労働省大臣官房統計情報部：生活機能分類の活用に向けて　ICF(国際生活機能分類)　活動と参加の基準(暫定案)，厚生統計協会，2007.

7）Orem, Dorothea E., 小野寺杜紀訳：オレム看護論―看護実践における基本概念，第4版，医学書院，2005.

8）太田操：ウェルネス看護診断にもとづく母性看護過程，第3版，p.19，医学書院，2017.

9）Smith, B.J., Tang, K.C., Nutbeam, D.：WHO Health Promotion Glossary: new terms, Health.Promot. Int., 21, 340-345, 2006.

10）WHO：WHO health promotion glossary update, 2006.

https://www.who.int/healthpromotion/about/HPR%20Glossary_New%20Terms.pdf（最終アクセス/2022.1.15）

11）Rapp, Charles A,, Goscha, Richard J., 田中英樹監訳：ストレングスモデル　リカバリー志向の精神保健福祉サービス，第3版，pp.45-66, pp.130-141，金剛出版，2014.

12）園田恭一：看護社会学の窓(1)　「疾病モデル」「医学モデル」「生活モデル」「社会モデル」―健康や病気の異なる理解や対応をめぐって，Nurse eye, 17（2），102-105，2004.

13）長江弘子：自分らしく生きることを支えるエンド・オブ・ライフケア，日腎不全看会誌，17，10-15，2015.

第2部

各論①：生活の場での看護のための基本的アセスメント

生活者である個人（対象者）のアセスメント

01 乳幼児期／周産期

　乳幼児期は，人間の生涯の出発点となる重要な時期である。乳幼児期とは，出生直後から小学校入学前までの時期を指す。乳幼児の健康の保持増進のための根拠法である母子保健法では，「乳児」とは1歳に満たない者，「新生児」とは出生後28日を経過しない乳児，「幼児」とは満1歳から小学校就学の始期に達するまでの者としている。

　乳幼児期は身体や精神，社会的な発育発達が急激に進む時期であり，将来の健康の基盤になる生活習慣を獲得する時期でもある。乳幼児の健全な発育発達を促し，養育者が安心して育児に向き合えるよう，乳幼児期の養育環境を整えることは地域における看護職の役割である。看護職は，家庭訪問や乳幼児健康診査，健康相談で親子と出会うことが多い。

　乳幼児期にある対象者のアセスメントにおいては，母親の妊娠中の経過や出産の状態，新生児期の栄養状況も含めて把握する。対象とする児と養育者との関わりの様子や児の表情や活気，機嫌等を全体として捉えながら，生活者と

しての歩みを始める時期の成長発達の過程をアセスメントしていくことが重要である。ここでは，乳幼児の身体的成長のアセスメント，精神運動発達のアセスメント，生活習慣の獲得，社会性の発達のアセスメントおよび周産期における養育者のメンタルヘルスケアのためのアセスメントについて示す。

身体的成長のアセスメント

　乳幼児期は身体発育が極めて活発な時期である。乳児期の成長は著しく，1年間に身長は約1.5倍に，体重は約3倍となる。

　身体的成長は，身体の計測により知ることができる。身体発育の要素は，①長育（身長，座高，下肢長等），②幅育（頭長，頭幅，肩幅等），③周育（頭囲，胸囲等），④量育（体重），⑤その他（体表面積，皮下脂肪厚等）のようにさまざまな項目があげられるが，総合的な把握も必要である。一般的には乳幼児の身体的成長は身長，体重，頭囲，胸囲によって把握される。

母子健康手帳

　母子健康手帳は住民にとって身近な窓口である各市町村で作成し配布されている。その様式は厚生労働省令で定められており全国共通で，主な内容は，妊娠中の経過，出産の状態，乳幼児期の健康診査の記録，予防接種の記録，乳幼児身体発育曲線等である。妊娠期～産後，新生児期～乳幼児期まで一

貫して健康に関する記録を確認していくことができる。また，保護者自ら記載し管理できるよう工夫されており，育児に関する情報も掲載されている。母子保健サービスを受けた際の記録も記すことができ，看護職による継続的なアセスメントや育児支援に活用されている。

乳幼児の身体発育の評価は，パーセンタイル法が用いられる。パーセンタイル法とは，統計の一手法であり，計測値を小さいほうから数えて何%のところに位置するかを見ていくものである。母子健康手帳には，全国的な乳幼児の身体発育の状態を調査した結果に基づくパーセンタイル曲線が利用されており，体重，身長，頭囲の3および97パーセンタイル曲線（図1）が示されている。グラフの帯のなかに各月・年齢の94%の子どもの値が入る。

各月・年齢での測定値をグラフ中にプロット（点を記入）することによって，同じ月例・年齢の集団のなかでどのくらいに位置しているかを把握することができる。3パーセンタイル値未満および97パーセンタイル値を超えるものを「発育の偏り」と捉え，また，10パーセンタイル値未満および90パーセンタイル値を超えるものは「偏りの疑い」として経過を見る場合が多い。

乳児の場合，哺乳量が足りているか心配な母親も多い。体重測定の結果から何日間でどのくらいの体重増加があったかという視点から，1日の平均体重増加量を算出することによって，乳児の成長の程度を把握することができる。

また，乳幼児期の体格の指標としてはカウプ指数が用いられる。身長と体重の計測値を組み合わせて指数を算出し評価する方法である。指標は次の式で算出され，18以上を太り気味，17〜15を普通，14以下をやせ気味とする。

カウプ指数＝体重(g)／(身長cm)^2×10

乳幼児の身体発育は個人差が大きいため，1回の計測で判断するのではなく，継続的にその児の身体的成長を観察していくことが大切である。特に，出生時の状況からの成長の経過を見ていくことが重要であり，順調な発育をしているかどうか，個人差を考慮して判断していくことが求められる。

精神運動発達のアセスメント

乳幼児期には精神運動機能においても著しい変化，発達が見られる。乳幼児の精神運動発達のアセスメントの視点を表1・2に示す[1][2]。精神運動発達には方向性と順序がある。また，対象となる児と児の周囲の人との関わりを通して発達するものであるため，発達に向けての生活のなかでの関わりとその過程に目を向けてアセスメントすることが重要である。

1. 精神発達

精神発達には知的能力の発達，愛着の形成，社会性の発達などが含まれる。周囲の人や物に関心を向けることから始まり，子どもは人や物と関わるなかで精神発達を遂げていく。

言語の獲得状況や遊びへの関心は，知的発達をアセスメントする視点となる。

言語発達は視覚，聴覚，触覚といった感覚器官を用いて周囲の人や物などの環境との関わりを通じて発達していく。特に，家族との日常的な生活のなかでの言語的なやりとりが子どもの社会的発達にも影響を与える。言語発達には，耳が聞こえ，言葉を理解し，理解した言葉を話すことができる，という視点での観察，アセスメントが必要である。

知的発達について，母子健康手帳の保護者の記録項目には，各年齢に応じた知的発達の目安が示されている。6〜7カ月頃には「家族といっしょにいるとき，話しかけるような声を出しますか」，1歳の頃は「どんな遊びが好きですか」「バイバイ，コンニチハなどの身振りをしますか」「音楽に合わせて，からだを楽しそうに動かしますか」「大人の言う簡単な言葉（おいで，ちょうだいなど）がわかりますか」の項目があげられている。

1歳6カ月の頃では「ママ，ブーブーなど意味のあることばをいくつか話しますか」「どんな遊びが好きですか」，2歳の頃は「2語文（ワンワンキタ，マンマチョウダイ）などを言いますか」「積木で塔のようなものを作ったり，横に並べ

図1 乳幼児身体発育曲線（平成22年調査）

男の子

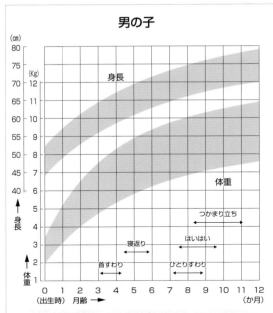

首すわり、寝返り、ひとりすわり、はいはい、つかまり立ち及びひとり歩き
の矢印は、約半数の子どもができるようになる月・年齢から、約9割の子ども
ができるようになる月・年齢までの目安を表したものです。
お子さんができるようになったときを矢印で記入しましょう。

男の子

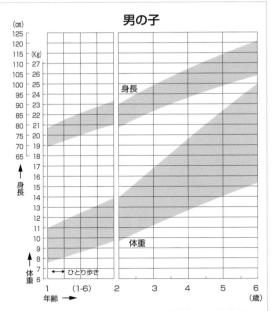

身長と体重のグラフ：帯の中には、各月・年齢の94パーセントの子どもの値が
入ります。乳幼児の発育は個人差が大きいですが、このグラフを一応の目安と
してください。なお、2歳未満の身長は寝かせて測り、2歳以上の身長は立た
せて測ったものです。

女の子

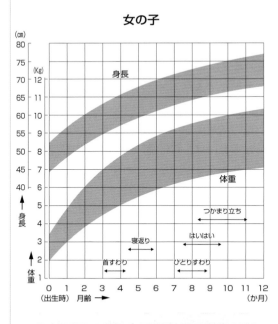

首すわり、寝返り、ひとりすわり、はいはい、つかまり立ち及びひとり歩き
の矢印は、約半数の子どもができるようになる月・年齢から、約9割の子ども
ができるようになる月・年齢までの目安を表したものです。
お子さんができるようになったときを矢印で記入しましょう。

女の子

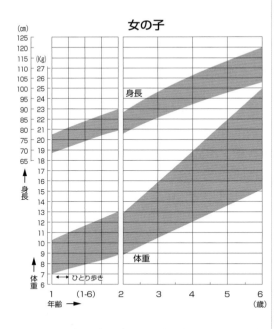

身長と体重のグラフ：帯の中には、各月・年齢の94パーセントの子どもの値が
入ります。乳幼児の発育は個人差が大きいですが、このグラフを一応の目安と
してください。なお、2歳未満の身長は寝かせて測り、2歳以上の身長は立た
せて測ったものです。

（厚生労働省：母子健康手帳の様式について，省令様式（令和2年10月1日施行）．https://www.mhlw.go.jp/content/000622161.
pdf（最終アクセス：2022.1.15）より）

表1　乳児期の発達のマイルストン

	個人－社会	微細運動－適応	言語	粗大運動
0か月	顔を見つめる		ベルに反応，声をだす	左右対称の運動
1か月		正中線まで追視		頭を上げる
2か月		正中線を越えて追視	「アー」「ウー」などの発声	
3か月	笑いかける，あやし笑い		声を出して笑う	45°頭を上げる，首がすわる
4か月	手をみつめる	ガラガラを握る，180°追視，両手を合わす	キャアキャア喜ぶ	90°頭を上げる，両足で体を支える
5か月		レーズンを見つめる，物に手を伸ばす	音の方に振り向く	胸を上げる，頭とともに引き起こされる
6か月	玩具をとる		声の方向に振り向く	寝返り
7か月		熊手形でつかむ，毛糸を探す		
8か月	自分で食べる	両手に積み木をもつ	パ，ダ，マなどをいう	座れる，5秒以上
9か月		積み木を持ちかえる		
10か月		親指を使ってつかむ	喃語を話す	つかまり立ち，5秒以上，一人ですわる
11か月		積み木を打ち合わせる	ダ，ガ，バ等の音を3つ以上つなげる	つかまって立ち上がる
12か月	拍手をまねる，欲しいものを示す，バイバイをする		意味なく「パパ」「ママ」という	

（国立成育医療研究センター：乳幼児健康診査身体診察マニュアル，2018. https://www.ncchd.go.jp/center/activity/kokoro_jigyo/manual.pdf（最終アクセス/2022.1.15）より）

表2　乳幼児の精神運動発達

月　齢	特　性	運動発達	精神発達
新生児	①胎外生活への適応 ②妊娠・分娩の影響強い ③状態の変わり方が急で大きい ④感染予防 ⑤姿勢，運動，原始反射		
1～2か月	①胎外生活の確立 ②栄養法の確立・養育方法の確立のために十分なチェックを必要とする	○肘や膝を軽く曲げている ○手足をほぼ左右対称的に動かす ○手のひらに触れたものを握る（把握反射）	○大きな音にびっくりする ○人の顔をぼんやり見る ○20cm位離れたボールを顔や眼で少し追う

（次頁へつづく）

月　齢	特　性	運動発達	精神発達
3〜4か月	①発育発達の節目 ②発達の確認が首すわりによって行われる	○立て抱きで頭がぐらつかない（首すわり） ○支えて立たせると両足に少し体重をかける ○両手を合わせて遊ぶことがある	○人の声に振り向く ○180度追視ができる ○抱いて歩くと周囲をキョロキョロ見回す
5〜7か月	①体型の個人差が現われる ②大人に話しかけたり笑いかけたりする ③疾病罹患の機会が増える	○寝返りする ○支えなしで座る（おすわり） ○手に持っているものでテーブルなどをたたく	○テレビの番組の変わり目にハッと向く ○声をかけると意図的にさっと振り向く ○遠くのおもちゃを取ろうとする
8〜11か月	①体型が細くなりはじめる ②つかまり立ち，はいはい，伝い歩き（個人差が大きい） ③事故発生が目立つ	○はいはいする ○何かにつかまって一人で立ち上がる ○親指を使って小さなものをつかむ	○意味なくママ，パパなどをいう ○引き出しを出したり，中の物をいじる ○不快な行動を経験した後，それを避ける
1歳6か月	①歩行に関連した運動機能の発達 ②言語に関連した精神機能の発達 ③個人差は大きいが，言語と歩行はチェックポイントとして適切である	【1歳〜1歳6か月】 ○ぎこちなく歩く（一人歩き） ○階段をはってのぼる ○めちゃくちゃ書きをする（なぐり書き） 【1歳6か月〜2歳】 ○音楽に合わせて全身を動かす ○片手を支えられて階段をのぼる ○積木を2〜3個重ねる	【1歳〜1歳6か月】 ○ママ，パパなど意味のある単語をいう ○大人の簡単な行動をまねる ○簡単ないいつけを理解してする 【1歳6か月〜2歳】 ○欲しいものの名前をいえる ○本を見て知っているものを指さす ○おしっこの後でチーチーなどと言って知らせる
2歳	①運動量の増加と巧緻性が発達する ②自我の発達・自己主張（反抗）のため養育に迷い ③事故多発	○両足でピョンピョンととぶ ○自分でボールをける ○本のページを1枚ずつめくる	○2つの単語をつなげて言う（2語文） ○いちいち「ナアニ」ときく ○よく言いきかせるとがまんすることもある ○色の名前を2つ言う ○簡単な質問に答える
3歳	①幼児期の発達の一つの節目 ②体つきの釣合 ③身体の問題より心の問題に関心の比重が増す ④生活習慣の確立が自我の発達を促す ⑤発達顕著	○三輪車をふんで動かせる ○ぶらんこに立ってのれる ○丸を描ける	○ボク，ワタシなどと言う ○名前を呼ばれると返事をする ○「これは何」「どうして」と盛んにきく
4〜6歳	①協調して行動，日常生活の常識的な判断能力 ②就学前健診との関連 ③情緒情操の発達 ④心身症や行動の偏り ⑤問題行動と発達障がいとの関係	【4歳】 ○でんぐり返しをする ○片足でケンケンをしてとぶ ○正方形を描ける 【5歳】 ○スキップを正しくする ○なわぶらんこに立って自分でこぐ	【4歳】 ○経験したことを話せる ○片方の指を数えられる ○はさみで簡単な形を切りぬく 【5歳】 ○自分の家の住所，番地を言える ○絵本などが読める

（高野陽，柳川洋，中林正雄他編：母子保健マニュアル，改訂7版．pp.88-89，南山堂，2016．を一部改変）

て電車などにみたてたりして遊ぶことをしますか」の項目が示されている。

3歳の頃では「自分の名前が言えますか」「ままごと，ヒーローごっこなど，ごっこ遊びができますか」，4歳の頃は「自分の経験したことをお母さんやお父さんに話しますか」，5歳の頃は「色（赤，黄，緑，青）がわかりますか」「はっきりした発音で話ができますか」「思い出して絵を描くことができますか」「お話を読んであげるとその内容が分かるようになりましたか」，6歳の頃では「四角の形をまねて，書けますか」「自分の『前後』『左右』がおよそわかりますか」「ひらがなの自分の名前を読んだり，書いたりできますか」との項目があげられている。

各年齢でこれらの項目ができていることを確認していくことがアセスメントの視点になる。

2. 運動発達

運動機能の発達は生物学的な要素があるが，その進み方には養育者の関わり方や生活環境による影響も関わってくる。運動機能の発達をアセスメントする際は，粗大運動と微細運動の2つの機能から見ていく。

粗大運動は，胴体や四肢の大きな筋肉がバランスをとりながら協調して働く機能を指し，姿勢の保持や移動等の運動を見る。発達の目安（図2）としては，4カ月で首がすわり，6カ月で寝返り，8〜9カ月で1人座りやはいはい（手と足ではって前進する）ができるようになる。11カ月頃にはつかまり立ちが，1歳3カ月頃には歩けるようになる。1歳6カ月では安定して立位がとれるようになり，片手を支えられて階段を上ることもできるようになる。2歳頃になると両足でピョンピョン跳ぶことや走ること，階段を上り下りすることができるようになる。3歳では三輪車を踏んで動かすことができ，片足で立つこともできるようになる。4歳では階段で足を交互に出して上り下りすることができ，片足ケンケンをすることができるようになり，5歳ではスキップができるようになる。このように粗大運動は基本的には首から胴体，腰，下肢へという方向でその発達が順に進んでいき，次第に全身の運動機能のバランスがとれるようになっていく。

微細運動は，積み木を重ねる，丸を描く等の手や指を使った細かな動作をする運動である。

図2　乳幼児の運動発達の目安

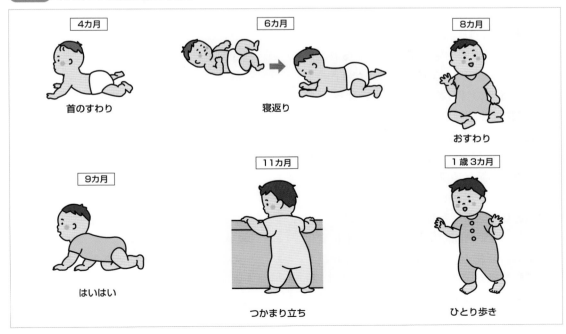

| 4カ月 | 6カ月 | 8カ月 |
| 首のすわり | 寝返り | おすわり |

| 9カ月 | 11カ月 | 1歳3カ月 |
| はいはい | つかまり立ち | ひとり歩き |

微細運動も身体の中枢から末梢の方向に進み，比較的大きな動きから次第に細かい動きへと発達していく。腕全体の動きから手のひらの運動へ，さらに指先の運動へと進んでいく。発達の目安としては，4カ月では両手を合わせ，5〜7カ月では物に手を伸ばしてつかむことができるようになる。8〜11カ月には積み木を持ち，持ちかえることができ，また，親指を使って小さなものをつかむことができるようになる。1〜1歳6カ月頃にはなぐり書きができるようになり，3歳ではきれいな丸を描くことができる。4歳ではハサミを上手に使うことができるようになるなど，次第に細やかな協調を要する動作をすることができるようになる。

　以上のように一般的な運動発達を目安として乳幼児を観察し，遅れが見られる場合には発達の順序性を考慮しながら，1人ひとりの児の成長発達の段階とそのプロセスに応じた関わりをすることによって1人ひとりの児に添った発達を促すことができる。

生活習慣の獲得

　乳幼児期は，食事や睡眠，排泄，清潔や衣服の着脱などの基本的生活習慣を獲得していく時期にある。この時期に獲得した規則正しい生活リズムと生活行動はその後の健全な成長発達につながる。基本的生活習慣を獲得する過程においては，家庭のなかでの家族の声かけと援助的関わりがその育ちを支えることとなる。1歳6カ月頃には生活習慣の基礎が確立し，次第に生活行動が自立する。4〜6歳で基本的生活習慣の確立に至る。「母子健康手帳」の各年齢における保護者の記録項目には生活習慣の発達を見る項目（表3）も示されており[3]，アセスメントの視点として活用できる。

　①睡眠：睡眠時間の長さは年齢とともに変化する。新生児では昼夜の区別なく睡眠と覚醒を繰り返すが，生後3カ月頃では1日3〜4回，1歳頃では1日2〜3回の睡眠をとるようになり睡眠のパターンができ始める。年齢が進むと徐々に昼の覚醒時間が長く夜の睡眠時間が長くなり，4〜5歳頃に昼夜1回の睡眠リズムになっていく。

　②栄養：新生児では母乳または人工乳により必要な水分と栄養を摂取する。離乳食は5〜6カ月から開始し，子どもの様子を見ながら1日1回1さじずつから始める。この時期は母乳や育児用ミルクは飲みたいだけ与える。7〜8カ月頃には1日2回で食事のリズムをつけ，いろいろな味や舌ざわりを楽しめるよう食品の種類を増やす。9〜11カ月では食事リズムを1日3回食に進めていき，家族とともに食べることを通して食の楽しい体験を重ねる。生後12〜18カ月は離乳完了期であり，1日3回の食事リズムを大切にして生活リズムを整えていく。摂食行動の発達（表4）に伴い[4]，3〜5歳では特に固いものや味の濃いものでなければ大人と同じ食事ができるようになるためバランスのよい食習慣を身につけることが重要となる。

　③排泄：1歳6カ月頃になると排尿間隔が2時間程度になり，トイレに座れるようにもなることから，排泄の自立のトレーニングを始めることが多い。尿意を知らせたときによくほめて自信をもたせながらゆっくり進める。3歳頃にはトイレトレーニングが完了し，トイレでの排泄ができるようになるが，時に失敗することもある。5歳頃になると排便，排尿が失敗なくできるようになる。

　④清潔・更衣：乳幼児期は新陳代謝が活発で皮脂の分泌も多いが，皮膚の防御機能は未熟なため湿疹などの皮膚トラブルが起こりやすい。そのため，清潔と衣服の着替えが必要である。3歳頃になると衣服の着脱を1人でしたがるようになる。歯の健康保持のための習慣も大切である。養育者が見本を示しながら，やりたい気持ちを伸ばせるように関わることで，清潔保持や更衣に関わる生活行動が獲得される。

表3 生活習慣を見る項目（「母子健康手帳」保護者の記録項目より作成）

3〜4カ月頃	外気浴をしていますか（天気のよい日に薄着で散歩するなどしてあげましょう）
6〜7カ月頃	離乳食を始めましたか（離乳食を始めて1カ月くらいしたら1日2回食にし，食品の種類を増やしていきましょう。7，8か月頃から舌でつぶせる固さにします）
9〜10カ月頃	離乳は順調に進んでいますか（離乳食を1日3回食にし，9カ月頃から歯ぐきでつぶせる固さにします）
	歯の生え方，形，色，歯肉などについて，気になることがありますか
1歳頃	1日3回の食事のリズムがつきましたか（食欲をなくさぬよう，また，むし歯予防のために，砂糖の多い飲食物を控えましょう）
	歯みがきの練習をはじめていますか
1歳6カ月頃	自分でコップを持って水を飲めますか
	哺乳ビンを使っていますか（いつまでも哺乳ビンを使って飲むのは，むし歯につながる恐れがあるので，やめるようにしましょう）
	食事や間食（おやつ）の時間はだいたい決まっていますか
	歯の仕上げみがきをしてあげていますか
	歯にフッ化物（フッ素）の塗布やフッ素入り歯みがきの使用をしていますか
2歳頃	スプーンを使って自分で食べますか
	肉や繊維のある野菜を食べますか
	歯の仕上げみがきをしてあげていますか
3歳頃	衣服の着脱をひとりでしたがりますか
	歯みがきや手洗いをしていますか
	歯の仕上げみがきをしてあげていますか
	よく噛んで食べる習慣はありますか
	噛み合わせや歯並びで気になることがありますか
	歯にフッ化物（フッ素）の塗布やフッ素入り歯みがきの使用をしていますか
4歳頃	衣服の着脱ができますか
	歯みがき，口ゆすぎ（ぶくぶくうがい），手洗いをしますか
	歯の仕上げみがきをしてあげていますか
	食べ物の好き嫌いはありますか
	おしっこをひとりでしますか
5歳頃	うんちをひとりでしますか
	家族と一緒に食事を食べていますか
	歯の仕上げみがきをしてあげていますか
6歳頃	第一大臼歯（乳歯列の奥に生える永久歯）は生えましたか
	歯の仕上げみがきをしてあげていますか
	朝食を毎日食べますか

（高野陽，中原俊隆編：医師，看護職のための乳幼児保健活動マニュアル―地域，保育所，幼稚園の子どもの健康を目指して，p.258，文光堂，2007. を参考に作成）

2

各論①：生活の場での看護のための基本的アセスメント

表4	生活習慣に関わる機能−摂食行動の発達
年 齢	機 能
5〜6カ月	物を手に持って口に運ぶ
6〜7カ月	コップから飲める
11カ月	コップを自分で持って飲む
12カ月	スプーンで食べようとする
1歳4カ月	自分の口のまわりを拭く
1歳9カ月	ストローで飲む
2歳6カ月	こぼさずに食べる
3歳	箸を使い始める
3歳6カ月	だいたいひとりで食べることができる

（洲鎌盛一：乳幼児の発達障害診療マニュアル─健診の診かた・発達の促しかた，p.105，医学書院，2013.より）

⑤その他（環境，事故予防，予防接種）：乳幼児期という成長著しい時期は，児の成長発達に従い，戸外や家庭内での活動の幅が広がる。養育者に乳幼児事故予防に関する理解があるか，感染予防のための予防接種の理解と接種状況の確認も必要である。

社会性の発達のアセスメント

　乳幼児期は社会性の発達においても重要な時期にあり，特に乳児期の愛着形成がその後の社会性の発達に影響を与える。愛着（アタッチメント）とは，ボウルビィ（John Bowlby）が提唱した概念で，養育者のような特定の人との間に形成される強い情緒的なきずなである。愛着は，乳児と養育者との間に形成されることから始まり，子どもの成長発達に伴いその後の情緒や他者との関係性を築く基礎となるものである。

　生後間もない乳児ではじっと相手の表情を見つめ，2カ月頃には顔や目をよく見つめ，社会的微笑が見られるようになる（図3）。この時期に二項関係のやりとりが増え，7〜9カ月頃には養育者と他者との違いを区別できるようになり人見知りが始まる。安心できる養育者の存在が認められることはその後の社会性の広がりにつながる。9〜12カ月頃では乳児が注意を向

けている対象物に養育者が反応し，その対象物に視線を向ける行動をとるという，乳児と養育者と第3の物が存在する三項関係をもてるようになる。乳児が注意を向けているものへ養育者が関心を示し，同時に養育者の関心を乳児が受け止めるという相互関係が育つ段階である。1歳6カ月頃は安心できる他者に対しては，自分の興味関心を共有しようと積極的に働きかけるようになる。幼児期には，乳児期に見られた養育者への愛着行動はさらに強まり，2〜3歳までは安心できる養育者から離れることの不安をもつが3歳を過ぎる頃には養育者との情緒的なつながりに守られながら少しずつ離れても安心して行動できるようになっていく。

　他の乳幼児との関係では，5〜7カ月頃には互いを意識することができ，1歳6カ月頃には自分と同じくらいの他の乳幼児に接近するようになる。2歳頃までは一緒にいても「ひとり遊び」や「並行遊び」が中心であるが，3〜4歳頃には他の子どもと遊ぶ「連合遊び」ができるようになる。子ども同士で共通の目標に向けた集団を形成し役割やルールに従って遊ぶ「協同遊び」ができるようになるのは5歳以降である。「連合遊び」や「協同遊び」は子ども同士のやりとりのなかで社会性が育まれる機会となる。

　社会性が育つとは，養育者との愛着形成を基

図3 乳幼児の社会性の発達

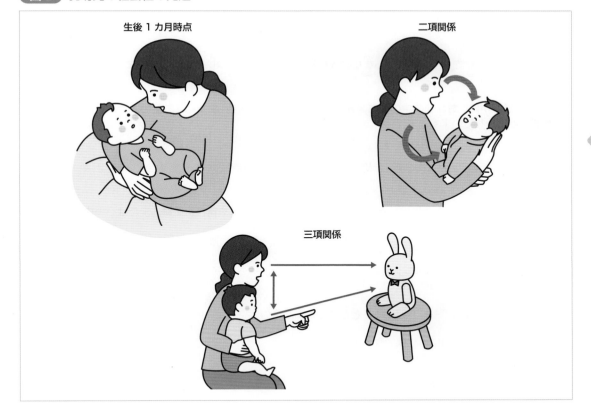

盤として，子どもが周りの人との関係のなかで，友だち関係を形成したり，集団のなかで役割を果たしたり，約束や決まりを守ったりすることができ，そのなかで，自分の感情を感じたり，我慢することができたり，他の人の気持ちに共感できるようになることである。このような乳幼児の社会性の発達につながる親子の関係性に関わる観察，アセスメントの視点としては，①健康診断（健診）などでの子どもの反応に対する親の言動（無関心，過干渉等），②あやし笑いにおける相互反応，③玩具を親に与えた際の子どもと親との相互反応（言語的，非言語的），④衣服着脱などを親に行ってもらい介助行動の適切さなどの行動，⑤計測の際など，親から離れたときの子どもの反応と親の反応，⑥その他，養育者の児の把握状況や母子健康手帳の記入状況などがあげられる。年齢に応じた情緒的な反応や社会性の発達をアセスメントすることによって，1人ひとりの発達状況に応じた親子の関

わりを支援していくことが重要である。

周産期におけるアセスメント

　周産期とは，妊娠後期（妊娠22週以降）から新生児早期（生後7日未満）までの期間であり，女性にとっては母親としての第一歩を，子どもにとっては人間としての第一歩を歩み始める時期である。母親が安心して児を育むことができるよう心身の健康と生活を支えることは地域における看護職の役割である。母親への育児支援の必要性をアセスメントするために次の3つの質問票が活用されている（表5〜7）。

　①育児支援チェックリスト

　　この質問票は育児を困難にする背景要因を総合的に評価するために用いられる。精神科既往歴やライフイベント，住居や育児サポート，夫や実母等との関係など育児環境要因を評価するための9つの質問で構成

表5 育児支援チェックリスト

名前 ＿＿＿＿＿＿＿＿＿＿＿　　　　　実施日　　年　　月　　日（産後　　日目）

あなたへ適切な援助を行うために，あなたの気持ちや育児の状況について以下の質問にお答え下さい。あなたにあてはまるお答えのほうに○をして下さい。

1. 今回の妊娠中に，おなかの中の赤ちゃんやあなたの体について，または，お産のときに医師から何か問題があると言われていますか？

（はい　　　　　　　　いいえ）

2. これまでに流産や死産，出産後1年間にお子さんを亡くされたことがありますか？

（はい　　　　　　　　いいえ）

3. 今までに心理的な，あるいは精神的な問題で，カウンセラーや精神科医師，または心療内科医師などに相談したことがありますか？

（はい　　　　　　　　いいえ）

4. 困ったときに相談する人についてお尋ねします。
　　①夫には何でも打ち明けることができますか？

（はい　　　　　　いいえ　　　　　　夫がいない）

　　②お母さんには何でも打ち明けることができますか？

（はい　　　　　　いいえ　　　　　　実母がいない）

　　③夫やお母さんの他にも相談できる人がいますか？

（はい　　　　　　　　いいえ）

5. 生活が苦しかったり，経済的な不安がありますか？

（はい　　　　　　　　いいえ）

6. 子育てをしていく上で，今のお住まいや環境に満足していますか？

（はい　　　　　　　　いいえ）

7. 今回の妊娠中に，家族や親しい方が亡くなったり，あなたや家族の親しい方が重い病気になったり事故にあったことがありましたか？

（はい　　　　　　　　いいえ）

8. 赤ちゃんが，なぜむずかったり，泣いたりしているのかわからないことがありますか？

（はい　　　　　　　　いいえ）

9. 赤ちゃんを叩きたくなることがありますか？

（はい　　　　　　　　いいえ）

（九州大学病院児童精神医学教室―福岡市保健所使用版より）

表6 エジンバラ産後うつ病質問票（EPDS）

> 本質問票は参考のため点数をいれたものであり，実際に使用する場合は記入していないものを用いる

名前
_____

実施日　　年　　月　　日（産後　　日目）

産後の気分についておたずねします。

最近のあなたの気分をチェックしてみましょう。今日だけでなく，過去7日間にあなたが感じたことに最も近い答えに○をつけて下さい。必ず10項目全部答えて下さい。

1) 笑うことができたし，物事のおもしろい面もわかった。
　（0）いつもと同様にできた。
　（1）あまりできなかった。
　（2）明らかにできなかった。
　（3）全くできなかった。
2) 物事を楽しみにして待った。
　（0）いつもと同様にできた。
　（1）あまりできなかった。
　（2）明らかにできなかった。
　（3）ほとんどできなかった。
3) 物事が悪くいった時，自分を不必要に責めた。
　（3）はい，たいていそうだった。
　（2）はい，時々そうだった。
　（1）いいえ，あまり度々ではなかった。
　（0）いいえ，全くなかった。
4) はっきりした理由もないのに不安になったり，心配したりした。
　（0）いいえ，そうではなかった。
　（1）ほとんどそうではなかった。
　（2）はい，時々あった。
　（3）はい，しょっちゅうあった。
5) はっきりした理由もないのに恐怖に襲われた。
　（3）はい，しょっちゅうあった。
　（2）はい，時々あった。
　（1）いいえ，めったになかった。
　（0）いいえ，全くなかった。
6) することがたくさんあって大変だった。
　（3）はい，たいてい対処できなかった。
　（2）はい，いつものようにはうまく対処しなかった。
　（1）いいえ，たいていうまく対処した。
　（0）いいえ，普段通りに対処した。
7) 不幸せなので，眠りにくかった。
　（3）はい，ほとんどいつもそうだった。
　（2）はい，時々そうだった。
　（1）いいえ，あまり度々ではなかった。
　（0）いいえ，全くなかった。
8) 悲しくなったり，惨めになったりした。
　（3）はい，たいていそうだった。
　（2）はい，かなりしばしばそうだった。
　（1）いいえ，あまり度々ではなかった。
　（0）いいえ，全くそうではなかった。
9) 不幸せなので泣けてきた。
　（3）はい，たいていそうだった。
　（2）はい，かなりしばしばそうだった。
　（1）ほんの時々あった。
　（0）いいえ，全くそうではなかった。
10) 自分自身を傷つけるという考えが浮かんできた。
　（3）はい，かなりしばしばそうだった。
　（2）時々そうだった。
　（1）めったになかった。
　（0）全くなかった。

（岡野禎治，村田真理子，増次聡子他：日本語版エジンバラ産後うつ病自己評価票 (EPDS) の信頼性と妥当性，精神科診断学，7（4），525-533，1996. を一部改変）

1　生活者である個人（対象者）のアセスメント　**117**

表7 赤ちゃんへの気持ち質問票

	本質問票は参考のため点数をいれたものであり，実際に使用する場合は記入していないものを用いる

名前 _____

実施日　　年　　月　　日（産後　　日目）

あなたの赤ちゃんについてどのように感じていますか？
下にあげているそれぞれについて，今のあなたの気持ちにいちばん近いと感じられる表現に○をつけて下さい。

	ほとんどいつも強く感じる	たまに強くそう感じる	たまに少しそう感じる	全然そう感じない
1) 赤ちゃんをいとしいと感じる。	（ 0 ）	（ 1 ）	（ 2 ）	（ 3 ）
2) 赤ちゃんのためにしないといけないことがあるのに，おろおろしてどうしていいかわからない時がある。	（ 3 ）	（ 2 ）	（ 1 ）	（ 0 ）
3) 赤ちゃんのことが腹立たしくいやになる。	（ 3 ）	（ 2 ）	（ 1 ）	（ 0 ）
4) 赤ちゃんに対して何も特別な気持ちがわかない。	（ 3 ）	（ 2 ）	（ 1 ）	（ 0 ）
5) 赤ちゃんに対して怒りがこみあげる。	（ 3 ）	（ 2 ）	（ 1 ）	（ 0 ）
6) 赤ちゃんの世話を楽しみながらしている。	（ 0 ）	（ 1 ）	（ 2 ）	（ 3 ）
7) こんな子でなかったらなあと思う。	（ 3 ）	（ 2 ）	（ 1 ）	（ 0 ）
8) 赤ちゃんを守ってあげたいと感じる。	（ 0 ）	（ 1 ）	（ 2 ）	（ 3 ）
9) この子がいなかったらなあと思う。	（ 3 ）	（ 2 ）	（ 1 ）	（ 0 ）
10) 赤ちゃんをとても身近に感じる。	（ 0 ）	（ 1 ）	（ 2 ）	（ 3 ）

（鈴宮寛子，山下洋，吉田敬子：出産後の母親にみられる抑うつ感情とボンディング障害，精神科診断学，14 (1)，49-57，2003. より）

されている。回答に対する詳細な聞き取りを，共感をもった傾聴の姿勢で行うことで育児支援の必要性を明らかにしていく。

②エジンバラ産後うつ病質問票（Edinburgh postnatal depression scale：EPDS）

この質問票は産後うつ病をスクリーニングするために開発され使用されている。質問票は10項目で，対象者自らが記入する自己記入式質問票である。各項目0，1，2，3点の4件法により，総合点9点以上で「うつの可能性が高い」と判断される。点数がついた質問項目については「どのような状況で起こるのか」「どのような気持ちが一番強いか」「ずっと続いているのか，時々なのか」など，丁寧に具体的に妊産婦の話を聞き支援につなげていくことができる。

③赤ちゃんへの気持ち質問票

この質問票は母親が子どもへ抱く気持ち（愛着）について把握するために1歳未満の子どもをもつ母親に実施する。質問は10項目で，赤ちゃんへの肯定的な気持ちから否定的な気持ちへの0，1，2，3点の4件法による。自己記入した回答の総合点は30点である。得点が高いほど子どもへの否定的な感情が強いことを示している。子どもに対する否定的な気持ちの強度や行動などを把握しリスク要因も含めて総合的に評価を行い，支援の必要性を判断する。

以上の質問票により支援の必要性を見出す視点をもって，地域で生活している親子との関係を丁寧に築きあげ，継続的に関わっていくことが看護職として求められる姿勢である。

学童期の特徴

学童期とは，幼児期以降（6歳頃）から第2次性徴があらわれる前まで（12歳頃）を指し，一般的には小学生の時期である。この時期は，子どもの他の年齢層と比較して罹患率が低く，心身ともに安定した時期である。主に学校生活が中心となり，友人との交流が増えて社会性が発達していき，集団への帰属意識や仲間意識が芽生え，自立が進んでいく時期でもある。また，身体の成長に伴い，神経系や骨・筋肉が発達し運動能力がさらに向上していく（表8）。

しかし近年では，少子化による地域での同年代の仲間の減少や室内遊びの時間の増加といった社会環境や生活様式の変化により，子どもたちの体力や運動能力が低下している。体力・運動能力の低下は，免疫力の低下や肥満などの身体面の問題だけではなく，意欲や集中力の低下といった精神面の問題にも影響を及ぼす。さらに，けがや事故を防ぐ能力にも深く関わってくるため，体力・運動能力の低下の原因（表9）を理解しておくことも大切であり，地域における健康増進活動の1つとして，子どもたちが安心して安全に身体活動が行える環境づくりやスポーツへの親しみが増えるようなプログラムの考案も望まれる。

学童期の成育をめぐる課題

学童期の成育上の課題には，善悪の判断や規範意識の形成，自己肯定感や他者への思いやりの育成などがある（表10）。これら課題の成育は家庭教育が基盤となっている。親の姿や行動を見て社会の決まりや振る舞いを習得していく。

しかし近年，核家族化，共働き家庭，ひとり親家庭の増加，地域のつながりの希薄化等，家庭を取り巻く環境が変わりつつあり，家庭教育を行ううえでの困難な現状がある。また，集団や社会のルールを守る態度，集団における役割の自覚や主体的な責任意識などは，地域社会のなかでも育てられていくものであるが，少子化，都市化，情報化などに伴い，地域や社会のありようが急激に変化し（表11），地域の教育力が低下しているのが現状である。つまり，地域における同年齢・異年齢の友人または大人たちとの関わりや，交流による多様な生活・社会体験，文化・自然体験等の機会が失われつつあり，地域社会のなかで子どもたちの育ちを支える場が減少している。

これらのことは，学童期の子どもへの成育にさまざまな影響を及ぼしている。例えば，子どもが基本的なしつけをされないままに小学校に入学し，集団生活の開始時点で問題があらわれる「小1プロブレム」がある。「小1プロブレム」は，小学校に入学した1年生が新しい環境に馴染めず，授業中に立ち歩く，先生の指示やルールに従って行動できない等，集団行動がとれない状態が続くことである[5]。その原因には，保育施設と小学校のギャップや発達障がい等による子ども自身の課題があげられるが，家庭や地域の教育力の低下も考えられる。また，社会規範の流動化により，親や教師，地域の大人が，よいことや悪いことについて，自信をもって指導できなくなっているケースも見受けられる。

学童期の健康問題とアセスメント

1. 学童期の行動上の問題

学童期の行動上の問題は，生物学的要因，個人的要因，社会・心理的要因，環境要因等，さまざまな要因が相互に作用して生じる（表12）。例えば，長期にわたる虐待によって反応性愛着障害となり，人に対して過度に警戒心や恐れを抱いたり，攻撃性等があらわれたりすることがある。

表8　学童期の成長発達の特徴

永久歯の萌出	永久歯の萌出は6歳頃から始まる。学童期は乳歯から永久歯への生え変わりの時期であるため，乳歯と永久歯が混在する。13歳頃には28本の永久歯が生えそろう。第3大臼歯(智歯)は17〜21歳頃に萌出するが，必ずしも生えそろうとは限らない。
より高度な運動機能の発達	筋肉・骨の成長と神経系の成熟に伴い，複雑かつ精緻な運動が可能となる。より細かい協調運動や複雑な全身運動ができるようになる。
遊び方の広がり	同年齢の友だちと仲良くしたり，共通の目標をもった組織をつくったり，ルールに沿って遊ぶことが増える。戸外遊びを好む。
道徳性の向上	仲間との生活や遊びを通して，ルールや規範の必要性を学んでいく。社会の一員としてどのように行動していけばよいのか考えながら，社会生活に必要な道徳性を学んでいく。
社会性・協調性の向上	学校や近所の友だちと遊ぶことが子どもの社会生活の中心となり，仲間との親密なつながりを求めるようになっていく。仲間集団のなかで，時にはケンカや仲間はずれも体験しながら社会性を発達させていく。集団生活の経験から協調性を学んでいく。
自立性・自律性の向上	小学校低学年ではまだ保護者への依存を必要としているが，小学校中学年頃には身の回りのことも自分でできるようになり，日常生活についてはほぼ自分で決定でき，行動できるようになる。
抽象的・論理的思考の発達	自己中心的な思考から抽象的・論理的な思考ができるようになる。しかし，論理的思考は具体的なもの，経験したことがあるものに限定される。

(丸光恵：学童，奈良間美保他：系統看護学講座専門分野Ⅱ　小児看護学①－小児看護学概論　小児臨床看護総論，第13版，pp.116-122，医学書院，2015.，西垣佳織：学童期の成長・発達に応じた看護，小林京子，高橋孝雄編：新体系看護学全書　小児看護学①－小児看護学概論／小児保健，pp.193-201，メヂカルフレンド社，2019.　を参考に作成)

表9　学童期における体力・運動能力の低下の原因

1. 塾などの学校外の学習活動が多く，遊ぶ時間が少ない
2. 外で遊べる場所が少ない
3. 安心・安全に外で遊べる場所がない
4. 地域に一緒に遊べる仲間がいない
5. 遊び方が変化している(戸外遊びから室内遊びへ，集団遊びから個・孤の遊びへ)
6. スマートフォンやゲーム・SNS (social networking service)の利用時間が長い
7. 偏った食事や睡眠不足等，生活習慣が乱れている

(文部科学省：3　子どもの体力の低下の原因，子どもの体力向上のための総合的な方策について(答申)，2002. https://www.mext.go.jp/b_menu/shingi/chukyo/chukyo0/toushin/021001.htm (最終アクセス/2022.1.16)，日本学術会議健康・生活科学委員会子どもの健康分科会：(8)　あそび，報告　日本の子どものヘルスプロモーション，pp.11-12, 2010.，スポーツ庁：3　児童生徒の生活習慣と体力・運動能力，令和元年度全国体力・運動能力，運動習慣等調査結果の概要について，2019. https://www.mext.go.jp/sports/content/20191225-spt_sseisaku02-000003330_1.pdf (最終アクセス/2022.1.16)を参考に作成)

表10　学童期の成育上をめぐる課題

小学校低学年	小学校高学年
1. 「人として，行ってはならないこと」についての知識と感性の涵養や，集団や社会のルールを守る態度など，善悪の判断や規範意識の基礎の形成 2. 自然や美しいものに感動する心などの育成(情操の涵養)	1. 抽象的な思考の次元への適応や他者の視点に対する理解 2. 自己肯定感の育成 3. 自他の尊重の意識や他者への思いやりなどの涵養 4. 集団における役割の自覚や主体的な責任意識の育成 5. 体験活動の実施など実社会への興味・関心をもつきっかけづくり

(文部科学省：子どもの徳育の充実に向けた在り方について(報告)，3. 子どもの発達段階ごとの特徴と重視すべき課題. https://www.mext.go.jp/b_menu/shingi/chousa/shotou/053/gaiyou/attach/1286156.htm (最終アクセス/2022.1.15)より作成)

表11　子どもの成育上の問題となる要因（社会の変化）

1. 社会規範の流動化・弱体化，価値観の多様化
2. 日本的な共同社会の変質，地域における人間関係の希薄化
3. 親の孤立，家庭の養育力・教育力の低下
4. 子どもの生活体験，自然体験等の機会の減少
5. テレビ，携帯電話・インターネット等の情報メディアの普及

（文部科学省：子どもの徳育に関する懇談会（第5回配布資料，参考資料2　各発達段階における子どもの成育をめぐる課題等について（参考メモ）［改訂］. https://www.mext.go.jp/b_menu/shingi/chousa/shotou/053/shiryo/attach/1285897.htm（最終アクセス/2022.1.15）より）

表12　学童期の行動上の問題

1. 虐待後の反応性愛着障害
2. 発達障がいの徴候：
   学習障害（learning disability：LD）
   注意欠陥・多動性障害（attention-deficit/hyperactivity disorder：ADHD）
   自閉症スペクトラム障害（autism spectrum disorder：ASD）
3. 反社会的問題行動：暴力，窃盗，いじめ，動物虐待など
4. 非社会的問題行動：不登校，ひきこもり，自傷行為，自殺など
5. 抑うつ傾向
6. 学校での孤立
7. 喫煙・飲酒・薬物乱用
8. 生活習慣の乱れ

（相澤仁編集代表：やさしくわかる社会的養護シリーズ3　子どもの発達・アセスメントと養育・支援プラン, p.28, 明石書店, 2014. を参考に作成）

また，発達障がいの1つである注意欠陥・多動性障害（ADHD）では，集中力がなく落ち着かない，順番待ちができない等の行動がみられる。自閉症スペクトラム障害（ASD）では，対人交流とコミュニケーションの質が偏っており，臨機応変な対人関係がうまく図れないことがある。これらが原因となり学校において孤立してしまう等，二次的な問題行動へとつながることもある。

問題とされる行動の背景には必ず理由があるため，なぜそのような行動をとるのか，要因となる状況を把握し，支援につなげていくことが大切である。子どもの行動上の問題に対して気づきの目を日常からもち，包括的にアセスメントする必要がある。

日常的なアセスメントの視点には，身体的な状態，学校や地域での様子，保護者との関係や家庭環境，遊びの様子があげられる（表13）。学童期は，生活の場が家庭から学校へ移る時期であり，対人関係が広がる時期でもある。この時期では多くの友人と出会い，遊びや学習を通してさまざまな体験をし，集団で過ごす方法を学んでいく。仲間意識が強くなり，いたずらや悪さをすることもあるが，これらは社会性を身につけていくための大切な発達過程であることを理解しつつ，行動上の問題を見極めていく必要がある。例えば，仲間との絆を深める一方で，仲間はずれやいじめが発生することも考えられる。行動上の問題は最小限に抑え，二次的な問題行動の予防へとつなげていくことが重要であるため，子どもの変化に気づく視点をもつことが大切である。さまざまな場面で見せる子どもの様子や状態を把握するためにも，家庭や地域・学校，専門機関との連携協働が欠かせない。

2.学童期の健康課題

学童期の健康課題は，表12の行動上の問題に加え，現代的な健康課題としてコンピューターやタブレット端末でのゲームやスマート

表13 学童期の子どもの日常的なアセスメントの視点

身体的な状態	身長・体重の伸び具合（身長・体重成長曲線，肥満度曲線を活用し成長の記録をとる） 第二次性徴の徴候，運動能力の発達の状態，疾病や疾患の有無
学校や地域での様子	小学校での適応状況 集団への参加の様子 学級担任をはじめとする教職員との人間関係 友人関係 学力 社会的スキル 逸脱行動の有無
養育者との関係，家庭環境	過干渉，過保護，支配，放任 勉強に対する過度な要求 虐待（身体的，心理的，性的，ネグレクト）
遊びの様子	遊び方の広がり，仲間遊びの様子

（増沢高：ワークで学ぶ 子ども家庭支援の包括的アセスメント―要保護・要支援・社会的養護児童の適切な支援のために，pp.62-63，明石書店，2020．を参考に作成）

フォンの普及による視力の低下，アレルギー疾患，肥満・痩身，摂食障害，ゲーム障害，メンタルヘルス，不登校，児童虐待，慢性疾患などがある。

学童期のメンタルヘルスとアセスメント

メンタルヘルスには，心理的ストレスや悩み，児童虐待や事件・事故・災害等による心身の不調，いじめ，不登校，ひきこもり，心身症など多岐にわたる。その要因には家庭，学校，危機発生に伴うものがある（表14）。例えば，家庭による要因では，親子問題や保護者の不仲等の保護者が関係するものや，兄弟・姉妹関係，習いごとでのトラブル等があげられる。学校による要因では，教員や同級生等の人間関係，勉強や成績等があげられる。危機発生による要因では，事件・事故等の発生時および発生後の被害や長期にわたる不安定な生活等があげられる。これらの要因が複合的に重なり合っている場合も少なくない。個人の性格が関連していることもある。また，子ども自身もストレスの原因がわからず，意識していないことも多い。子ども，家族，教職員から学校や家庭の様子，身体症状を聞き，原因を見極めていく必要がある。

メンタルヘルスに伴う学童期のサインのあらわれ方は，身体症状，精神症状，行動，対人関係（表15）とさまざまであり，これらのサインは同時にいくつか重なってあらわれることもある。また，これらのサインが長期化するとその後の成長や発達に大きな障がいとなることもあるため，子どものサインにいち早く気づき，学校と家庭が連携を図りながらすばやく対応していくことが重要である。必要時には医療保健機関，児童福祉施設と協働しながら，保護者および子どもの生活や環境を改善していくことが求められる。

ひきこもり・不登校

ひきこもりとは「様々な要因の結果，就学，就労，家庭外での交遊などの社会的参加をせず，6カ月以上家庭に留まっている状態」[6]である。不登校とは「病気などを除いた理由で学校を年に30日以上休んでいること」[6]である。ひきこもりや不登校は病気ではないが，統合失調症の陰性症状（感情の平板化，意欲の欠如，思考の貧困）により，ひきこもっている場合や，さまざまな不安障害，うつ病などで外に出られない

表14 学童期におけるストレスの要因

生活による要因	家庭による要因	親子問題，養育者の不仲，養育者の離婚・再婚，弟妹の誕生，兄妹の自立，弟妹・兄姉との比較，近親者の死，過度な叱責，不適切な育児，保護者の健康状態，転居，1人部屋への移行，習いごとでのトラブル　など
	学校による要因	いじめ，勉強，成績，部活動，友人関係，教師との関係，進級によるクラス替え，進学，転校，けが，病気　など
危機発生による要因	危機発生時	事件，事故，犯罪等による被害，火災，自然災害　など
	危機発生後	子ども自身の被害，家族の被害，生活基盤の喪失，長時間にわたる不安定な生活，友人関係の喪失，避難所生活　など

（文部科学省：学校における子供の心のケアーサインを見逃さないために，pp.10-23, 2014., 渡邉朋他：看護の現場ですぐに役立つ小児看護のキホン，p.46，秀和システム，2019. を参考に作成）

表15 学童期におけるメンタルヘルスに伴うサインのあらわれ方

身体症状	腹痛，嘔吐，下痢，便秘，発熱，頻尿，咳嗽，湿疹やかゆみ，脱毛，アレルギー症状（症状の悪化，新たな症状の出現），全身倦怠感，めまい，体重の増減，生理不順，食欲低下・増加　など
精神症状	感情の起伏が激しい，ふさぎこみ，無気力，学習意欲の低下，集中力の低下，不眠，イライラ，憂うつ感，夢見が悪い　など
行動	反応に乏しい，爪を噛む，歯ぎしり，チック，どもり，落ち着きがない，自傷行為，他害行為，登校しぶり，忘れ物が多い，生活リズムの乱れ，ひきこもり，偏食　など
対人関係	話したがらない，1人で過ごす時間が多い，友だちに避けられている，低学年の子どもとばかり遊ぶ，孤立している，対人トラブルが絶えない，いじめる，いじめられる　など

（文部科学省：教職員のための子どもの健康観察の方法と問題への対応，pp.9-19, 2009., 渡邉朋他：看護の現場ですぐに役立つ小児看護のキホン，p.47，秀和システム，2019. を参考に作成）

という場合もある[6]。不登校の場合，適応指導教室や教育相談所，フリースクールなどへの通学により，一定の要件を満たす場合には指導要録上，出席扱いとなる[7]。家族も不登校児やひきこもりの親の会などに参加し，社会とのつながりをつくることが大切である。

学童期における虐待の早期発見

2020（令和2）年度の全国の児童相談所における児童虐待相談対応件数は，20万5,044件に達し，過去最多となった。厚生労働省が統計をとり始めた1990（平成2）年度から30年連続で増加している。総数のうちの約1万5,000件は学校等からの相談によるもので，学校関係者が虐待の発見・対応にあたり，重要な役割を果たしている[8]。

学校において児童虐待が早期に発見される場面には，学級担任や養護教諭による日頃の健康観察や，水泳指導，健康診断などがある。健康診断は，身体測定や内科検診など各種の検診や検査が行われることから，それらを通して虐待が発見される機会となる（表16）。

学童期は，速く走る，高く跳ぶなど，複雑で高度な動きが可能となる一方で，不慮の事故による外傷の頻度も増す。外傷が事故によるものか，虐待によるものかを見極められることは重要である。基本的には，不慮の事故による外傷は骨張っているところ（額・鼻・顎・肘・膝など皮膚の直下に骨があって脂肪組織が少ない場所）に生じやすく，児童虐待による外傷は臀部や大腿内側など脂肪組織が豊富で柔らかいところ，頸部や腋窩などの引っ込んでいるところ，外陰部などの隠れているところに起こりやす

い[9]（図4）。

虐待を早期発見し，早期対応していくためには，「いつもと違う」「何か不自然」といった気づき（表17）が重要であり，子どもと親の様子を総合的に見ていく必要がある。

慢性疾患を抱えながら通学する子ども

医療技術の進歩により，慢性疾患や障がいのある子どもたちが在宅で過ごすようになってきており，学校においても医療的ケアを要する子ども（医療的ケア児）の在籍が増えてきている。医療的ケア児は，特別支援学校，小学校，中学校すべてで増加傾向にあり，特に小・中学校の増加率は特別支援学校を大きく上回る（表18）。小・中学校の数は特別支援学校よりもはるかに多いことから，今後も大きく増加することが予想される。

これに対応するために，文部科学省は「看護師等を十分確保し，継続して安定的に勤務できる体制を整備するとともに，各学校に医療的ケア児の状態に応じた看護師等の適切な配置を行うこと。また，各学校においては，看護師等を中心に教職員等が連携協力して医療的ケアに当たること」[10]という方針を定めた。これらは，医療ニーズの高い子どもたちの教育機会の確保や充実（図5）につながり，今後のインクルーシブ教育の拡充が期待される。一方，子どもの生命の安全を確保しながら適切な教育や支援を継

表16 健康診断における児童虐待の早期発見

身体計測	発育不良，不潔な皮膚，不自然な傷・あざ　など
耳鼻科検診（聴力検査）	外傷の放置，心因性難聴　など
眼科検診（視力検査）	外傷の放置，心因性視力低下　など
内科検診	不自然な傷・あざ，衣服を脱ぐことや診察を怖がる　など
歯科検診（歯科健康診断）	ひどいう歯，歯の萌出の遅れ，口腔内の外傷（歯の破折や粘膜の損傷等）の放置，口腔内の不衛生　など
事後措置状況	精密検査を受けさせない，何度受診勧告をしても受診させない　など

（日本学校保健会：子供たちを児童虐待から守るために―養護教諭のための児童虐待マニュアル，p.19，2014. より）

図4 身体的虐待と不慮の事故による外傷部位の相違

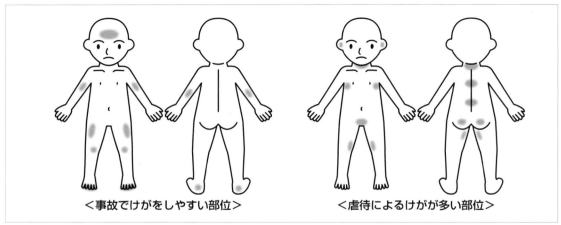

（文部科学省：養護教諭のための児童虐待対応の手引，p.22，2007. https://www.mext.go.jp/component/a_menu/education/detail/__icsFiles/afieldfile/2015/05/21/1233279_006.pdf （最終アクセス/2022.1.15）より）

表17 児童虐待の気づきの視点

子どもの身体にあらわれるサイン	不自然な外傷が見られる	・タバコやアイロンなど，人から受けたと思われる火傷が見られる ・指や腹などに紐の痕と見られるような傷痕がある ・傷の理由を子どもに尋ねても，口ごもったり，明らかに不合理な説明をしたりする ・短期間のうち，不自然な箇所のあざ，骨折，火傷を繰り返す
	以前に見られなかった行為・行動やその跡が見られる	・自傷行為や自傷行為の傷痕がある ・爪かみやチック症状などの行為・行動があらわれる
	服装・身なりにおかしな点が見られる	・汚れた服をいつまでも着ている ・身体がいつまでも汚れている ・服装において，他のきょうだいと極端な差異が見られる
	体格・身体の変化に不自然な点がある	・体格が明らかに劣っている ・体重の極端な増減等，以前になかったような身体の変化が見られる（長期休業期間の後など）
子どもの行動から	明らかな問題行動が現われる	・家出や徘徊等を繰り返す ・万引き等の問題行動を繰り返す ・不登校・理由のはっきりしない遅刻や欠席が目立つ
	放課後いつまでも学校に残りたがる。家に帰りたがらない	
	教職員との関係で，不自然な反応を見せる	・反応に乏しく，どこを見ているのかよくわからない眼差しで，元気がない ・叱られているときに話がきちんと聞けなかったり，まるで他人事のような態度をとったりする ・大人の神経を逆撫でするような言動をわざととることが多い ・指導時，過度に緊張し，まったく視線を合わせない ・教職員の顔色を極端にうかがったり，接触を避けたりしようとする ・教職員との人間関係がちょっとしたきっかけで急変する
	子ども同士の関係で，トラブルを生じやすい	・些細なことですぐに激怒したり，乱暴な行動を繰り返したりする ・友だちなどと意見が食い違ったとき，すぐに暴力・暴言に訴える ・極端に協調性がなく，周囲から孤立している
	以前と違った様子が見られる（時系列的な変化）	・最近，何事も意欲が乏しく，集中できず，学力面での急な低下が見られる ・以前に比べ，落ち着きがなく，すぐにわかるような嘘をついたりする
	その他	・動物をいじめたり，虐待したりする ・給食をがつがつ食べるなど，食べ物への強い執着がある ・学校への提出物がほとんど提出されない
養育者の様子	子どもとの関係	・殴るなど子どもに暴力を振るう。大きな声で怒る等，威圧的である ・話に矛盾があったり，不自然な言い訳をしたりする ・子どもに対して無関心。態度が冷たい ・子どもを放置して適切な世話をしない。病気やけがのときも，病院へ連れて行かない
	養育者・家庭の状況一般	・精神状態が不安定，いらだっている ・病気やアルコール・薬物依存がある ・生活のリズムが乱れていたり，家のなかが乱雑であったりする ・不衛生である ・経済状態について不安がある ・家族関係について不安がある ・親族・近隣とのつきあいがなく，孤立している

（次頁へつづく）

性的虐待の場合		・性的なことに極端に興味をもったり，極端に嫌ったりする ・急に性器への関心を見せるようになった ・年齢に不釣合いな性に関する知識をもっている ・不自然に性的な色彩を帯びた甘え方をしてくる ・絵画や作文などに性的関係・接触を暗示させるようなものが見われる ・服の着替えを極度に嫌がる ・他人の言動に過剰に反抗したと思ったら，同じ人に過度に依存したりといった「過剰な反抗と依存の両存」傾向が見られる ・自分の殻に閉じこもる ・自傷行為を行う

（文部科学省：第3章　学校生活での現れ，研修教材「児童虐待防止と学校」. https://www.mext.go.jp/component/a_menu/education/detail/__icsFiles/afieldfile/2012/09/28/1280720_4.pdf（最終アクセス/2022.1.15）より作成）

表18 公立学校に在籍する医療的ケアを要する子ども（医療的ケア児）等の推移

	平成27年度	平成30年度	増加率
特別支援学校	8,143人	8,567人	5.2%
小・中学校	839人	974人	16.1%

（文部科学省：令和元年度学校における医療的ケアに関する実態調査. https://www.mext.go.jp/content/20200317-mxt_tokubetu01-000005538-03.pdf（最終アクセス/2022.1.15）を参考に作成）

図5 学校において医療的ケアを実施する意義

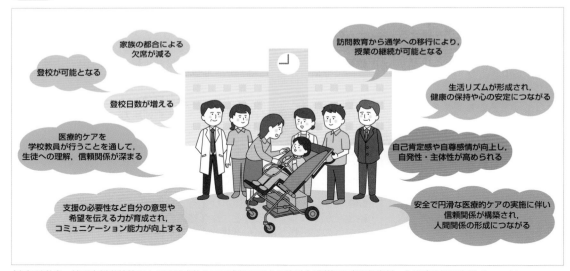

（文部科学省：特別支援学校等における医療的ケアの実施に関する検討会議（第2回）配付資料，北住委員提出資料. https://www.mext.go.jp/b_menu/shingi/chousa/shotou/087/shiryo/attach/1313327.htm（最終アクセス/2022.1.5）を参考に作成）

続していくために，今後とも学校教育機関や保健医療機関，福祉施設と協働のもと検討していくことが望まれる。

青年期・成人期は長く，青年期は学童期を終えた13〜18歳，成人期は18歳から高齢期を迎える64歳までと，実に50年を超える。

ハヴィガースト（R. J. Havighurst）によると[11]，青年期は，両親や他の大人から情緒的，経済的に独立し，職業を選択し結婚と家庭生活の準備をする時期であり，社会的に責任のある行動を求め，それを成し遂げる時期である。また，成人期は，配偶者を選び，子どもを育て，職業につき，中年期の生理的変化を受け入れ，それに対応する時期であり，年老いた両親に適応する時期である。また，大人としての市民的，社会的責任を達成する時期である。

このように，青年期・成人期は，自らの自立はもとより子どもの育成，老親の介護等，他世代にも責任を有する重要な時期である。一方，健康面では，生活習慣病，がん等の疾患の罹患率が増える時期であることから，社会的責任を果たしその後に続く高齢期を健康に過ごすためにも生活習慣病予防をはじめ心身の健康づくりが不可欠である。自己の健康を意識し，健康づくりを行えるよう看護を展開する必要があり，そのためのアセスメントは重要である。

身体的アセスメント

日本の主要死因別に見た死亡率（人口10万対）は，2020（令和2）年では1位が悪性新生物，2位が心疾患，3位が老衰，4位は脳血管疾患である[12]。年齢階級別に見ると，青年期・成人期は男女ともに加齢に伴い，悪性新生物，心疾患，脳血管疾患が増加している[12]（図6）。

この時期の死亡率が高い悪性新生物および心疾患，脳血管疾患に代表される生活習慣病に着目する。加齢とともに進行する様子を図7に示す。生活習慣病においては，不健康な生活習慣の蓄積により内臓肥満に高血圧・高血糖・脂質代謝異常が組み合わさることにより，心臓病

や脳卒中などになりやすい病態であるメタボリックシンドロームになり，さらに重症化し合併症を発症すると生活機能の低下や要介護状態となる。

身体的アセスメントのための情報収集としては，臨床の場と同様に，対象者を観察し声に耳を傾けて身体状況を把握することに加え，予防のための健康行動についても把握する必要がある。

がん予防および生活習慣病予防においては，1次予防である日常生活での健康な生活習慣と2次予防である健康診断およびがん検診受診，3次予防である医療機関受診やリハビリテーションといった健康行動が重要となる。青年期・成人期においては，これらの健康行動のアセスメントを行う。

アセスメントにあたっては，知識およびその必要性の認識の有無，実際の健康行動，健康行動をとらない場合の理由を踏まえる（表19）。

看護職としては，誰しもが日常生活のなかで1次予防，2次予防に取り組み，健康でQOL（quality of life：生活の質）の高い生活を送ることを願っている。しかし，健康な生活習慣を有することが健康につながることは周知のことと思われるが，不健康な生活習慣を有し，生活習慣病のイメージのように下流へ流れてしまう人々がいる。看護をするにあたり，その背景について生活者を取り巻く状況から理解する必要がある。

表20は世帯の所得別に世帯員の生活習慣等の状況を比較したものである[13]。食塩摂取量は，世帯の所得が600万円以上の世帯員に比較して，男性では200万円未満の世帯員で有意に少ない。また，歩数の平均値は，世帯の所得が600万円以上の世帯員に比較して，男性では200万円未満の世帯員で有意に少なく，女性では200万円未満，200万円以上400万円未満および400万円以上600万円未満の世帯員で有意

図6 性・年齢階級別に見た主な死因の構成割合（令和２年）

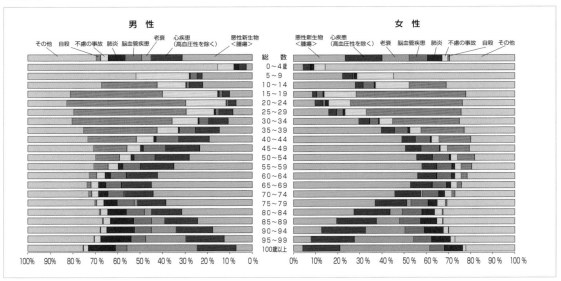

（厚生労働省：令和２年（2020）人口動態統計月報年計（概数）の概況. https://www.mhlw.go.jp/toukei/saikin/hw/jinkou/geppo/nengai20/dl/gaikyouR2.pdf（最終アクセス/2021.12.18）より）

図7 生活習慣病のイメージ

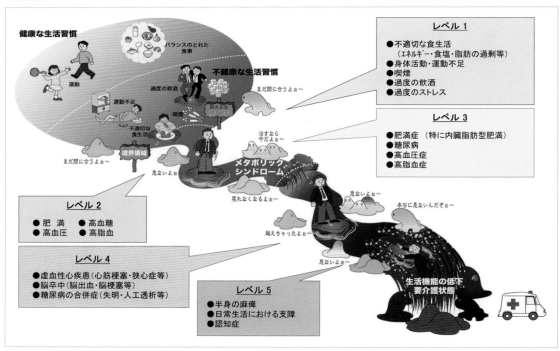

（厚生労働省生活習慣病対策室：厚生労働省のメタボ政策について，生活習慣病のイメージ. https://www.mhlw.go.jp/bunya/kenkou/seikatsu/pdf/ikk-a20.pdf（最終アクセス/2021.11.26）より）

表19　青年期・成人期における身体的アセスメントの視点

		1次予防	2次予防	3次予防
内容		健康な生活習慣	早期発見・早期治療 ・健診受診 ・がん検診受診	疾病の治療 重症化予防 合併症の発症予防
視点	知識	・健康な生活習慣に関する知識の有無	・健診・がん検診に関する知識の有無	・治療および重症化・合併症予防の知識の有無
	必要性の認識	・健康な生活習慣の必要性の認識の有無	・健診・がん検診の必要性の認識の有無	・治療および重症化・合併症予防の必要性の認識の有無
	実際の健康行動	・食生活 ・運動 ・休養	・健診・がん検診受診の有無 ・健診・がん検診結果の理解の有無	・治療の有無 ・治療および重症化予防・合併症予防の健康行動の有無
	理由	・健康な生活習慣を有さない理由	・健診・がん検診未受診の場合の理由	・健康行動を改善しない理由

表20　所得と生活習慣等に関する状況（20歳以上，男女別）

			①200万円未満		②200万円以上400万円未満		③400万円以上600万円未満		④600万円以上		①vs④	②vs④	③vs④
			人数	割合または平均値	人数	割合または平均値	人数	割合または平均値	人数	割合または平均値			
1.食生活	食塩摂取量の平均値	（男性）	281	10.5g	705	10.9g	537	11.1g	821	11.2g	★		
		（女性）	453	9.2g	802	9.3g	574	9.2g	900	9.3g			
	野菜摂取量の平均値	（男性）	281	253.9g	705	271.2g	537	301.2g	821	296.6g	★	★	
		（女性）	453	266.6g	802	264.4g	574	283.7g	900	278.5g			
	果物摂取量100g未満の者の割合	（男性）	281	64.4%	705	65.3%	537	62.7%	821	67.9%			
		（女性）	453	64.5%	802	56.3%	574	53.3%	900	55.7%	★		
2.運動	運動習慣のない者の割合	（男性）	179	66.4%	439	70.6%	285	66.3%	407	61.7%			
		（女性）	325	70.9%	534	76.5%	375	78.6%	560	63.1%			
	歩数の平均値	（男性）	253	5,327	653	6,751	522	7,243	798	7,015	★		
		（女性）	396	5,685	743	5,897	548	5,779	868	6,373	★	★	★
3.喫煙	現在習慣的に喫煙している者の割合	（男性）	337	34.3%	810	32.9%	613	29.4%	925	27.3%	★	★	
		（女性）	529	13.7%	911	9.6%	646	6.6%	1,001	6.5%			
4.飲酒	生活習慣病のリスクを高める量を飲酒している者の割合	（男性）	338	12.1%	809	15.3%	615	13.8%	927	19.2%	★	★	
		（女性）	528	6.6%	911	8.7%	645	15.6%	1,001	8.7%			
5.睡眠	睡眠で休養が十分とれていない者の割合	（男性）	338	16.4%	810	22.5%	615	20.0%	927	22.0%			
		（女性）	529	28.1%	910	20.9%	644	22.4%	999	20.2%	★		
6.健診	未受診者の割合	（男性）	337	40.7%	810	29.8%	615	19.20%	927	16.7%	★	★	★
		（女性）	528	41.1%	909	34.2%	644	36.8%	1,001	26.1%	★	★	★

（次頁へつづく）

			①200万円未満		②200万円以上400万円未満		③400万円以上600万円未満		④600万円以上		①VS④	②VS④	③VS④
			人数	割合または平均値	人数	割合または平均値	人数	割合または平均値	人数	割合または平均値			
7. 体型	肥満者の割合	(男性)	260	30.0%	660	30.8%	486	31.9%	732	32.0%			
		(女性)	431	18.5%	712	23.8%	518	28.1%	804	27.0%			
	やせの者の割合	(男性)	260	4.8%	660	5.1%	486	2.7%	732	2.2%		★	
		(女性)	431	9.0%	712	10.7%	518	11.4%	804	9.9%			
8. 歯の本数	歯の本数20歯未満と回答した者の割合	(男性)	334	30.2%	802	24.0%	612	21.3%	927	18.9%	★	★	★
		(女性)	529	29.8%	905	22.2%	643	16.6%	998	21.6%	★	★	

* 「運動習慣のない者」とは，「運動習慣のある者(1回30分以上の運動を週2回以上実施し，1年以上継続している者)」に該当しない者
* 「現在習慣的に喫煙している者」とは，喫煙の状況が「毎日吸う」または「時々吸う」と回答した者
* 「生活習慣病のリスクを高める量を飲酒している者」とは，1日あたりの純アルコール摂取量が男性で40g以上，女性20g以上の者とし，以下の方法で算出した
　　①男性：「毎日×2合以上」+「週5〜6日×2合以上」+「週3〜4日×3合以上」+「週1〜2日×5合以上」+「月1〜3日×5合以上」
　　②女性：「毎日×1合以上」+「週5〜6日×1合以上」+「週3〜4日×1合以上」+「週1〜2日×3合以上」+「月1〜3日×5合以上」
* 「睡眠で休養が十分とれていない者」とは，睡眠で休養が「あまりとれていない」または「まったくとれていない」と回答した者
* 「未受診者」とは，過去1年間の健診等を「受診しなかった」と回答した者
* 「肥満者」とはBMI 25.0以上の者，「やせの者」とは，BMI 18.5未満の者
(厚生労働省：平成30年国民健康・栄養調査報告. https://www.mhlw.go.jp/stf/seisakunitsuite/bunya/kenkou_iryou/kenkou/eiyou/h30-houkoku_00001.html (最終アクセス/2021.11.26)より)

に少ない。学歴，所得，職業階層などの社会経済地位の違いによって食生活や運動習慣などの違いが見られることが明らかになっている[14]。

生活意識を見ると(図8)，約2割が「たいへん苦しい」，約3割が「やや苦しい」と回答しており[15]，半数以上の世帯においてゆとりのない状況がうかがえ，表20に示されたような，健康な生活習慣のとりづらさにつながっていると考えられる。

がんや糖尿病，生活習慣病が重症化した心疾患や脳血管疾患，慢性腎臓病も，社会経済的地位が高い層に比べ，低い層に多いことが明らかになっている[14]。

がんや生活習慣病は，進行するまで無症状であることが多く，2次予防である健診やがん検診を受診することで身体のなかで起こっている変化に気づくきっかけとなる。しかし，表20で示したように，健診の未受診者割合は，世帯の所得が600万円以上の世帯員に比較して，男女ともに200万円未満，200万円以上400万円未満および400万円以上600万円未満の世帯員で有意に高い。また，図9からは，正規の職員・従業員に比べ，非正規の職員・従業員の健診受診率が低いことがわかる[16]。非正規の場合，受診のために休暇をとることで収入が減るなど，健診を安心して受けられる環境が整っていないことがその理由としてあげられる。

また，健診やがん検診を受診し，医療機関での治療が必要となったにもかかわらず，受診，すなわち3次予防につながらない人々がいる。仕事や介護等で時間や気持ちにゆとりのない人々，医療費が負担で受療を抑制する人々，結果の理解が難しい人々，医療機関受診に抵抗がある人々などである。

看護職は，表19に示した視点に加え，経済的な生活意識や就業形態，その他のさまざまな状況を踏まえてアセスメントすることにより，地域で生活する青年期・成人期の人々の実情に

図8 世帯の生活意識の年次推移

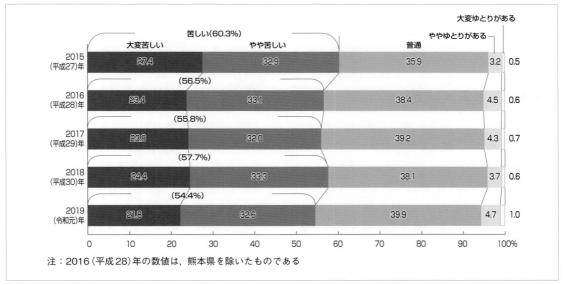

注：2016（平成28）年の数値は，熊本県を除いたものである

（厚生労働省：2019年国民生活基礎調査の概況. https://www.mhlw.go.jp/toukei/saikin/hw/k-tyosa/k-tyosa19/index.html（最終アクセス/2021.11.26）より）

図9 就業状況別に見た健診受診率の推移（男性）

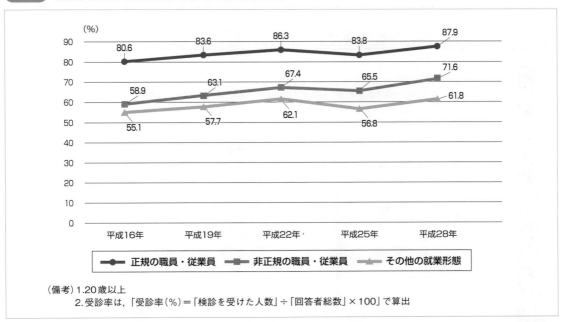

（備考）1. 20歳以上
2. 受診率は，「受診率（%）＝「検診を受けた人数」÷「回答者総数」×100」で算出

（内閣府男女共同参画局：男女の健康意識に関する調査報告書. https://www.gender.go.jp/research/kenkyu/health_ishiki.html（最終アクセス/2021.11.26）より）

応じた看護実践につながる。そのためにも，日本の健診およびがん検診の制度[17]や医療保険の制度等についての知識をもつことが必要である（図10）。

精神的アセスメント

悩みやストレスがある者の割合（図11）は，青年期から増加し，成人期で高くなっており，男性では約6割，女性では約5割を占めている[15]。また，気分（感情）障害（躁うつ病を含む）における有病率（図12）も同様に，青年期・成人期において高い[18]。これは，青年期・成人期は，自ら自立し職業や家族をもち，子どもや親にも責任を有する重要な時期であるという変化や役割の大きさに関係するものであるといえる。

年齢階級別の死因別死亡率では，図6に示したように10〜14歳では悪性新生物と並び自殺

が男女とも多く，男性は15〜34歳で自殺および不慮の事故，35〜44歳で自殺および悪性新生物，女性は15〜24歳で自殺および不慮の事故，25〜54歳で悪性新生物および自殺が多くなっている。自殺の原因，動機の割合が高いうつ病は，12カ月有病率（過去12カ月に経験した者の割合）は2.7％，生涯有病率（これまでにうつ病を経験した者の割合）は5.7％であり[19]，誰もがかかりうると考え，1次予防を重視する必要がある。また，うつ病患者の4人に3人は治療を受けていないことから，2次予防への支援も欠かせない。

このように，男女とも，青年期・成人期においては，悩みやストレス等のメンタルヘルス支援とうつ予防，自殺予防が重要な課題となる。

精神的アセスメントのための情報収集としては，臨床の場と同様に，五感を用いて対象者を観察し，また，悩みやストレスの有無，睡眠や

図10 日本の健診（検診）制度の概要

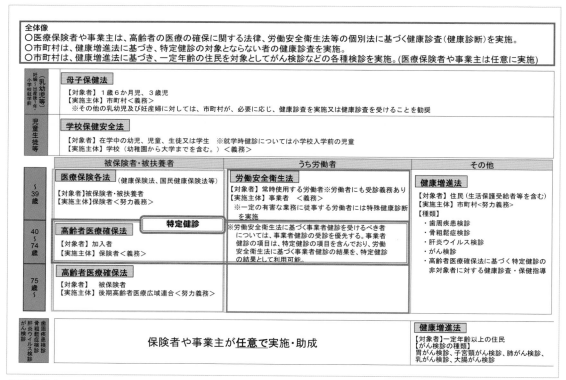

（厚生労働省：日本の健診（検診）制度の概要，2019. https://www.mhlw.go.jp/content/10601000/000511508.pdf（最終アクセス/2022.1.15）より）

図11 性・年齢階級別に見た悩みやストレスがある者の割合（12歳以上）

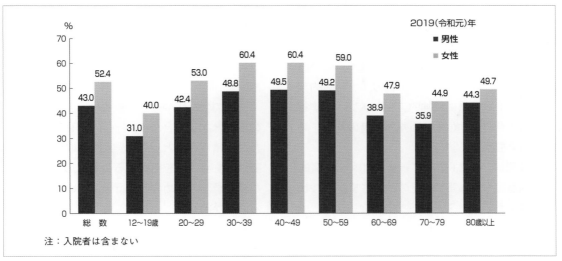

注：入院者は含まない

（厚生労働省：2019年国民生活基礎調査の概況. https://www.mhlw.go.jp/toukei/saikin/hw/k-tyosa/k-tyosa19/index.html（最終アクセス/2021.11.26）より）

図12 年齢階級別気分（感情）障害（躁うつ病を含む）における有病率および「病気の悩み・影響（うつ病）を原因・動機とする自殺死亡率の推移

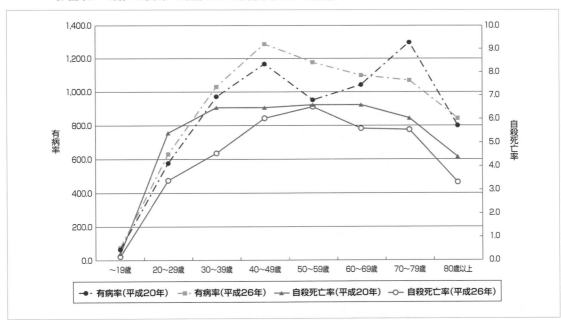

（厚生労働省：自殺対策白書. https://www.mhlw.go.jp/wp/hakusyo/jisatsu/16/index.html（最終アクセス/2021.11.26）より）

休養，相談できる相手の有無などを把握することに加え，予防のための健康行動についても把握する必要がある。

　うつ予防などのメンタルヘルスにおいては，1次予防であるメンタルヘルス不調の未然予防

と2次予防である早期発見・適切な対応，3次予防である医療機関受診といった健康行動が重要となる。青年期・成人期においては，これらの健康行動のアセスメントを行う。

　精神的な健康にも社会経済地位が関係する。

表20で示したように，睡眠による休養が十分にとれていない者の割合は，世帯の所得が600万円以上の世帯員に比較して，女性では200万円未満の世帯員で有意に高い。また，うつや自殺は，社会経済的地位が高い層に比べ，低い層に多いことが明らかになっており[14]，身体的アセスメントと同様に精神的アセスメントをする際にも社会経済地位といった対象者の背景を考慮する必要がある。

看護職は，表21に示す視点に加え，経済的な生活意識や就業形態，その他のさまざまな状況を踏まえてアセスメントすることにより，地域で生活する青年期・成人期の人々の実情に応じた看護実践につながる。

社会的アセスメント

厚生労働省がまとめた「令和2年版 厚生労働白書」[20]によると，世帯規模が縮小し，1世帯あたり人員は，2015年には2.33人まで減少している（図13）。単独世帯の婚姻関係を見ると，未婚は男女ともに40歳代では半数を超え，50〜64歳では男性では約半数を占める（図14）。暮らしのなかの人とのつながり・支え合いの状況では，子どもや孫がいる場合でもそのつきあい方は希薄化しており（図15），つきあいとして望ましいものとしては，「親戚」「職場の同僚」「隣近所の人」とのつきあい別に見ても，何かにつけ相談したり助け合えるような「全面的つきあい」は減少する一方で，「一応の礼儀を尽くす程度」の「形式的つきあい」が増加している（図16）。そのようななか，「日頃のちょっとした手助け」で頼れる人のいない者の割合は，いずれの世帯類型でも1割を超え，非高齢単独世帯では，男性は約4割，女性は約2割を占める（図17）。

交流の少なさや役割の喪失は，孤立や要介護の要因となることから，社会的アセスメントのための情報収集としては，家族構成や他者との交流，役割などを把握することに加え，社会的な孤立予防のための健康行動についても把握する必要がある。

社会的な孤立の予防においては，1次予防である孤立の未然予防と2次予防である早期発見・適切な対応，3次予防である生活機能の低下予防といった健康行動が重要となる。青年期・成人期においては，これらの健康行動のアセスメントを行う。

精神的な健康にも社会経済地位が関係する。高齢者において地域組織への参加や社会的サポート，趣味活動，閉じこもりは，社会経済的地位と関係することが明らかになっており[13]，社会的アセスメントをする際にも社会経済地位といった対象者の背景を考慮する必要がある。

看護職は，表22に示す視点に加え，経済的な生活意識や就業形態，その他のさまざまな状況を踏まえてアセスメントすることにより，地域で生活する青年期・成人期の人々の実情に応じた看護実践につながる。

表21 青年期・成人期における精神的アセスメントの視点

	1次予防	2次予防	3次予防
内容	メンタルヘルス不調の未然予防	早期発見・適切な対応	疾病の治療 重症化予防 再発予防
視点	・睡眠 ・休養 ・ストレスへの対処能力 ・周囲のサポート	・メンタルヘルス不調の相談の有無 ・メンタルヘルスに関する受診の有無	・メンタルヘルスに関する治療の有無 ・治療および重症化予防・再発予防の健康行動の有無

図13 世帯人員数別世帯構成と1世帯あたり人員の推移

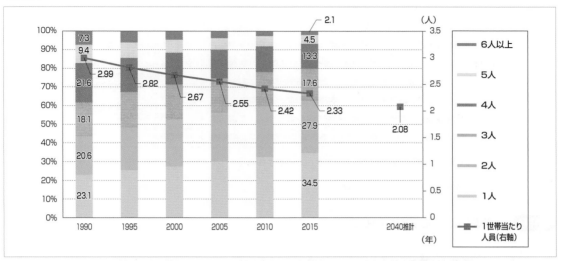

資料：2015年までは総務省統計局「国勢調査」，2040年推計値は国立社会保障・人口問題研究所「日本の世帯数の将来推計（全国推計）」（平成30年推計）による

図14 単独世帯の婚姻関係（2015年）

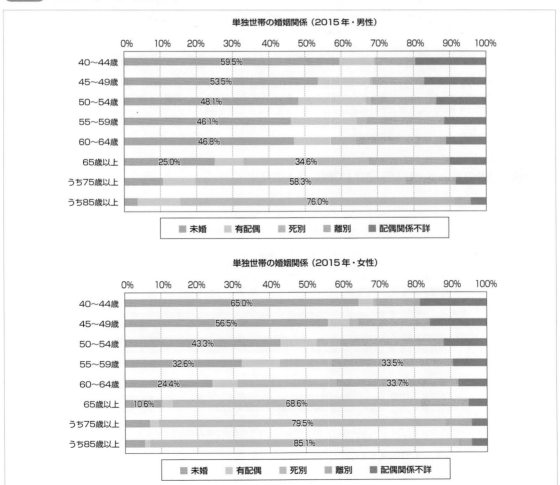

資料：総務省統計局「国勢調査」

図15 子どもや孫とのつきあい方にかかる意識の推移

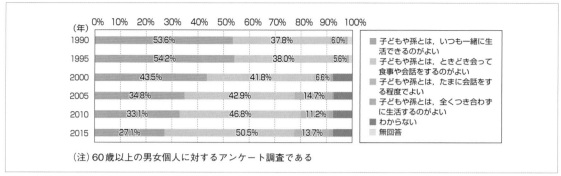

（注）60歳以上の男女個人に対するアンケート調査である

資料：内閣府「高齢者の生活意識に関する国際比較調査」

図16 つきあいとして望ましいもの

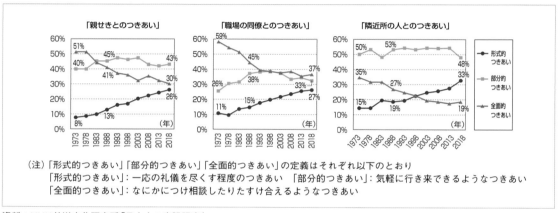

（注）「形式的つきあい」「部分的つきあい」「全面的つきあい」の定義はそれぞれ以下のとおり
　　「形式的つきあい」：一応の礼儀を尽くす程度のつきあい　「部分的つきあい」：気軽に行き来できるようなつきあい
　　「全面的つきあい」：なにかにつけ相談したりたすけ合えるようなつきあい

資料：NHK放送文化研究所「日本人の意識調査」

図17 「日頃のちょっとした手助け」で頼れる人の有無

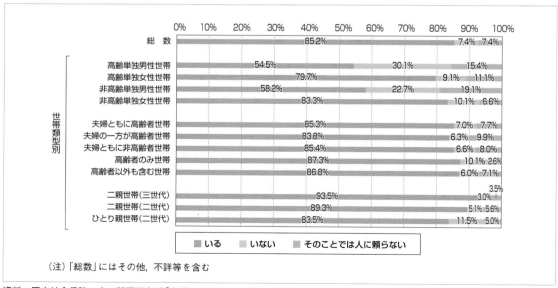

（注）「総数」にはその他，不詳等を含む

資料：国立社会保障・人口問題研究所「生活と支え合いに関する調査」（2017年7月）

表22 青年期・成人期における社会的アセスメントの視点

	1次予防	2次予防	3次予防
内容	孤立の未然予防	早期発見・適切な対応	生活機能の低下予防
視点	・家族構成 ・他者との交流 ・役割 ・社会参加 ・周囲のサポート	・孤立に関する相談の有無 ・ひきこもり，閉じこもりの有無	・ひきこもり，閉じこもりによる生活機能低下およびQOL低下予防の健康行動の有無

COLUMN 特定健診・特定保健指導

　「健診」のなかで，40歳から74歳までの人を対象としたものが図10の赤枠で示す「特定健診（特定健康診査）」である。特定健診は，2008（平成20）年に施行された高齢者の医療の確保に関する法律（高齢者医療確保法）に基づき，生活習慣病予防のためにメタボリックシンドロームに着目して保険者が実施主体となり実施されている。特定健診の結果，生活習慣病の発症リスクが高い人を対象に行われる健康支援が特定保健指導である。

　生活習慣病は自覚症状なく進行するため，年に1回，特定健診を受診することで，自身の身体の状態を知って健康な生活習慣を行うきっかけとなり，また，生活習慣病の早期発見・早期治療につながる（図18・19，表23）。

図18 特定保健指導の判定

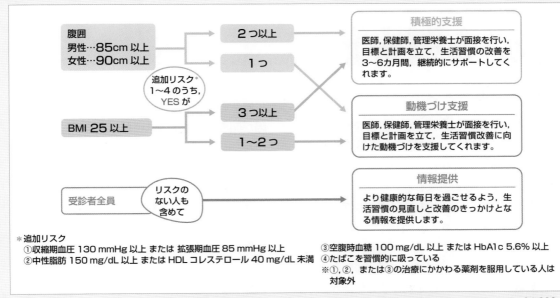

＊追加リスク
①収縮期血圧 130 mmHg 以上 または 拡張期血圧 85 mmHg 以上
②中性脂肪 150 mg/dL 以上 または HDL コレステロール 40 mg/dL 未満
③空腹時血糖 100 mg/dL 以上 または HbA1c 5.6% 以上
④たばこを習慣的に吸っている
※①，②，または③の治療にかかわる薬剤を服用している人は対象外

（厚生労働省：e-ヘルスネット，特定保健指導の実際. https://www.e-healthnet.mhlw.go.jp/information/metabolic/m-04-002.html（最終アクセス2022.1.4）より）

図19 特定健診・特定保健指導の流れ（保険者が市区町村となる国民健康保険の一例）

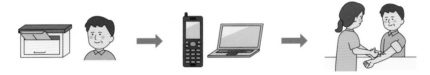

①特定健診の案内（受診券等）が届く　②予約をする　③特定健診を受診する（場所：医療機関もしくは集団健診会場）

④特定健診の結果が届く　⑤特定保健指導の案内が届く　⑥特定保健指導を利用する（積極的支援・動機づけ支援に該当した場合）

表23 特定健診の項目

基本的な項目	既往歴（服薬歴，喫煙習慣を含む） 自他覚症状（理学的所見） 身長・体重・腹囲・BMI 血圧 血液検査（肝機能，脂質，血糖） 尿検査（尿糖・尿蛋白）
詳細な項目	心電図・眼底・貧血・クレアチニン

04 高齢期

身体的アセスメント

　高齢期にある人には，生活に影響を及ぼしうる身体的特徴がある。高齢期にある人の身体的健康状態を捉えるには，この特徴を考慮したアセスメントが必要となる。

　図20は，ある高齢者の様子を描いている。薄毛，白髪，顔の皺やしみ，円背などが見てとれる。高齢期の特徴の1つに「老化」という現象がある。老化とは，成熟期以降，加齢とともに各臓器の機能やそれらを統合する機能が低下し，恒常性を維持することができず，最終的に死に至る過程である[21]。老化には，程度の差は

あるがすべての人に不可逆的に起こる生理的老化と，すべての人ではないが遺伝要因や環境要因が関与し，老化の過程が著しく加速されて起こる病的老化がある（表24）。図20の高齢者に見られる白髪や皺は，生理的老化の特徴である。高齢者の身体諸機能の低下や健康状態は，生理的老化に加え，複数の疾患をもつことも少なくないため，個人差が大きくなる。

　次に，生活行動に着目してみる。本項では，特に食事と排泄に着目して，どのようにアセスメントするのかを考えてみたい。

　食事に関する情報として，まず栄養状態に関することがある。指標の1つに総蛋白量やアル

図20 高齢者の特徴

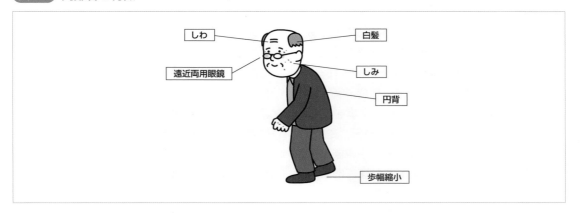

表24 生理的老化と症状および病的老化

	生理的老化	症状	病的老化
呼吸器	残気量増加, 肺活量減少, 気管支粘膜線毛運動低下	運動時の息切れ, 痰の増加・喀出困難	
循環器	心筋収縮力低下, 血管弾力性低下	収縮期血圧上昇	
神経	神経伝達速度の遅延, 神経細胞数の減少	行動の反応が遅延, 動作緩慢, 重心動揺	
腎・泌尿器	糸球体濾過量減少, 骨盤底筋群の脆弱化, 前立腺肥大	薬物の排泄機能低下, 残尿, 頻尿, 尿失禁, 排尿時間延長	尿失禁, 排尿障害
運動器	骨量・骨密度低下, 筋肉量低下, 軟骨や関節の変形	骨折しやすい, 筋力低下, 円背	ロコモティブシンドローム, 骨粗鬆症, 骨折, サルコペニア
消化器	咀嚼・嚥下機能低下, 舌骨・喉頭下垂, 蠕動運動低下, 腸内フローラの変化, 唾液分泌量低下	誤嚥リスクの増大, 便秘, 消化吸収力低下	摂食・嚥下障害, 低栄養, 食欲不振
内分泌	各種ホルモン分泌低下	筋力・運動能力低下, 性能力低下	
感覚器	水晶体の混濁・硬化, 虹彩の弾力性低下, 網膜神経細胞減少, 眼瞼下垂, 内耳の有毛細胞減少, 蝸牛神経細胞減少, 嗅細胞減少	色の識別能低下, 近視力低下, 視野縮小, 聴力低下, 語音弁別機能低下, 嗅覚閾値の低下	白内障, 視力障害, 難聴
皮膚・毛髪・爪	表皮の菲薄化, 皮膚の水分保持能力低下, 感覚神経, 繊維数の減少, 爪床への血流減少, 皮膚血管運動低下	皮膚の脆弱化, 温痛覚の閾値上昇, 白髪 薄髪, 皺, しみ, 爪の肥厚, 体温調節機能低下	体温低下, 脱水
造血器・免疫	免疫機能の低下		易感染状態
ホメオスタシス（恒常性）	身体諸機能とそれを統合する機能の低下	適応力・回復力の低下	

ブミンなどの血液データがあるが，これは病院での検査によって得られる情報である。自宅にいて得られる情報にはどのようなものがあるだろうか。食欲，体重，筋肉量，皮膚の乾燥状態，浮腫などは問診，視診，触診で得られる。また，栄養をとるという点では，摂食・嚥下機能のアセスメントも重要である。食事をとる一連の動作，口腔内の状況，食事時間，姿勢，食物の咀嚼時間について嚥下の様子や家族から情報を得る。より精査が必要であれば，喉頭隆起と舌骨に検者の指を当て，喉頭隆起の上下動を確認しながら，30秒間に唾液を何回嚥下できるかをみる「反復唾液嚥下テスト（RSST）」，冷水3 mLを口腔内に入れ嚥下をしてもらい，嚥下動作に伴うむせ込みや呼吸状態，声の変化を確認する「改訂水飲みテスト」を実施する。

また，食事には，長い人生のなかでの習慣や嗜好，食べる環境も関連する。食事を見て内容を知る視覚，匂いや味を感じる嗅覚，味覚などの感覚機能も生きていくうえでは大切な身体機能の1つである。高齢者では近視力（図21）の低下や，視野（図22）の縮小，嗅覚や味覚の低下，温痛覚機能の低下により食行動に影響を及ぼすことがあるため，感覚機能のアセスメントは重要である。加えて，生活行動における食事という点では，食事の準備や片付け，ゴミ捨てといった行動も把握する必要がある。

排泄については，一連の動作から考えてみよう。日中であれば何かの作業中に，夜間であれば睡眠中に尿意や便意を感じ，トイレの場所を確認して移動し，ドアを開閉する。下衣を下ろして排泄の姿勢をとり，その姿勢を保持しながら排尿・排便をする。そして，衣服をもとのように整え，水を流し，トイレから出て手を洗い，もとの場所へ戻る。一連の動作から，移動や姿勢の維持など運動機能やバランス調整などのアセスメントが必要であると理解できる。高齢者では，筋力低下や関節の変形によるつまずき，自律神経機能低下による起立性低血圧，身体の平衡を維持する機能の低下によるふらつきが生じることがある。起立や歩行時の様子を見る

こと，徒手筋力テストや関節可動域測定，time up ＆ go test（図23）などでこれらの機能をアセスメントする。

排泄機能の視点では，高齢者は，生理的老化である骨盤底筋群の脆弱化や尿道括約筋の筋力低下によって尿失禁が生じやすくなり，腸内細菌叢の変化により便秘を起こし，前立腺の肥大によって残尿が増え，尿漏れを生じることがある。しかし，排泄にまつわることは羞恥心や人としての尊厳に関わることであるため，不具合を表出せずに自分で対処しようとする高齢者も少なくない。このことに十分配慮し，情報を得てアセスメントをする必要がある。

高齢期にある人への身体的アセスメントでは，他の発達段階にある人と同様に，主観的情報とそれを得るための問診，視診，触診，打診により，身体機能の状態を系統的に把握してアセスメントする。そして，その身体機能が生活の動作や行動にどう影響しているかをアセスメントする。加えて，高齢者への診察・アセスメントの際に留意すべきことがある。

①高齢者は，長い時間をかけて機能が低下しているため，その経過において状況に順応していることがあり，個人が大切にしている生活に支障が及ばない限り，機能低下の症状を強くは訴えないことがある。また，身体に何らかの異常が生じている場合でも，息苦しさや痛み，気分不快感を強く訴えないことがあり，発熱しても高熱になりにくいなど明確な症状があらわれにくいことがある。元気がない，ボーッとしているなど，平常時とは異なる状態に気づき，異常を推測することが求められる。

②高齢者では複数の疾患により，内服薬の量や種類が多くなり，多種類の薬を異なる量で異なる時間に内服するということも少なくない。服薬管理には，適切な時間に，必要な薬を確認して準備する視覚や認知機能，薬剤シートから薬を取り出して口へ運ぶといった指先の巧緻性が関わるが，高齢者ではこれらの機能が少なからず低下して

図21 近視力測定

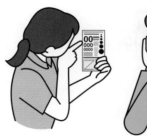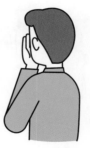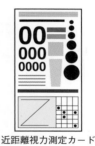

近距離視力測定カード

①適度な明るさがある場所で，被検者から近視力測定カードまで約30cmの距離を置く。

②片目を測定する場合は片目をふさいでもらい，両目で測定する場合は両目で測定する。

③眼鏡を使用している場合は，眼鏡「あり」と「なし」で測定する。

③大きい文字や記号から順に読んでもらい，2つ続けて読めなかった行の直上の行の大きさを近視力とする。新聞や雑誌など，身近にあるものを使用しても評価できる。

（小野田千枝子監：実践！フィジカルアセスメント，改訂第3版，p.53，金原出版，2008．を参考に作成）

図22 視野検査

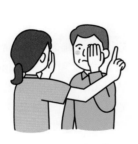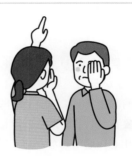

①対象者と約60cmの距離をとって向き合い，同じ側（被検者の右眼を検査する場合は検者の左眼）の目をふさぐ。

②対象者に，指を上下左右に動かすが，指ではなく自分の眉間を見ているよう伝える。検者も同じように対象者の眉間を見る。

③目を塞いでいないほうの手を，両者の中間の位置で上下左右に動かし，各場所で手または指が見えているかどうかを確認する。
手は検者が見える最遠の位置に置き，その位置で見えない場合は，少しずつ近づけて見える位置を確認する。日常生活動作をみることでも推測できる。

（小野田千枝子監：実践！フィジカルアセスメント，改訂第3版，p.54，金原出版，2008．を参考に作成）

いる。疾患など健康障がいをもち，治療をしつつ自宅で暮らすために薬の管理は重要であり，適切に服薬管理ができるよう高齢者の自己管理状況を把握する必要がある。加えて，身体諸機能の低下が薬物動態に影響し，薬物作用の遷延や効果や副作用が強くあらわれることがあるため，服薬の内容と状況をあわせてアセスメントする必要が

ある。

③高齢者では，老化といった身体機能の全般的低下が見られるため，その低下によるリスクに着目しがちになる。しかし，リスクに着目していると，対象者が望む生活をかなえることが難しくなる。排泄のところで「ふらつき」についてふれたが，このことだけに着目すると，「1人でトイレまで

図23 time up & go test

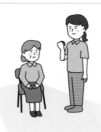

下肢筋力，バランス，歩行能力，易転倒性など日常生活との関連性が高い検査
①椅子に深く座り，背筋を伸ばした状態で手を膝の上に置いた状態，または手を肘かけに置いた状態からスタートする。
②座位から起立し，無理のない速さで歩き，3m先の目印で折り返して戻り，椅子に同じ姿勢で座るまでの時間を測定する。
13秒以上で歩行機能が低下している可能性があり，転倒リスクが高まるとされる。

（鳥羽研二編著：高齢者の生活機能の総合的評価，新興医学出版社，pp.115-117，2010.　を参考に作成）

歩いて行ける」力を見逃したり，抑えてしまったりする可能性がある。看護師として，老化など身体的健康状態について理解するとともに，対象者がもつ力にも着目して，その力を引き出し，活用しながら，対象者が望むように暮らすことへの支援を考えることが重要である。

日常生活行動（日常生活能力）の アセスメント

日常生活がどのくらい自立しているかを全体的に捉える方法として，食事，移乗，歩行，排泄などの基本的日常生活動作（basic activities of daily living：BADL）の評価，電話や買い物，金銭管理など社会のなかで生活するために必要な行動である手段的日常生活動作（instrumental activities of daily living：IADL）の評価がある。いくつかのツールがあり，それぞれ訓練室等で「できる・できない」という能力を評価するもの，実際の日常生活で「している・していない」を評価するものがある。ここ

では，BADLの「しているADL」を評価する機能的自立度評価表（Functional Independence Measure：FIM）（表25），IADLの「している・できるADL」を評価する老研式活動能力指標（表26）を示す。

FIMは，食事・整容・排泄・移乗・移動など運動項目とコミュニケーションなどの認知項目の18項目を7段階で評価し，得点が高いほど自立度が高くなる。老研式活動能力指標は高齢者の生活全般を捉えるために開発されたもので，「手段的自立」の項目に加え，「知的能動性」と「社会的役割」を加えている。

精神的アセスメント

高齢期にある人は，加齢に伴う外観の変化など身体諸機能の変化，社会的役割や家庭での役割の喪失，配偶者や友人の死など衰退や喪失を少なからず体験する。この体験が精神機能に負の影響を及ぼすと，自尊心の低下，気力低下，抑うつ，孤独感，ひきこもりなどの状態を引き起こす可能性がある。これらの兆しとして活動

表25 機能的自立度評価表（FIM）

運動項目		
セルフケア	食事	食器から口へ運び咀嚼し嚥下する
	整容	口腔ケア，整髪，手洗い，洗顔，髭剃り，化粧
	入浴	背部を除く身体を洗う・拭く
	更衣（上半身）	衣服の取り出し，腰より上の衣服の着脱，義肢装着
	更衣（下半身）	衣服の取り出し，腰から下の衣服の着脱，義肢装着
	トイレ動作	衣服の着脱，排泄後会陰部を清潔にする
排泄コントロール	排尿コントロール	タイミングよく排尿する，器具やパット，薬物管理
	排便コントロール	タイミングよく排便する，パットや薬物管理
移乗	ベッド・いす・車いす	起立を含む移乗動作
	トイレ	便器への移動と便器からの移動
	浴槽・シャワー	浴槽への出入り，シャワー浴のためのいすへの移乗
移動	歩行・車いす	屋内で50 m以上歩行，車いす移動
	階段	屋内で12 〜 14段の階段昇降
認知項目		
コミュニケーション	理解	聴覚または視覚による情報の理解
	表出	言語的または非言語的に伝えようとする情報が伝わる
社会的認知	社会的交流	他者と交流し折り合いをつけていく
	問題解決	日常生活上の問題解決，判断力
	記憶	日常生活上で必要な情報の記憶

【評　価】

		介助者	どのくらいの介助が必要か
7	完全自立	不要	完全自立
6	修正自立	不要	時間がかかる，装具や自助具が必要，投薬あり安全への配慮が必要
5	監視・準備	必要	監視・準備・指示・促しが必要
4	最少介助	必要	75％以上自分で行う
3	中等度介助	必要	50％以上75％未満自分で行う
2	最大介助	必要	25％以上50％未満自分で行う
1	全介助	必要	25％未満のみ自分で行う

（道免和久，千野直一，才藤栄一他：機能的自立度評価法（FIM），総合リハビテーション，18（2），627-629，1990. より作成）

低下，他者との関わりの減少，食欲低下，物事への関心の減少などがあるため，表情や行動の変化，経験の内容などの情報を得てアセスメントする。また，これまでのストレス対処法を知ることも支援の手がかりとなる。

認知機能も加齢に伴い低下する。認知機能には記憶，見当識，判断，計算などがあり，高齢者では記憶機能が低下するため，物忘れが見

表26　老研式活動能力指標

		項目		はい	いいえ
手段的自立	1	バスや電車を使って1人で外出できますか		はい	いいえ
	2	日用品の買い物ができますか		はい	いいえ
	3	自分で食事の用意ができますか		はい	いいえ
	4	請求書の支払いができますか		はい	いいえ
	5	銀行預金・郵便貯金の出し入れが自分でできますか		はい	いいえ
知的能動性	6	年金などの書類が書けますか		はい	いいえ
	7	新聞を読んでいますか		はい	いいえ
	8	本や雑誌を読んでいますか		はい	いいえ
	9	健康についての記事や番組に関心がありますか		はい	いいえ
社会的役割	10	友だちの家を訪ねることがありますか		はい	いいえ
	11	家族や友だちの相談に乗ることがありますか		はい	いいえ
	12	病人を見舞うことがありますか		はい	いいえ
	13	若い人に自分から話しかけることがありますか		はい	いいえ

* 「はい」を1点として13点が満点である

（古谷野亘，柴田博，中里克治他：地域老人における活動能力の測定—老研式活動能力指標の開発，日本公衆衛生雑誌，34（3），109-114，1987．より）

られるようになるが，一般に生活を脅かすほどではない。しかし，一度獲得した知的機能が持続的に衰退し自立した生活が困難になると，認知症の可能性あり，と判断される。認知機能を評価し，認知症の疑いがあることを把握する方法として，国際的に活用されているMMSE（Mini Mental State Examination）（表27）と，日本で頻用されている改訂長谷川式簡易知能評価スケール（Hasegawa Dementia Rating Scale-revised：HDS-R）（表28）がある。

MMSEは，認知機能11項目で構成され，30点満点中23点以下を認知症の疑いありとする。HDS-Rは，認知機能9項目で構成され，30点満点中20点以下を認知症の疑いありとする。ただし，いずれも点数だけで判断するのではなく，各項目で問われる認知機能を把握することが大切である。答えられない場合は自尊心を損なう可能性もあるし，対象者の負担になる作業でもあることに留意して実施する必要がある。

さらに，これらの質問式評価を実施するにあたり，注意すべきことがある。高齢期にある人は，老化により感覚機能が低下していることが多い。例えば，難聴があると，質問が聞き取りにくく，答えに時間がかかることがある。記憶の想起に時間がかかることもあり，思考して答えを出すことや話をするペースも個人によってさまざまである。また，視野狭窄があると，隣で語りかけても視野に入らず，自分へ話しかけていることに気づかない場合もある。このような状況にあると，認知機能に障がいはなくても認知症と捉えてしまう可能性がある。高齢者とのコミュニケーションでは，必ず対象者の視界に入り，ペースに配慮して話し，聞くことが大切である。加えて，高齢者とのコミュニケーションは，それ自体が，高齢者の感覚機能や認知機能をアセスメントすることにもなる。やりとりを繰り返しながら，その人のペースや感覚機能，認知機能を正しく評価するよう努めることが重要である。

表27 MMSE

	質　問	回　答	得　点	何を調べているか
1（5点）	今年は何年ですか	年	0　1	日時に関する見当識
	今の季節は何ですか	春・夏・秋・冬	0　1	
	今日は何曜日ですか	曜日	0　1	
	今日は何月何日ですか	月	0　1	
		日	0　1	
2（5点）	ここは何県ですか	県	0　1	場所に関する見当識
	ここは何市ですか	市	0　1	
	ここは何病院ですか	病院名	0　1	
	ここは何階ですか	階	0　1	
	ここは何地方ですか	地方名	0　1	
3（3点）	相互に無関係な物品名3個を1秒間に1個頭突きかせ，それをそのまま復唱させる。正答1つにつき1点。誤答があれば6回まで繰り返し，回数を記録する。	回数	0　1　2　3	3単語の即時再生
4（5点）	100から順に7を引く（5回まで）正答1つにつき1点。あるいは「フジノヤマ」を逆唱させる。	マ・ヤ・ノ・ジ・フ	0　1　2　3　4　5	計算
5（3点）	設問3で提示した物品名を再度復唱させる。		0　1　2　3	3単語の遅延再生
6（2点）	（時計を見せながら）これは何ですか？（鉛筆を見せながら）これは何ですか？		0　1	物品の呼称
7（1点）	次の文章を繰り返す。「みんなで力を合わせて綱を引きます」		0　1	文章復唱
8（3点）	（3段階の命令）「右手にこの紙を持ってください」「それを半分に折りたたんでください」「それを私に渡してください」		0　1	聴覚情報の理解と実行能力
9（1点）	次の文章を読んでその指示に従ってください。「目を閉じなさい」		0　1	読字と実行能力
10（1点）	何か文章を書いてください。		0　1	文章書字による言語・実行能力
11（1点）	次の図形を書いてください。		0　1	空間認知機能

* 30点満点で23点以下の場合，認知症の疑いありとするが，点数だけで判断せず各質問の意味や他の症状なども合わせて総合的に判断する

（森悦郎，三谷洋子，山鳥重：神経疾患患者における日本版Mini-Mental Stateテストの有用性，神経心理学，1（2），82-90，1985．より）

表28 改訂長谷川式簡易知能評価スケール（HDS-R）

質問		配点	何を調べているか
1	お歳はいくつですか。（2年までの誤差は正解）		長期記憶
2	今日は何年の何月何日ですか。何曜日ですか。 （年月日，曜日が正解でそれぞれ1点ずつ）	年　0　1 月　0　1 日　0　1 曜日　0　1	日時の見当識
3	私たちが今いるところはどこですか。 （自発的に出れば2点。5秒おいて家ですか？　病院ですか？　施設ですか？　のなかから正しい選択をすれば1点）	0　1　2	場所の見当識
4	これから言う3つの言葉を言ってみてください。 後でまた聞きますのでよく覚えておいてください。 （以下の系列のいずれか1つで，採用した系列に○印をつけておく） 1：a)桜　b)猫　c)電車 2：a)梅　b)犬　c)自動車	0　1 0　1 0　1	3単語の即時再生
5	100から7を順番に引いてください。 （100引く7は？　それからまた7を引くと？　と質問する。最初の答えが不正解の場合，打ち切る）	(93)　0　1 (86)　0　1	計算
6	私がこれから言う数字を逆から言ってください。 （6-8-2, 3-5-2-9を逆に言ってもらう。3桁逆唱に失敗したら打ち切る）	2-8-6　0　1 9-2-5-3　0　1	短期記憶
7	先ほど覚えてもらった言葉をもう一度言ってみてください。 （自発的に回答があれば各2点，もし回答がない場合，以下のヒントを与え正解であれば1点） a)植物　b)動物　c)乗り物	a：0　1　2 b：0　1　2 c：0　1　2	3単語の遅延再生
8	これから5つの品物を見せます。それを隠しますので，何があったか言ってください。 （時計，鍵，タバコ，ペン，硬貨など必ず相互に無関係なもの）	0　1　2　3 4　5	物品の視覚的記名
9	知っている野菜の名前をできるだけ多く言ってください。 （答えた野菜の名前を右欄に記入する。途中で詰まり，約10秒間待っても答えない場合にはそこで打ち切る） 0〜5個=0点，6個=1点，7個=2点，8個=3点，9個=4点，10個=5点	0　1　2　3 4　5	言語の流暢性

*　30点満点で20点以下の場合，認知症の疑いありとするが，点数だけで判断せず各質問の意味や他の症状なども合わせて総合的に判断する

（加藤伸司，下垣光，小野寺敦志他：改訂長谷川式簡易知能評価スケール（HDS-R）の作成，老年精神医学雑誌，2（11），1339-1347，1991．より）

社会的アセスメント

　高齢期にある人の多くは，社会における役割からの引退や家族のなかでの役割の変化などの喪失を体験する。また，余暇時間の増加により生活時間の変化が生じる。地域で暮らす高齢者においては，家庭での役割，家族，友人などのインフォーマルサポート，地域や近隣住民とのつながり，地域の文化，生活歴，1日の生活や習慣，生活へのこだわりや価値観，経済的基盤，経済観念などの情報が，アセスメントの視点となる。一般に，失うものが多く，喪失感が強調されがちであるが，高齢者個人に生じた変化を個人がどのように捉え，折り合いをつけて

生活をしているかは個人によって異なる。社会的状況は個人によりさまざまであり，身体的側面と精神的側面と相まってそれぞれの高齢者の生活に影響を及ぼしていることを理解し，対象者への支援を考えることが重要である。

包括的アセスメント

　ここまで各側面のアセスメントについて個別に述べてきたが，加齢に伴う機能低下とそれによる生活機能の変化を踏まえ，高齢者を包括的に理解するために開発された方法として，高齢者総合機能評価（Comprehensive Geriatric Assessment：CGA）がある。身体的側面として基本的日常生活活動作と手段的日常生活活動作，精神的側面として抑うつや認知機能の評価，社会的側面として家庭環境，支援体制などの評価項目が含まれている。表29にその簡易版を示す。簡易版で懸念される項目がある場合，標準版でのさらなる評価を実施する。

　高齢者には生理的老化や病的老化が生じることで，予備能の低下やストレスへの脆弱性が亢進して生活機能障がい，要介護状態に陥りやすいフレイルと，筋肉量や筋力の低下であるサルコペニアという重要な状態をきたす場合がある。サルコペニアは歩行速度と握力，筋肉量で診断され，フレイルの基準としては，介護予防事業で使われている基本チェックリスト[22]の一部を使用した，①体重減少，②筋力（握力）低下，③疲労感，④歩行速度，⑤身体活動からなる日本版CHS基準が有用である。フレイルの進行は身体機能低下に留まらず，認知機能や社会的側面にも影響して進行し，要介護状態に至る可能性があるが，適切な介入があれば生活機能の維持・向上が期待できる。高齢者は各個人に特有の顕在化している変化と不可視の変化が生じている。これらの状態に陥らないよう，包括的，かつ早期に状態を把握し，運動や栄養，医療等の側面から他職種が協働して支援することが重要である。

　高齢期にある人の望む生活を支援するためには，対象者を身体的，精神心理的，社会的側面から全人的に捉え，日常生活におけるリスクを予測しつつも，もつ力を捉え，その力をいかに活かすかを考える必要がある。アセスメントはそのための重要な技術である。

表29　高齢者総合機能評価 簡易版：CGA7

		評価内容	正否と解釈	標準版での評価
1	【外来患者の場合】 診察時に被験者の挨拶を待つ	意欲	正：自分から進んで挨拶する 否：挨拶ができない→挨拶意欲がない 　　趣味などもしていない可能性あり	Vitality index
	【入院患者・施設入所者の場合】 自ら定時に起床するか，もしくはリハビリテーションへの積極性で判断		正：自ら定時に起床する，またはリハビリテーションその他の活動に積極的に参加する 否：起床できない，またはリハビリテーションその他の活動に積極的に参加できない→意欲の低下	
2	「これから言う言葉を繰り返してください（桜・猫・電車）」 「後でまた聞きますから覚えておいてくださいね」	認知機能	正：可能 否：復唱ができない→難聴，失語等がなければ中等度の認知症が疑われる（できなければ4は省略）	HDS-R，MMSE
3	【外来患者の場合】 「ここまでどうやって来ましたか？」 【入院患者・施設入所者の場合】 「普段バスや電車，自家用車を使ってデパートやスーパーマーケットに出かけますか？」	IADL	正：自分でバス，電車，自家用車を使って移動できる 否：付き添いが必要→虚弱か中等度の認知症	IADL尺度

（次頁へつづく）

		評価内容	正否と解釈	標準版での評価
4	「先ほど覚えていただいた言葉を言ってください」	認知機能	正：ヒントなしで全部正解→認知症の可能性は低い 否：遅延再生（近時記憶）の障害→軽度の認知症が疑われる	HDS-R, MMSE
5	「お風呂は自分1人で入って，洗うのも手助けはいりませんか？」	BADL	正：入浴自立，失禁なし，もしくは集尿器で自立→入浴と排泄が自立していれば他の基本的ADLも自立していることが多い 否：入浴，排泄の両者ができない→要介護状態の可能性が高い	Barthel index
6	「失礼ですが，尿を漏らすなど失敗してしまうことはありませんか？」			
7	「自分が無力だと思いますか？」	情 緒・気 分	正：無力だと思わない 否：無力だと思う→うつの傾向がある	GDS-15

*　各項目で異常が検出された場合は，標準版での指標を用いてより詳細な評価を行う
　　Vitality index：意欲を評価する指標
　　Barthel index：基本的日常生活動作の評価で使用する。FIMの運動項目と同じ内容である
　　GDS-15：老年期うつ病評価尺度（Geriatric depression scale 15）

（長寿科学総合研究CGAガイドライン研究班：高齢者総合機能評価ガイドライン，鳥羽研二監，p.15，厚生科学研究所，2003. を一部改変）

引用文献

1）国立成育医療研究センター：乳幼児健康診査身体診察マニュアル，平成29年度子ども・子育て支援推進調査研究事業　乳幼児健康診査のための「保健指導マニュアル（仮称）」及び「身体診察マニュアル（仮称）」作成に関する調査研究，2018.
https://www.ncchd.go.jp/center/activity/kokoro_jigyo/manual.pdf（最終アクセス：2022.1.15）

2）高野陽，柳川洋，中林正雄他編：母子保健マニュアル，改訂7版，pp.88-89，南山堂，2016.

3）高野陽，中原俊隆編：医師，看護職のための乳幼児保健活動マニュアル―地域，保育所，幼稚園の子どもの健康を目指して，pp.234-274，文光堂，2007.

4）洲鎌盛一：乳幼児の発達障害診療マニュアル―健診の診かた・発達の促しかた，p.105，医学書院，2013.

5）古荘純一：医療・心理・教育・保育の授業と現場で役立つ　子どもの精神保健テキスト，改訂第2版，pp.10-13，診断と治療社，2019.

6）厚生労働省：「ひきこもりや不登校」というサイン，こころもメンテしよう.
https://www.mhlw.go.jp/kokoro/parent/mental/sos/sos_02.html（最終アクセス：2022.1.15）

7）文部科学省：不登校児童生徒への支援の在り方について（通知），元文科初第698号，令和元年10月25日.
https://www.mext.go.jp/a_menu/shotou/seitoshidou/1422155.htm（最終アクセス：2022.1.15）

8）厚生労働省：令和2年度児童相談所での児童虐待相談対応件数.
https://www.mhlw.go.jp/content/000863297.pdf（最終アクセス：2022.1.15）

9）文部科学省：養護教諭のための児童虐待対応の手引，第3章　児童虐待の早期発見・早期対応，2007.
https://www.mext.go.jp/component/a_menu/education/detail/__icsFiles/afieldfile/2015/05/21/1233279_006.pdf（最終アクセス：2022.1.15）

10）文部科学省：学校における医療的ケアの今後の対応について（通知）30文科初第1769号，平成31年3月20日.
https://www.mext.go.jp/a_menu/shotou/tokubetu/material/1414596.htm（最終アクセス：2022.1.15）

11）Havighurst, R. J., 児玉憲典，飯塚裕子訳：ハヴィガーストの発達課題と教育―生涯発達と人間形成，川島書店，1997.

12）厚生労働省：令和2年（2020）人口動態統計月報年計（概数）の概況.
https://www.mhlw.go.jp/toukei/saikin/hw/jinkou/geppo/nengai20/dl/gaikyouR2.pdf（最終アクセス/2021.12.19）

13）厚生労働省：平成30年国民健康・栄養調査報告，令和2年3月.
https://www.mhlw.go.jp/content/000681200.pdf（最終アクセス/2021.11.26）

14）近藤克則編著：健康の社会的決定要因―疾患・状態別「健康格差」レビュー，日本公衆衛生協会，2013.

15）厚生労働省：2019年国民生活基礎調査の概況.
https://www.mhlw.go.jp/toukei/saikin/hw/k-tyosa/k-tyosa19/index.html（最終アクセス/2021.11.26）

16）内閣府男女共同参画局：男女の健康意識に関する調査報告書.
https://www.gender.go.jp/research/kenkyu/health_ishiki.html（最終アクセス/2021.11.26）

17）厚生労働省：日本の健診（検診）制度の概要，令和元年5月24日.
https://www.mhlw.go.jp/content/10601000/000511508.pdf（最終アクセス/2021.11.26）

18）厚生労働省：自殺対策白書.
https://www.mhlw.go.jp/wp/hakusyo/jisatsu/16/index.html（最終アクセス/2021.11.26）

19）川上憲人：精神疾患の有病率等に関する大規模疫学調査研究：世界精神保健日本調査セカンド　総合研

究報告書（厚生労働省厚生労働科学研究費補助金障害者対策総合研究事業）平成28年5月.
http://wmhj2.jp/WMHJ2-2016R.pdf（最終アクセス/2021.11.26）

20) 厚生労働省：令和2年版　厚生労働白書―令和時代の社会保障と働き方を考える.
https://www.mhlw.go.jp/stf/wp/hakusyo/kousei/19/index.html（最終アクセス/2021.11.26）

21) 日本老年医学会編：老年医学系統講義テキスト，西村書店，2013.

22) 厚生労働省：「介護予防・日常生活支援総合事業のガイドラインについて」の一部改正について，令和3年11月15日.
https://www.mhlw.go.jp/content/12300000/000854908.pdf（最終アクセス：2022.1.15）

参考文献

・奈良間美保，丸光惠，堀妙子他：系統看護学講座専門分野Ⅱ　小児看護学①―小児看護学概論　小児臨床看護総論，第14版，医学書院，2020.

・大城昌平，儀間裕貴編：子どもの感覚運動機能の発達と支援―発達の科学と理論を支援に活かす，メジカルビュー社，2018.

・瀬江千史：育児の生理学―医学から説く科学的育児論，改訂版，現代社，2007.

・海保静子：育児の認識学―こどものアタマとココロのはたらきをみつめて，現代社，1999.

・舟島なをみ，望月美知代：看護のための人間発達学，第5版，医学書院，2017.

・福岡地区小児科医会乳幼児保健委員会編：乳幼児健診マニュアル，第6版，医学書院，2019.

・日本産婦人科医会：妊産婦メンタルヘルスケアマニュアル―産後ケアへの切れ目のない支援に向けて，2017.
http://www.jaog.or.jp/wp/wp-content/uploads/2017/11/jaogmental_L.pdf（最終アクセス：2022.1.15）

・国立成育医療研究センター：乳幼児健康診査事業実践ガイド，平成29年度子ども・子育て支援推進調査研究事業　乳幼児健康診査のための「保健指導マニュアル（仮称）」及び「身体診察マニュアル（仮称）」作成に関する調査研究，2018.
https://www.mhlw.go.jp/content/11900000/000520614.pdf（最終アクセス：2022.1.15）

・東京都福祉保健局少子社会対策部子ども医療課：新生児訪問とこんにちは赤ちゃんの協働に向けて―東京都ガイドライン，2009.
https://www.fukushihoken.metro.tokyo.lg.jp/kodomo/koho/konnichiwa_guideline.files/H20_shinseiji_konnichiwa.pdf（最終アクセス：2022.1.15）

・国立保健医療科学院：母子健康手帳の交付・活用の手引き，平成23年度厚生労働科学研究費補助金（成育疾患克服等次世代育成基盤研究事業）「乳幼児身体発育調査の統計学的解析とその手法及び利活用に関する研究」，2012.
https://www.niph.go.jp/soshiki/07shougai/hatsuiku/index.files/koufu.pdf（最終アクセス：2022.1.15）

・厚生労働省：平成22年乳幼児身体発育調査の概況について，2011.
https://www.mhlw.go.jp/stf/houdou/0000042861.html（最終アクセス：2022.1.15）

・厚生労働省子ども家庭局：授乳・離乳の支援ガイド，2019年改定版，2019.
https://www.mhlw.go.jp/content/11908000/000496257.pdf（最終アクセス：2022.1.15）

・佐竹昭介他：フレイルの進行に関わる要因に関する研究（25-11）長寿医療研究開発費平成26年度総括報告書.
https://www.ncgg.go.jp/ncgg-kenkyu/documents/25-11.pdf（最終アクセス：2022.1.15）

・日本老年医学会：フレイルに関する日本老年医学会からのステートメント，2014.
https://jpn-geriat-soc.or.jp/info/topics/pdf/20140513_01_01.pdf（最終アクセス：2022.1.15）

2 各論①：生活の場での看護のための基本的アセスメント

2 生活の最小単位である家族のアセスメント

01 家族を理解するための理論

家族システム論

　家族は1人ひとりの個人の集まりではあるが，個人に生じた出来事が家族全体への危機へと波及することがあり，逆に個人の発達における危機が家族によって対処，緩和され，個人のみならず家族の成長につながることもある。

　このように，家族は相互に関連し，内部同士で影響し合い，また外部からも影響を受けて絶え間なく動くことから，米国の家族療法家であるサティア（Virginia M. Satir）は，「家族」を赤ちゃんの頭上で回る「モビール」にたとえた[1]。モビールは，1つの小さな揺れが全体に波及し，その揺れによっては全体が思いがけなく大きく揺れ，そしてやがて安定を取り戻そうとする。これは，家族が相互に影響し合いながら，全体として機能するダイナミックな仕組み，すなわちシステムであることをあらわしている（図1）。このように，家族を1つのシステムとして捉えた「家族システム論」は，主に家族心理学分野において発展してきた。家族システム論では，夫婦，親子，きょうだいがそれぞれサブシステムとして存在する。

　カナダ・カルガリー大学のライト（Larraine M. Wright）らが開発した家族システム看護モデルである「カルガリー式家族アセスメントモデル」における家族システム論では，家族システムの特性として，①家族成員の変化は必ず家族全体の変化となってあらわれる（全体性），②全体としての家族は，相乗効果によってそれぞれの部分の総和よりも大きくなる（非累積性），③家族システムは内外の変化に対応して安定状態

を取り戻そうとする（恒常性），④1家族成員の行動は家族内に次々と反応を呼び起こす（循環的因果関係），⑤家族には階層性と役割期待がある（組織性）の5点が示されている。その他，アンダーソン（Kathryn H. Anderson）は家族健康システム，フリーデマン（Marilyn M. Friedemann）は家族システム看護論を提唱するなど，家族システム論は看護の場面での適用も進んでいる。

家族の危機と対処

　健康的に発達している人でもライフイベントがあり，ライフイベントに伴い，さまざまなプラスとマイナスの影響がその人にあらわれる。その結果，健康に何らかの影響を及ぼすことがある。そして家族もまた同じである。特に家族は，家族メンバー間で相互に影響を及ぼし合うため，個人よりもさらにダイナミックなかたちで健康に影響が及ぶと考えられる。

　家族の危機とその対処について示した理論モデルの1つに，ヒル（R. L. HILL）が提示したジェットコースターモデルがある[2]。横軸に時間，縦軸に家族組織化の水準（すなわち，まとまりの程度）をとり，家族がライフイベントに遭遇したとき，そのダメージによって家族がまとまりを失ったときの水準の急降下をジェットコースターになぞらえたものである。低下した水準はやがて対処あるいは適応することで回復していくが，急降下の程度（角度）や回復に到達する時間は，その家族のもつ資源によって異なるとされている。

　ヒルはまた，危機発生過程の構造として，

ABCXモデル(A＝ストレス源となる出来事，B＝家族危機対応資源，C＝家族のストレス源の認知・意味づけ)を提唱し[2]，さらにマッカバン(H. I. MuCubbin)らはABCXモデルを解体・拡張し，より長期的な視点で家族ストレスを分析する二重ABCXモデルを提示した[3]。

マッカバンらの二重ABCXモデルは，1つのストレス的状況，すなわち危機について，家族がそれを乗り越える，あるいは適応すればそれで元に戻るのではなく，どのようなかたちにしろ，家族に影響は残り，家族は何らかの違うかたちとなることを考慮したものである。例えば，結婚や離婚，あるいは介護といったライフイベントが時間軸に沿って起こった場合，資源を動員してそれらに適応したとしても，何も起こっていない頃の家族に戻ることはない。危機を経験することで家族は違ったかたちになり，そして，次の危機に対しては，前と同じ対処方法ではなく前の危機の経験を踏まえた対処方法，あるいは前の危機を乗り越えた家族のかたちで対処していく。このように家族は，時間軸のなかで絶えず変化しながら維持されていくのである。

家族の発達理論

看護学や心理学において人間の発達を理解するうえで必ず学習する内容の1つに，エリクソン(Erik H. Erikson)の「発達課題」がある(第1部3，p.38・39参照)。エリクソンは，人の一生を8つの段階に分け，その段階ごとにクリアすべき課題と障がいが示され，課題がクリアされない場合にはどのような帰結に至るのか等が述べられている。家族についても，個人と同じように，家族は家族として成長・発達するものであり，家族のステージごとに発達課題があるという視点をもつことが重要である。

また，個人が住んでいる地域の文化，歴史，慣習の影響を受けるように，家族もまた同じように影響を受ける。あるいは，家族は家族としてその場所で暮らしを営み，地域に根づいていることから，その地域の規範や文化に個人よりも強く影響を受けている可能性もある。さらに，個々の集合体として「家族」を見たときには，家族の構成員の属性のみならず，例えば，夫や妻の生育家族の影響を受けることもあるし，家族の幼少期からの習慣や出来事により家族の発達の様相が変わってくる可能性もあるだろう。

図1 モビールと家族システムイメージ

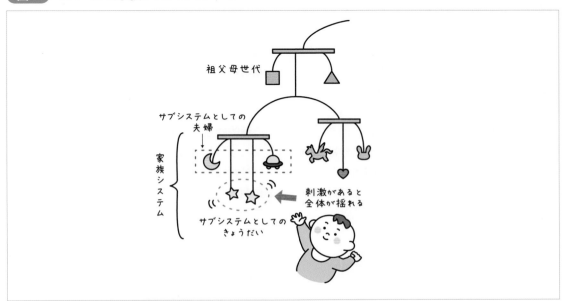

祖父母世代

サブシステムとしての夫婦

家族システム

サブシステムとしてのきょうだい

刺激があると全体が揺れる

図2 家族の変化のイメージ

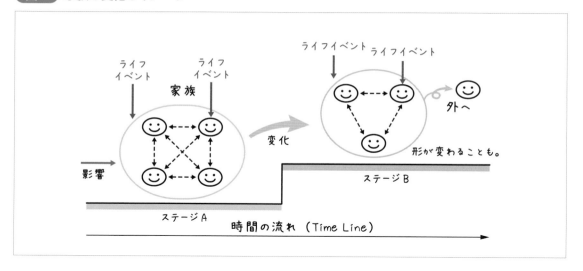

このように，家族を1つのシステムとして支援するためには，家族成員の属性や相互の関係性，影響を鑑みて家族の発達課題を捉えていく必要がある。家族は時間の経過とともに変化する流動的な総体であるという視点（図2）から，家族の発達課題は時間軸を中心に見た家族の周期（ファミリー・ライフサイクル）とともに示されることが多い。

02 家族の周期（ファミリー・ライフサイクル）と発達課題

家族のライフサイクルについては，カーター（E. A. Carter）とマクゴルドリック（Monica McGoldrick）の家族ライフサイクル論が代表的なものとしてあげられる[4]。カーターとマクゴルドリックは，子ども自身の独立，結婚から老年期までの6つのステージに分けた[5]。他にも，ヒルらは9つ[6]，デュヴァール（E. M. Duvall）らは8つ[7]，平木らは7つのステージ[8]に分けている。表1に示したように，カーターらと平木らとでは，養育期の分け方にこそ違いは見られるが，おおむね同じようなステージに分けていることがわかる。本項ではこれらを参考に，日本におけるライフステージとその発達課題の概要について述べていく。

生育家族からの独立

生育家族（自分が生まれ育った家族）から独立し，自分で生活を営む段階である。学校を修了して職業を選択し，衣食住を自分で賄うといった経済的な自立がベースとなる。心理的にも親とは距離を置き，自分自身を生活と意思決定の主体として位置づけられるようになることが求められる。すなわち，生育家族からの経済的，心理的独立が発達課題の1つであるといえる。

しかしながら，現代においては高学歴社会となり晩婚化も進んでいることから，この時期が長期間にわたるという指摘や，この段階を経ることなく次のステージ（新婚期）に至るケースも多くある。また，家族との心理的独立に至る背景には，職場における同僚や上司，学校での同性異性と親密な心理的関係を構築することが必要であるが，親と自分自身とがともに適切な距

表1　家族ライフサイクル論（の例）

カーター&マクゴルドリック 家族ライフサイクル論		平木典子，中釜洋子	
第1段階	親元を離れ，独立（未婚の若い成人期）	第1段階	家からの巣立ち（独身の若い成人期）
第2段階	新婚夫婦	第2段階	結婚による両家族の結合（新婚期・家族の成立）
第3段階	子育て期（幼児）	第3段階	子どもの出生から末子の小学校入学まで
		第4段階	子どもが小学校に通う時期
第4段階	子育て期（青年期）	第5段階	思春期・青年期の子どもがいる時期
第5段階	子どもの自立と移行	第6段階	子どもの巣立ちとそれに続く時期：家族の回帰期
第6段階	老年期	第7段階	老年期

（Carter, E. A. and McGoldrick, M.：The family life cycle：A framework for family therapy, 2nd edition, Gardner Press, 1988., 平木典子，中釜洋子：家族の心理―家族への理解を深めるために，サイエンス社，2006. を参考に作成）

離を置くことが難しいケースもある。

結婚と子どものいない新婚期

　異なる生育家族に育った相手と互いの合意のもとに結婚し，新たな生活を営んでいく時期である。それまで当然だと思ってきた生活習慣や家族の役割や価値観，考え方や認識の違いが明らかになることも多く，それらについて双方のすり合わせを行い，話し合うなかで自分たちの生活スタイルを確立し，新たな家族観や生活観，人生観を築いていくことが求められる。

　また，互いの生育家族との距離感や仕事や子育てに対する考え方，友人関係の在り方についても合意を得ていくことが望ましく，互いに夫婦としての絆を深めながら新しい生活を確立していくことが重要である。

養育期①第1子誕生，未就学児がいる時期

　新たな家族が増え，親役割を獲得していく時期である。第1子誕生により，未経験である親としての振る舞いや対応を獲得し習慣化することが求められ，また，それらは準備状況に関係

なく待ったなしに降りかかってくることから，葛藤や混乱が生じることが多い。この発達課題を乗り越えるためには，夫婦間でのコミュニケーションを多くもち，互いの合意のもと上手に役割分担していくことがカギとなる。

　さらに，子どもの養育と仕事，あるいは母親（父親）役割と妻（夫）役割との葛藤などが生じやすく，また，夫と妻とでは経験している内容も異なってくるため（妻は妊娠・出産といった肉体的な変化を経験するが夫は経験しない等），互いの認識や思いに齟齬が生じやすく，危機的状況に容易に陥る時期でもある。

　加えて，双方の祖父母との関係性もこれまでと変わることもあり，改めて互いの生育家族の位置づけや距離感，それぞれの生活習慣や子育てに関する考え方の違いが露見することもある。思い通りにいかない乳幼児の子育ての苦悩と子どもの成長を実感する喜びを分かち合い，夫婦の絆が強まることもあれば，決定的な亀裂が生じてしまうこともあるのがこの時期である。

養育期②思春期，青年期の子育て期

子どもが学校に通うようになると，子どもの世界が広がり，親役割にも変化が生じる。このステージで直面する問題としては，子どもが構築する友人関係，学校生活上の出来事や教師との関係により生じる問題，学業成績と進路選択であり，子どもの社会化をサポートするための伴走者としての役割が親には求められる。特に，思春期は肉体的にも精神的にも不安定な時期であるうえ，高校や大学の受験など人生に関わる重要な選択と決断が求められ，親のサポートの在り方が難しい時期でもある。子どもの進路選択と自立準備のための経済的基盤の確立とともに，自立を促し，見守り，必要時には支えるというバランスを考えた親役割が求められ，この調整の難しさも家族の課題であるといえよう。

夫婦が協力して子育てに臨む一方，親自身の職務上の社会的役割が大きくなる時期でもあり，一個人としての職務における社会的成功と家庭生活との両立に悩む時期でもある。身体的には生活習慣病の予兆があらわれる時期でもあり，将来を見据えた健康管理に留意していくべき時期でもある。

子どもの自立と夫婦関係の再構築期

子どもが職業を得て生育家族から物理的にも心理的にも離れ，自立することを見守っていく時期であり，親役割の大きな転換期である。子どもの自立とともに親も心理的にしっかりと子離れをし，同時に夫婦の関係を見直し，再構築していくことが課題である。子どもを介した関係性でのみ構築されていた夫婦であれば，子どもが巣立つことで互いに向き合うことが難しくなり，夫婦関係の解消や家庭内別居に至る場合もある。また，互いの健康問題が露呈することもあり，療養生活の構築や健康保持への対応が重要になってくる。さらに，互いの親の介護

問題も発生し，介護体制をどう整えるかなど，家族で対応すべき問題が発生することも多い。

老年期

自分自身の老化を受け入れ，夫婦として成熟した関係性を築きながら生活を営んでいくことが課題である。祖父母として孫の養育をサポートする役割を担う場面もあるが，基本的には退職する，親や友人などの親しい人々が亡くなるなど，さまざまな「喪失」を身近に経験し，それを静かに受け入れることが求められる。健康面では老化によるADL（activities of daily living：日常生活動作）の低下，持病の悪化，新たな疾患の発症など，ネガティブな要素が圧倒的に増える時期である。これらの疾患や不調に対応しながら日常生活を営むこと，セルフケアができるような状況を維持すること，自立して生活できなくなった場合と最期のときに向けて準備をすることが求められる時期である。

現代家族のライフサイクルにおける課題

これまでは，ここまで述べてきたように家族を定型化することが可能であった。しかしながら現代家族の様相は実に多様であり，このようなステージに分けて捉えることが困難なケースもある。まず，寿命の延伸により壮年期が長くなり，また初婚年齢の上昇により養育期が長くなっている。また，生涯結婚しない人も増えており，結婚せずに長年1人暮らしのままでいることもあれば，独身のまま原家族（family of orientation）にとどまる人もいる。さらに，子どもがいない家族〔DINKs（Double Income No Kids）〕を選択するケースもあり，離別，再婚家族もある。離別についても，子どもが幼少期の離婚もあれば，最近では熟年離婚や卒婚という言葉もある。

例えば，離別家族の発達課題としては，ひとり親による新たな家族関係の構築と役割分担，

経済基盤の確立，新たなライフスタイルへの適応，二重の親役割獲得（補完）があげられる。再婚家族（ステップファミリー）の場合であれば，新しい家族（親，子）の受け入れと関係の確立，実親がいる場合には実親との関係の調整，異母（異父）きょうだいの受け入れなどが課題として考えられる。

このように，時代の流れとともに家族の形態は多様性をより一層増していくものと思われる。同性によるカップルとその家族も増えていくであろう。しかしながら，一般的に人は，自分のライフサイクル，自分の育った家族との

照らし合わせのなかで（物差しは自分と学習内容によって形成される），家族を捉えていくものである。何を正しいと捉えるのかは，自分が育った家族の「ふつう」に自分の標準が規定されるものであり，さらにその「ふつう」の水準は時代や地域や文化の影響を多分に受けることを自覚しておく必要がある。家族のアセスメントにあたっては，標準的な家族のライフサイクルと発達課題をベースにしつつ，家族の選択や新しい価値観を受け入れながら，それぞれの家族のライフサイクルを肯定的に捉えていくことが望まれる。

03 家族のアセスメント

家族アセスメントモデル

家族の健康を支援するうえで，メンバー１人ひとりのアセスメントのみならず，家族は１つの生命体，あるいはシステムであるという理解をベースに，家族を包括的にアセスメントしていくことが重要である。

家族のアセスメントモデルについては，表２に示すように，いくつか代表的なアセスメントモデルがある。看護系のモデルは，疾患があり，療養生活を送る必要がある家族成員を有する家族のアセスメントから端を発している。

すでに述べたように，疾患として発現していなくても，人生におけるライフイベントは何ら

かのかたちで健康に影響を及ぼす（表３）。例えば，「結婚」や「個人的な輝かしい成功」のようなプラスの出来事であっても，ストレスの強度としては大きいことが明らかになっている。

アセスメント項目と視点

以下では，これまでの家族アセスメントモデルを参考にしながら，健康な家族の理解に必要なアセスメントの視点を述べる。
【基本情報】
〈属性・特性〉
①各家族構成員について：性別，年齢，続柄，職業・所属（学校），学歴，職歴，既往と基

表2 家族アセスメントモデル

モデル名	開発者	年度	特徴や開発の経緯
カルガリー式家族アセスメントモデル	Wright, L. M. & Leahey, M.	1994	家族療法の考え方を基礎とする家族インタビューを通じてアセスメントする
フリードマン家族アセスメントモデル	Friedman, M.A.	1998	看護者が家族に面接する際のガイドラインとして開発。家族と社会との関係性を重視
家族生活力量モデル	家族ケア研究会	2002	在宅における標準的家族ケアアセスメント
家族エンパワーメントモデル	中野綾美	2003	家族の病気体験の理解からスタートし，家族をケアの対象として捉える

表3 ホームズらの社会的再適応評価尺度

順 位	ライフイベント	Life change unit score（ストレッサーとしての強度）
1	配偶者の死	100
2	離婚	73
3	夫婦別居生活	65
4	拘留	63
5	親族の死	63
6	個人のけがや病気	53
7	結婚	50
8	解雇・失業	47
9	夫婦の和解・調停	45
10	退職	45
11	家族の健康上の大きな変化	44
12	妊娠	40
13	性的障害	39
14	新たな家族構成員の増加	39
15	仕事の再調整	39
16	経済状態の大きな変化	38
17	親友の死	37
18	転職	36
19	配偶者との口論の大きな変化	35
20	1万ドル以上の抵当（借金）	31
21	担保・貸付金の損失	30
22	仕事上の責任の変化	29
23	息子や娘が家を離れる	29
24	親戚とのトラブル	29
25	個人的な輝かしい成功	28
26	妻の就職や離職	26
27	就学・卒業	26
28	生活条件の変化	25
29	個人的習慣の修正	24
30	上司とのトラブル	23

（Holmes, T. H. and Rahe, R. H.：The social readjustment rating scale, Journal of Psychosomatic Research, 11(2), 213-218, 1967.より）

礎疾患，経済状況

②家系図（ジェノグラム）

③民族，宗教

〈環境・住居〉

①住居のタイプ（戸建て・マンション・アパート等）

②転居歴，居住歴

③近隣環境（物理的環境）

④近隣のソーシャルネットワーク，コミュニティとの関わり方

〈家族成員の関係性〉

①家族におけるそれぞれの役割期待，役割分担

②相互の関係性とキーパーソン（リーダー），力関係

③コミュニケーションのパターン

④家族の価値観（大切にしていること，重視する考え）

〈家族の危機対応〉

①これまでのライフイベントとその帰結

②家族の対処能力と対処パターン

③親族や地域社会との関係，利用できる資源（人的・社会的）とその認識

〈個人と家族の発達課題〉

①家族成員のそれぞれの発達段階

②家族成員のそれぞれの発達課題と背景要因および対処状況

③それぞれの発達課題がどのように関連しているか

④家族のライフサイクル段階と考えられる発達課題

⑤自分自身もしくは家族の発達課題に対する認識と対処状況

⑥発達課題が家族生活や家族の健康に及ぼす影響（可能性）

マイナス面だけでなくプラス面も捉える

このように家族をアセスメントすることで，家族の全体像を把握できるとともに，潜在的な

ニーズを発見することもある。家族の関係性や家族の問題は流動的であり，常に成長，発達し，変化している。したがって，アセスメントをしたのはどの時点なのかについても明記し，時系列をおさえておく必要がある。アセスメントの結果，その時点で健康であると結論づけたとしても，今後の短期，長期の展開について予測しながら，予防的な視点で対応，関わっていくことも重要である。

看護の対象者は，疾患や障がいをもった人々が主であることから，どうしても「どのようなケアが必要か（不足しているか）」といった着眼点からスタートすることに慣れてしまう傾向は否めない。しかしながら，家族のアセスメントをする際には，不足しているもの，うまくできていないことに焦点化しすぎず，ポジティブな視点から強みも必ず見つけていくことを心がけたい。

「家族は個人よりも波及効果が大きい」と述べたが，それはマイナス面だけでなくプラス面についても同じである。人間は社会的な生き物であり，他者との関係性のなかで生き，暮らしを営んでいることから，社会的人間関係のなかで受ける影響は大きく，家族成員からの情緒的・手段的サポートにより課題が解決に向かうこともある。そして，個人と同じように家族もまた成長すること，それぞれの成長がかけ合わされて力強い対処力・対処手段となることも十分考えられる。家族の可能性を引き出し，家族の主体性に働きかけることができるよう，丁寧なアセスメント力をつけることが重要である。

引用文献

1）Satir, V. M.：Satir Model：Family therapy and beyond, Science & Behavior Books, 1991.

2）Hill, R. L. and Mattessich, P.：Family development theory and life span development, In Baltes, Paul B. and Brim, Orville G. (eds.), Life-Span Development and Behavior, p.161-204, Academic Press, 1979.

3）McCubbin, H. I., & Patterson, J. M.：The family stress process：The Double ABCX Model of family adjustment and adaptation. In H. I. McCubbin, M. Sussman, & J. M. Patterson (Eds.), Social stress and the family：Advances and developments in family stress theory and research, pp.7-37, Haworth, 1983.

4）Carter, E. A., McGoldrick, M.：Family life cycle：Framework for family therapy, Gardner Press, 1988.

5）McGoldrick, M. , Preto, N. G., Carter B.：Expanding family life cycle, The：Individual, family, and social perspectives with enhanced pearson eText, Pearson；5th edition, 2021.

6）Hill, R. L. and Mattessich, P.：Family development theory and life-span development, Academic Press, 1979.

7）Duvall, E. M. and Miller, B. C.：Marriage and family development, Harpercollins College Div；Subsequent edition, 1984.

8）平木典子, 中釜洋子：家族の心理―家族への理解を深めるために, サイエンス社, 2006.

参考文献

・鈴木和子, 渡辺裕子：家族看護学―理論と実践, 第4版, 日本看護協会出版会, 2012.

生活の場のアセスメント

01 生活の場としての「住まい」

住まいとしての家

　人々が地域で生活するとき，その場となるのが「住まい」である。2000（平成12）年に介護保険制度がスタートし，後に厚生労働省は，団塊の世代が75歳以上になる2025（令和7）年をめどに「地域包括ケアシステム」を構築することを打ち出した。病気や障がいがあっても住み慣れた地域で，自分らしい生活を最期まで続けることができるようにすることを支えるのが，この地域包括ケアシステムである。地域で生活するための場として「住まい」の確保は必要不可欠である。地域包括ケアシステムは，最初は高齢者を地域で支えることを中心に考えられていたが，子どもであっても障がい者であっても，このシステムがあれば地域の生活が継続できることは同様である（第1部1，p.17参照）。

　ここでいう「住まい」は，必ずしも自分の「家」に限定されたものではない。特別養護老人ホームやグループホームなどの入所型施設も含め，そこは日々の生活の場であり，住まいである。しかし本項では，住まいを，個人の自宅である住宅，すなわち「家」に焦点を当てて考えてみることにする。家は集合住宅であったり，戸建ての住宅であったり，その建物はさまざまであるが，入所タイプの施設とは区別されるものである。

住まいと住まい方

　「住まい」は生活の場であり，ここで食事をしたり睡眠をとったり，時には同居者とだんらん

の時間をもったり，生活に関わる営みを行う場である。ここで生活することを，「住まう」「居住する」と表現する。そして「住まい方」とは，家をどのように使って，これらの営みを，誰がどこで，どのように行っているのかということである。

　建築計画学の分野では，1940年代に「使われ方調査」や「住まい方調査」が行われていた。いずれも，住まい方における住生活の矛盾を確認し，これらの課題を新たな建築計画に活用しようとするものであった。1970年代以降は住宅の大量供給の機会が減少し，このような調査も減った。しかし，住生活ニーズを把握するという目的の調査はその後も継承され，近年では，例えば，1人暮らしの高齢者の寝室と日中の居場所の関係，加齢に伴うライフスタイルの変化と住まい方の変化の関係などに関する調査などが行われている。いずれにしても，住まい方には，そこで暮らす人々の生活の状況が反映されるものである[1]。

居住環境と生活動作の関係

　住まい方が生活の状況を反映するものである一方で，居住環境は，そこで暮らす人の生活状況に影響を及ぼす。例えば，脳梗塞という病気になったことで身体の半分が思うように動かない状態になったとしよう。医療機関で治療を受けて退院したとしても，これまでは何も問題のなかった自宅の浴室での入浴が，身体が不自由になったことにより，1人でできなくなることがある。日常生活のなかの入浴において，何

らかの介護が必要な状態ということになる。この時点でADL（activities of daily living：日常生活動作）は自立ではなくなる。

なぜ1人で入浴ができなくなったのだろうか。浴室の入口の段差が問題なのか，浴室の床が滑るのか，浴槽のふちが高すぎて入ることができないのか。本人の能力と居住環境の関係から考えると，「入浴ができない」という一言では説明できないさまざまな問題がある。浴槽のふちが高すぎて入ることができないのならば，支えとなるような手すりを設置したり，浴槽そのものを低いものと交換したり，あるいは洗い場の床の高さを変更したりするなど，いくつかの改善策が考えられる。居住環境に手を加えることによって1人で入浴するということが可能になれば，結果的に介護の必要な状況ではなくなる。このように，家での生活で日常動作が自立しているかどうかは，本人の状態のみから判断することはできず，居住環境が影響していることが少なくない。

生活を俯瞰する見取り図

生活の場のアセスメントに居住環境の確認が欠かせないとしたら，その情報はどのように把握したらよいのだろうか。住まいの状況を言葉のみで表現することは困難である。さまざまな媒体が考えられるだろうが，ここでは「見取り図」を活用することを提案したい。

1. 見取り図とは

見取り図とは，観察や聞き取りによって得られた住まい方についての情報を，住宅平面図に記載したスケッチのことである。住まい方の情報とは，部屋の使い方，家具や物のある場所，人が移動する経路（動線）などがある。さらには住まいや住まい方に関するエピソードもある。例えば，この場所で転倒したというような出来事，かつては同居していた家族等のこと，なぜこの家に引っ越したのか，建築や増改築の理由は何かなどがある。見取り図には，これらをメモとして文字で書き込んでいくことも可能である。

見取り図と同じ非言語媒体として，写真を用いることも考えられる。今はスマートフォンのカメラ機能もあり，手軽に，ありのままを短時間で撮影できる。しかし，写真を撮る時点ですでに情報はセレクトされ，その部分のみが切り取られる。生活全体を俯瞰すること，さらに現在の時間を超えた過去のエピソードや未来の予測されることまでを写し取ることは難しい。見取り図であれば，生活の全体を視野に入れつつ，今はその場にないことを聞き取ったのであれば，言葉として書き加えることも容易である。見取り図と，写真や動画などの媒体を組み合わせて使うことも考えられる。

2. 見取り図の描き方

見取り図を活用するメリットはわかるが，描くのが難しいという意見がある。基本的に見取り図を描くための特別な用具や訓練は不要である。ちょっとしたポイントを押さえ，まずは描いてみるという気持ちで始めることが，見取り図を描くことへのハードルを低くすると考えられる。図1に見取り図の描き方のポイントをまとめた。

見取り図は方眼紙を用いてフリーハンドで，まずは住宅の平面図を描き，その上に生活の痕跡を描く。住宅平面図については戸建て住宅で，建築の際に用いた図面があればそれをもとにすることも可能である。また，公営住宅などの集合住宅は，およその間取りが決まっており，それらをベースにすることもできる。平面図を描く段階では，大まかで構わないが長さの比率や部屋の大きさなどのルールを押さえておくことがポイントになる。生活の痕跡については，家具などの配置や生活の場所の確認をして描き込む。その他の情報は文字でメモしていくと簡単である。最初の訪問で，その場で完成版を描きあげる必要はない。複数回の訪問を行いながらそこで暮らす人の話を聞いて情報を確認しながら描き足していくことでよい。

図1 見取り図の描き方のポイント

まず建物（平面図）を描く

測ってから描くということはしない
建築の決まり事と見た目で判断し、細かい部分の正確性にはこだわらない

ポイント①　長さの比率を一定に
方眼紙を使う！　お勧めはA4判 5mm方眼紙

ポイント②　方眼紙の使い方
畳の短辺（半間：ハンゲン≒90cm）を1cmに

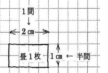

※半間であることが多いもの
　廊下や階段の幅
　トイレの幅
　押入れ奥行き

ポイント③　部屋の大きさ

※和室でなくてもこの大きさのことが多い
　正方形なら4畳半か8畳、長方形なら6畳か
　10畳、12畳、などと推測できる。

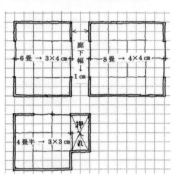

ポイント④　浴室（洗面所・脱衣室）、トイレ

代表的な浴室とトイレの各2タイプ
浴室は正方形か長方形かで、トイレは便座に
座って前の壁に手が届くかどうかで判断

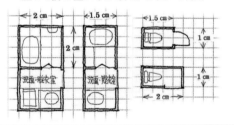

ポイント⑤　壁は壁らしく
壁と壁でない部分を区別する
壁でない部分を先に描き、残りの壁は
マーカーなど太い線でなぞる

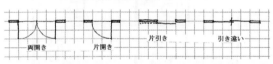

壁でない部分＝出入り口、ふすま、窓などの表現方法

つぎに生活の痕跡を描く

平面図ができたら生活の様子を追加する

ポイント⑥　家具
建物と同じ長さの比率で描く
たとえば、タンスの奥行きは畳半分
程度などと確認

ポイント⑦　生活の場所
どの場所で何をするのか
食事・就寝・入浴・排泄などを確認
しながら描く

ポイント⑧　情報をことばで
たとえば、以前、転倒した場所
昔の部屋の用途、同居していた家族

・日中はどこで、どのように過ごすのか
・家の中はどのように移動するのか（動線）
・外出はいつ、どこに出かけるのか
・その時の出入口はどこか

（鈴木晃，阪東美智子，工藤恵子他：普及啓発用パンフレット「生活アセスメントのための見取り図を描いてみよう！」，2017. を一部改変）

各論①：生活の場での看護のための基本的アセスメント

2

3. アセスメントツールとしての見取り図

　言葉で表現しようとすると多くの説明を要する場所の情報や生活の状況が，見取り図を用いると簡潔に記録され，他者に伝えることも容易になる。特に，生活に影響を及ぼす居住環境について見取り図があれば，本人や家族と確認し，多職種も交えて情報を共有したうえで対応策を検討することができる。

　さらに，見取り図では生活の様子やその場所の「イメージ」や漠然とした「感じ」をも伝えることができることが期待される。家庭訪問をする専門職が，「なんとなく気になる」「違和感がある」と表現することがある。母子保健分野では，児童虐待を早期に把握して関わるために，

この気になることや違和感が重要であるとされている。見取り図を用いることで，生活感や生活スタイルといった言語では表現できないイメージ，そこで生活する人の背景にあるものなどが共有できる可能性がある。それによって，今の生活に何らかの検討を行ったり，これからの暮らし方の選択などを共有したりすることが期待される。

　例えば，**図2**は，保健センターにて育児相談があり家庭訪問を行った事例である。コロナ禍で夫の在宅ワークの時間が増え，寝室にある机で夜遅くまで仕事をするようになった。子どもが泣くと，オンライン会議中だった夫が「黙らせろ！」と怒鳴った。それ以降，妻はこれま

図2　見取り図の例①──育児相談があり家庭訪問を行った事例

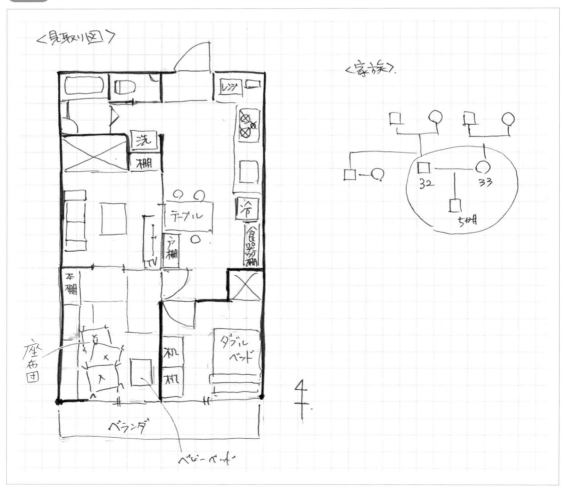

で夫婦の寝室に置いてあったベビーベッドを和室に移し，妻は和室の座布団で横になって睡眠をとるようになった，ということを見取り図にしている。

4. 見取り図の活用

見取り図には生活の情報が集約されており，情報共有やアセスメントのためのツールとして活用できる。見取り図を用いることで，そこに暮らす人が存在するような感覚をもちながら，生活の様子を想像することができる。

地域で生活する人々の支援には本人や家族，さらに多職種が連携して関わるのが一般的である。職種が異なれば専門用語での説明は難しい。加えて，住まいや住まい方の情報は，言葉の説明では複雑になったり，言葉から連想する状況が個々の支援者によって異なったりする。事例検討会を行うときなどは，見取り図を用いることで対象者の地域での生活に関わる情報をより具体的に，正確に共有でき，どのような支援が必要であるのかについて検討することが可能である。

住まいと住まい方から見えてくるもの（事例紹介）

ここでは，見取り図（図3）をもとに，情報を整理していく過程を体験していくことにする（表1）。

☑ 事例：Aさん，女性（78歳）

この家に住んでいるのはAさん，78歳の女性である。約30年前，長女の結婚を機に2世帯住宅として改築し，当初は2階にAさん夫妻，1階に娘夫婦と孫が暮らしていた。10年前にAさんの夫が亡くなり，その後，1階部分をリフォームしてAさんの居住スペースとし，2階部分は娘夫婦が使うことにした。この時期に孫は独立して，家を出ている。玄関は共有だが，2つの世帯の生活はそれぞれ独立している。娘夫婦は共働きで日中は不在である。Aさんは食事も基本的に1人で済ませ，自分のペースで過ごしている。1年前に大腸がんを発症し，現在は自宅療養中である。週1回の訪問看護が入っているが，ADLは自立している。

図3 見取り図の例②—2世帯住宅

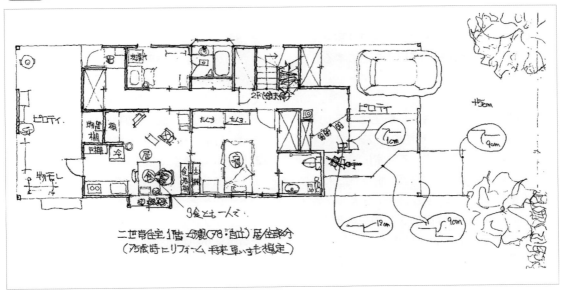

表1 住まいと住まい方のアセスメント

項 目		内 容	具体例
場所	家具などの配置	タンスやテレビ，ベッドやいす	使わないもの，整理できないで積んであるものもある
		思い出の品，大切にしているもの	孫の描いた絵，昔の写真などが飾ってある
	どこで何をするのか	食事，就寝，入浴，排泄など	トイレはあるがポータブル便器を使用している
		日中はどこで過ごすのか	和室の居間ではなく台所のいすとテーブルが居場所のこともある
		外からの訪問者を通す部屋	居間に万年床で客がきても家のなかに通さないことも
	動線	どのように移動するのか	廊下ではなく居室を通ってトイレに行く
		出かけるときはどこから出るか	本人の居場所に近い縁側が出入口のこともある
時間	1日の過ごし方	起きる時間，食事の時間など	場所の情報とあわせて確認
		日中の過ごし方	「テレビを見て過ごす」「家庭菜園が趣味」など
	週間予定，年間行事	季節によるもの，定期的な予定など	冠婚葬祭にしか使わない和室の続き間
	ライフイベント	記憶している過去の出来事	改築や増築，転倒した場所
		将来の予測，希望	「先祖代々の家」「ここに住み続けたい」
人との関わり	同居人，家族	同居人の有無や家族等との交流	「同居していないが娘夫婦がきて手すりをつけてくれた」
	外との関係	人とのつながりを示すもの	自治会の回覧板など

　このAさんの事例をもとに，見取り図を見ながら生活の様子を確認していくことにする。

1. 場所

　図3の見取り図は，Aさんが生活している1階部分のものである。3年前のリフォームでは，将来，車いす生活を想定して寝室に隣接したトイレを設け，玄関回りや浴室，脱衣室出入口などは段差をなくし車いすが通過できる幅を確保した。Aさんの寝室は南向きの中央の部屋で，ベッドで寝ている。日中はキッチンの隣のダイニングでテレビを見て過ごすことが多い。

2. 時間

　毎日の生活は，8時頃に起床して始まる。毎食，娘に頼んで買い物してもらった食材を使ってキッチンで簡単な調理をし，ダイニングのテーブルで食べる。体調があまりよくないときは，日中でもベッドで横になることがある。21時前には寝室に移動し，就寝する。日中は廊下にあるトイレを使っているが，夜間は寝室のトイレを2，3回使用する。

　1週間の予定として，毎週水曜日の午前，訪問看護師が訪ねて来る以外は，定期的なイベントの予定はない。入浴は2日に1回で，夕食前の時間帯に寝室にある浴室を使う。1人のため

シャワーで済ませることが多い。週末の夜のみ娘夫婦と一緒に食事をする。このときだけ、階段を使って2階に上がる。たまに孫が来て合流することもある。2階のキッチンとダイニングは10年前まで夫と生活していた当時のままである。食事の準備は、娘が下ごしらえしておき、それをAさんが完成させる。

3. 人との関わり

　日常的には家族との関わりのみで、通院以外には、Aさんが誰かに会うために出かけることはない。夫婦でつきあいのあった近所に住んでいる車いすの友人が、かつてはAさんが訪ねて行くだけだったのが、Aさんが1階に移ってから、時々、訪ねてきてくれるようになった。

4. 地域とのつながり

　Aさんの夫が自治会長をやっていたこともあり、隣近所は皆顔見知りである。温かい日にダイニングの窓を開けていると、通りがかりに声をかけてくれる人もいる。隣の家の家族とは長いつきあいで、勝手口からAさんに、おかずの差し入れが届くこともある。

02　生活の場としての「地域」

　これまで、住まいや住み方を俯瞰することで、そこに住む人が、家でどのように生活しているのかを把握することを考えてきた。ここではさらに場を広げ、今回は住まいの周辺の地域を中心に、そこでどのように生活しているのかということに着目してみたい。

　地域には実際に見ることのできる物理的な場の広がり以外に、自治会や地域の組織などに所属することによる関わり、さらには幼少期を過ごした生まれ育った地域、先祖代々が暮らしてきた地域というような時間的なつながりなど、多くの要素が含まれている。

生活している地域のスケッチ

　住まいと住み方のアセスメントに見取り図というツールを用いたように、生活の場としての地域の状況をスケッチし、図のように残しておくと情報の整理に役立つ（図4）。見取り図ができたら、まず家と外とのつながり、家の周辺がどのようになっているのかを観察することから始めるとよいだろう。ここでいう図面は地図のような縮尺が正確なものでなく、本人や家族の住まいを中心に、地域とどのように関わっているのかが描かれているものでよい。説明が必要な部分については文字でメモをするなどの描き方は見取り図と同様である。これらを手がかりに、生活の場である地域の情報を整理することを考えてみることにする。

事例から見える地域と生活（Aさんの事例より）

　前述のAさんの事例をもとに、地域とどのように関わりながら生活をしているのかを、アセスメントしていくことにする（表2）。

1. 場としてのアセスメント

　Aさんの住む2世帯住宅は、郊外の住宅地にある。50年前に区画整備をし、住宅地として売り出した地域である。そのため、周辺は同じような規模の戸建て住宅が並んでいる。東側にある玄関を出たところは、車がすれ違うことができる幅のある道路になっている。南側はこのエリアに住む人々が移動するための遊歩道になっており、車は通らない。日あたりがよく、各家の前にはフラワーポットが設置されている。西側には隣の家があり、引っ越した当初からのつきあいである。家と家の境に柵などの仕切りはなく、お互いの庭を通って自由に行き

図4 Aさんの住まいのある地域

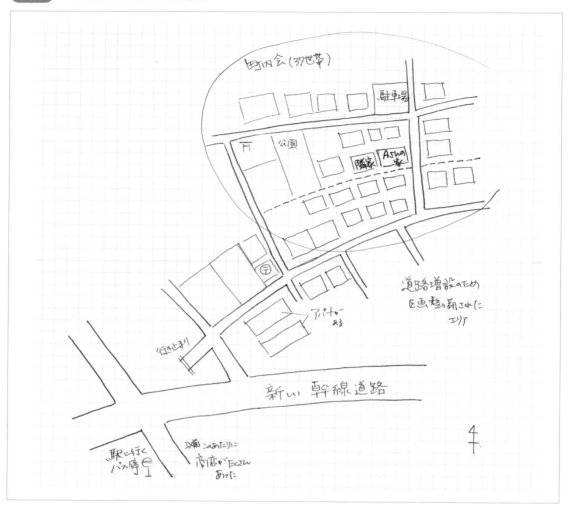

来している。

電車の駅がある繁華街まではバスで15分程度かかり，バス停はAさん宅から徒歩5分のところにある。以前はこのバス停近くに小売店や小規模のスーパーマーケットがあり，日常の買い物はそこで済ませていた。今は娘夫婦が，週末に車で大型スーパーに買い物に行くほか，仕事の帰りに駅の近くで必要なものを購入してきてくれる。

2. 時間から見たアセスメント

このエリアは，かつては果樹園だったと聞いている。Aさんが引っ越した当初は，まだ空き地になっている区画や畑などもあった。現在では，畑はなくなり，低層の分譲マンションが建築され，駐車場ができた。以前は子育て世代が多く，子どもたちが走り回っていてにぎやかだったが，今はほとんどが高齢者世帯である。

娘夫婦との同居が決まり2世帯住宅として改築はしたが，Aさん家族は50年前からこの地域で生活している。10年前，Aさんの家からは少し離れているが，駅に向かう途中に大きな幹線道路が開通した。道路拡張のための区画整備で転居した世帯も多数あった。その影響でバスの便が減り，バス停近くの商店街も閉店したところが多い。Aさんの家からも車での移動には

表2　地域の情報のアセスメント

項　目	内　　容		具体例
場所	立地状況（家周辺の状況）		住宅地か，戸建てか，集合住宅か 閑静な住宅地，にぎやかな商店街 学校や公民館などの公共機関の有無（距離）
	日常生活との関連		買い物や食事などをする店 道路の広さ，道路から家までのアクセス 交通の便（バスなどの公共交通機関，自家用車）
	物理的な状況		坂道が多い，道が狭くて歩道がない
時間	過去	いつからここに住んでいるのか	転居や家を建てたきっかけ
		変化したこと，継続していること	時間経過のなかで地域とのつながりの変化
	現在	ここに住み続けている理由	この地域でずっと暮らしてきてどうだったのか
	将来	今後の展望や希望	この地域はどのように変わるのだろうか
			将来も住み続けたいか，他に希望はあるか
人との関わり	隣近所との関係		どのような人たちが住んでいる地域なのか（高齢者，子育て世代，家族か単身者か） 昔から住んでいる人が多いのか，最近引っ越してきた人が多いのか あいさつをする人，訪ねて行く家，訪ねてくる人 家単位でのつきあい，冠婚葬祭の関わり
	所属する組織，団体		地域でのイベント，地域住民で取り組んでいること 自治会活動の有無，民生委員などの関わり

便利になったが，運転をしないAさんにとって日常の生活は少し不便になった。しかし，Aさんにとっては夫婦で購入したマイホームであり，子育てをしたなじみの地域である。生活の場を他の地域に移すことは考えられない。

3. 人との関わりからみたアセスメント

50年前に同時期に引っ越してきた人たちと町内会を結成した。子どもが多かったこともあり，町内会主催で子ども中心とした季節の行事を多くやっており，小学校との交流もあった。Aさんの夫がPTA会長や町内会長を引き受けていた関係で，特に休日は何かと忙しかったとのことである。今は住民も皆高齢となり，行事といえば年1回の防災訓練くらいになった。それでも，近所のつきあいは続いている。特に隣の家とは，同い年の子どもがいたこともあり，よく一緒にバーベキューをしていた。今でも特別な用事はなくても声をかけ合い，行き来する関係である。

Aさんは子どもが小学生だった頃，保護者仲間に誘われ，当時の市民サークルチームの1つだったママさんバレーボールチームに所属していた。Aさんは40歳を機に引退し，チームも解散したが，娘は今も市内のバレーボールチームのボランティアコーチとして活動している。孫も中学，高校ではバレーボール部に所属しており，その応援に行くのがAさんの楽しみでもある。

地域で暮らすということ

家のなかでの日常生活の自立に居住環境が大きく影響していたように，人々が地域で暮らすときには，地域とさまざまなつながりをもち，それらに影響を及ぼしたり影響されたりしなが

ら生活を送っている。そのような関係が生活するうえでの支えとなり，日々の生活を送るうえで欠かせないものになっている場合がある一方で，地域との関係が生活するうえでの課題となっている場合もある。さらに，これらの状況や関係は，流動的に変わっていく可能性がある。いずれにしても，地域で生活する対象者への支援を行ううえでは，どのような地域で，どのようなことがあって，そのこととどのように関連して今まで生活してきたのか，今後はどうなっていくのか，どうなることが期待されるのかを考えながらアセスメントしていくことが大切である。

引用文献

1）鈴木晃, 工藤恵子他：在宅支援者のアセスメント・ツールとしての見取り図の有効性に関する検討, リハビリテーション連携科学, 17（1）, 12-19, 2016.

参考文献

・工藤恵子, 鈴木晃他：地域ケア会議を想定した多職種による仮想事例検討会での住まいの見取り図活用効果, 日本公衆衛生雑誌, 64（9）, 556-566, 2017.

第3部

各論②：生活の場での看護の
ためのトピックス

安全で安心な生活のための個人・家族・地域のアセスメント

01 家族に生じる虐待・暴力の理解とアセスメント

　看護職は，対象者の生活の場に赴き看護ケアを展開するなかで，対象者と家族のさまざまな事情にふれることになる。家族の関係性が円滑であれば，安定した療養生活を送ることができるだろう。一方で，家族のなかで生じる虐待や暴力の問題は，対象者の心身の健康を害する要因ともなる。近年増加している，虐待やDV（domestic violence：配偶者間暴力）をどのように捉えていくべきだろうか。

家族の間で起きる暴力とは

　家族は，夫婦関係・親子関係を中心とした社会の基礎的単位であり[1)]，その形態は夫婦と子どもで構成される核家族，夫婦のみの世帯，ひとり親世帯，3世代同居など多様である。家族成員が各々役割をもち，互いに影響し合って生活をしている。そのような状況で，子どもや女性・高齢者などいわゆる弱者に対し，暴力（パワー）でコントロールすることを家族間暴力という。児童虐待，DV，高齢者虐待がその主なものである。

児童虐待（child maltreatment/abuse）

1. 児童虐待の定義と分類

　児童虐待とは，保護者がその監護する児童（18歳未満）に対して行う行為（児童虐待の防止等に関する法律）とされており，身体的虐待，性的虐待，ネグレクト，心理的虐待の4つに分類される（表1）。児童虐待は，子どもの健やか

な発育・発達に影響を及ぼすことから，早期に発見し，保健医療福祉の専門職と連携しケアにあたることが看護職に求められている。

2. 児童虐待に関する法制度と実態

　児童虐待は，2000（平成12）年に制定された児童虐待の防止等に関する法律（児童虐待防止法）により，虐待を予防し早期発見するための対応や，虐待事例への措置に関することを規定している。同法は，これまで4回の法改正を経て現在に至る。2020（令和2）年4月1日施行の改正では，親権者等による体罰の禁止，児童相談所の業務に児の安全確保を明文化したことなどとともに，児童相談所への医師および保健師の配置〔2022（令和4）年4月1日施行〕が規定され，児童の健康および心身の発達に関する専門的な知識・技術が求められてきているといえよう。

　児童虐待の実態は，厚生労働省より報告される「児童相談所での児童虐待相談対応件数」により把握することができる。令和2年度の全国の児童相談所による児童虐待相談対応件数は20万5,044件であり，法律が施行される前年度（1999年）の件数1万1,631件と比較すると，およそこの20年間で17倍を超える件数となった。虐待の種別では，心理的虐待が最も多く（59.2％），次いで身体的虐待（24.4％），ネグレクト（15.3％），性的虐待（1.1％）となっている[2)]。

　児童虐待が解決に至らず，児が死亡する事例も残念ながら後を絶たない。国では，児童虐待の死亡事例の検証から，今後の再発防止に向け

た対応策の提言が行われている。2021（令和3）年の第17次報告も含め，直近5年間を見ても毎年50人前後の児童が亡くなっている。深刻化する児童虐待に対し，さらなる対策が求められている。

3. 虐待の要因

児童虐待の発生要因は主として，保護者側の要因，子どもの要因，養育環境の要因に分けて考えることができる（図1）。保護者の要因としては，自身も被虐待歴がある，DVを受けている，精神疾患や抑うつ状態，望まない妊娠であったなどがある。子どもの要因には，育児に手がかかる，育てにくいなどがある。養育環境の要因には，経済的困窮や社会的に孤立していることなどがあげられる。

4. アセスメントと支援

児童虐待は発生を予防することが重要である。現在，母子健康手帳交付時から，リスク要因のある保護者を早期に把握し，妊娠中から出産・育児期まで，多機関が連携し継続したサポートを行っている。

妊娠期には，受診時に，妊娠・出産に対する受け止めや準備状況，不安の有無をアセスメントすることが必要である。育児期に，子どもの育てにくさをスクリーニングするためには，外来受診の際の母子の状況で気になる点がないか，児の発育・発達に問題がみられていないかを確認し，乳幼児健康診査や育児相談の結果や家での様子を，保護者から丁寧に聞き取ることが大切である。児が泣きやまない，ミルクを飲まないといった背景には，疾患や発達障がいの可能性が潜んでいる場合もある。親は対応に悩みながらも，自分の力量不足であると考えていることもあるため，養育環境も含めたリスク要因をアセスメントする必要がある。

以上のように，医療機関等において，妊娠・

表1 児童虐待の分類

身体的虐待	殴る，蹴る，叩く，投げ落とす，激しく揺さぶる，やけどを負わせる，溺れさせる，首を絞める，縄などにより一室に拘束する　など
性的虐待	子どもへの性的行為，性的行為を見せる，性器を触るまたは触らせる，ポルノグラフィの被写体にする　など
ネグレクト	家に閉じ込める，食事を与えない，ひどく不潔にする，自動車のなかに放置する，重い病気になっても病院に連れて行かない　など
心理的虐待	言葉による脅し，無視，きょうだい間での差別的扱い，子どもの目の前で家族に対して暴力をふるう（ドメスティック・バイオレンス：DV），きょうだいに虐待行為を行う　など

（厚生労働省：児童虐待の定義と現状. https://www.mhlw.go.jp/stf/seisakunitsuite/bunya/kodomo/kodomo_kosodate/dv/about.html（最終アクセス/2022.1.15）より）

図1 児童虐待の要因

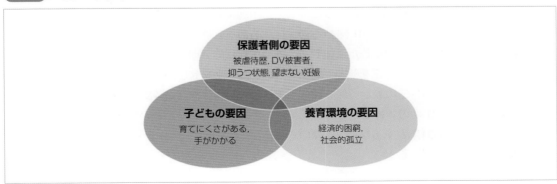

出産への迷いがある妊産婦や，児側に健康上の
リスクなど育てにくさの要因があるなど，継続
的な支援が必要であると思われた場合は，自治
体の保健センターや子育て世代包括支援セン
ターの保健師につなぎ，連携体制を維持してい
くことが必要である。

　実際に虐待が疑われた場合には，まず市区町
村や児童相談所へ通告または相談を行う。その
後は，家庭訪問等による実態調査が行われ，そ
の結果，虐待の程度が重篤であれば児の一時保
護などの措置が適用される場合がある。虐待
の危険性がそれほど高くないグレーゾーンなど
であれば，親子の分離を行わず，在宅での対応
となる場合もある。

配偶者間暴力（DV）

1. DVと種類

　DVとは，配偶者からの身体に対する暴力，
またはこれに準ずる心身に有害な影響を及ぼす
言動とされている[3]。配偶者とは，婚姻の届出
をしていない事実婚や元配偶者も含んでいる。
一般的に，加害者は男性であり，被害者は女性
であることが多い。

　暴力の種類として，身体的暴力（殴る，蹴る，
突き飛ばすなど），心理的暴力（暴言，脅迫，生
活の監視など），性的暴力（同意のない性的行為
の強要など），経済的暴力（お金を勝手に使う，
生活費を渡さないなど）がある。

2. DVに関する法制度と実態

　2001（平成13）年に制定された配偶者からの
暴力の防止及び被害者の保護等に関する法律
（DV防止法）は，配偶者からの暴力に関わる通
報・相談・保護や自立支援を規定した法律であ
る。同法はこれまでに3回の改正を重ね，配偶
者からの生命等に対する脅迫にかかる保護命令
や，配偶者のみでなく生活の本拠をともにする
交際相手からの暴力も対象とするなど，法律の
適用範囲を拡大してきている。

　DVの実態については，内閣府男女共同参画

局により各都道府県に設置されている「配偶者
暴力相談支援センター」における相談件数によ
り把握することができる。令和2年度の相談件
数は19万30件であり，前年度の1.6倍に及ぶ
ことが報告されている[4]。

　DVの被害者は，逃げることができないとい
う特徴を抱えている。日常的に暴力にさらさ
れ，パワーレスとなるなかで，経済的な依存や，
子どもの養育などの関係で現状にとどまらざる
を得ないという特徴がある。

3. DVと児童虐待との関係

　近年，DVと児童虐待の共存について注目さ
れている。内閣府が実施した調査では，子ども
のいる被害女性の約3割が，子どもへの被害経
験も認識していたことが明らかにされており，
DVと児童虐待が同時に起こっている実態も重
要視しなければならない。さらには，DVを受
けている母親が，精神的ストレスや身体の不調
から，子どもに対して十分な世話ができなくな
りネグレクトとなること，または身体的虐待に
及んでしまうことなども実態としてある。子
どもの前でDVを行うことは，「面前DV」として
児童虐待の心理的虐待に該当し，近年その件数
が増加している。このような状況に対し，家族
の支援に関わる機関と専門職が，認識を高くも
って関わる必要がある。

4. アセスメントと支援

　DVの被害者は，自分が受けている被害に対
して過小評価したり，DVを受けているという
自覚がなかったりする場合が多い。身体的な
不調に対しても，受診をしないままでいる場合
もある。本人の認識を十分に確認しながら，身
体症状のアセスメントを切り口として相談を行
い，カウンセリングなど専門職の関わりをすす
め，配偶者暴力相談支援センターや婦人相談所
と連携していくことが重要である。

高齢者虐待（elder abuse）

1. 高齢者虐待の定義と分類

　高齢者虐待とは，養護者（高齢者を現に養護する者であって養介護施設従事者等以外のもの）によるものと，養介護施設従事者によるものの2つに分類される。高齢者虐待の種別は，身体的虐待，介護・世話の放棄・放任，心理的虐待，性的虐待，経済的虐待に分類される[5]（表2）。

2. 高齢者虐待に関する法制度と実態

　2006（平成18）年に制定された高齢者虐待の防止，高齢者の養護者に対する支援等に関する法律（高齢者虐待防止法）により，虐待を防止するうえでの国の責務，虐待を受けた高齢者への保護や養護者に対する支援が規定されている。

　高齢者虐待の実態は，厚生労働省が発表する，全国の市町村や都道府県で行われた高齢者に対する虐待への対応状況の報告により把握することができる。

　2019（令和元）年度の虐待判断件数は，養介護施設従事者等によるものが644件と前年度より3.7％増加し，養護者によるものは1万6,928件と前年度より1.9％減少した。市町村への相談・通報件数は，養介護施設従事者によるものが2,267件で前年度より3.7％増加，養護者によるものは3万4,057件で前年度より5.7％増加している[6]。特に養護者による虐待の相談・通報件数が増加している。

　虐待を受けている高齢者は女性が圧倒的に多く，75歳以上の後期高齢者である，認知症者であるといった傾向がある。虐待者は，息子，息子の配偶者（嫁），配偶者（夫や妻），娘の順で多くなっており，高齢者本人と同居をしている者が8割以上である。

3. 虐待の要因

　高齢者虐待は，虐待者（家族）の性格および人格，高齢者と虐待者のこれまでの人間関係，高齢者への介護の負担，協力者の不在，経済的困窮など，高齢者本人の要因と虐待者（家族）の要因，環境的な要因などが絡み合って生じるものである。介護を行う家族の多くは，介護負担を1人で抱え込んでしまわざるを得ない状況に置かれ，仕事や社会生活に支障をきたしストレスを抱えている。このような状況が，虐待が発生する要因となる（図2）。

4. アセスメントと支援

　高齢者虐待のリスクのある虐待者と高齢者双方への支援が必要となる。介護サービスの導入により介護負担を軽減するほか，デイサービスなどの通所型サービスを導入することで，高

表2　高齢者虐待の内容・具体例

区　分	内　容
身体的虐待	暴力的行為などで，身体にあざ，痛みを与える行為や，外部との接触を意図的，継続的に遮断する行為
ネグレクト（介護や世話の放棄・放任）	意図的であるか，結果的であるかを問わず，介護や生活の世話を行っている家族が，その提供を放棄または放任し，高齢者の生活環境や，高齢者自身の身体・精神的状態を悪化させていること
心理的虐待	脅しや侮辱などの言語や威圧的な態度，無視，嫌がらせ等によって精神的，情緒的苦痛を与えること
性的虐待	本人との間で合意形成されていない，あらゆる形態の性的な行為またはその強要
経済的虐待	本人の合意なしに財産や金銭を使用し，本人の希望する金銭の使用を理由なく制限すること

（厚生労働省：家庭内における高齢者虐待に関する調査より）

図2 高齢者虐待の発生要因

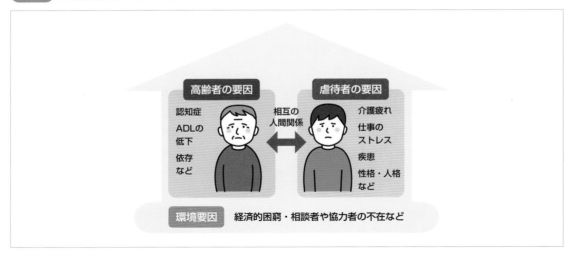

齢者自身のQOL（quality of life：生活の質）を維持することが重要である。看護職は外来通院や訪問看護の場面等において，定期的に高齢者の心身の状況を観察・アセスメントするとともに，介護者の状況も把握し，日常生活における安全・安楽を維持できるように関わることが必要である。

　高齢者に認知症がある場合には，身体的な不調を自覚し訴えられないことから問題行動につながり，家族の負担が増えてしまうことで虐待のリスクが高まることがある。介護者の心理的サポートを行い，食事・排泄・睡眠といった高齢者の基本的なニーズの充足に向けてケアを行う必要がある。

　在宅において養護者による高齢者虐待が疑われる場合には，担当の介護支援専門員（ケアマネジャー）と連携しサービス担当者会議等による情報共有を図っていく。相談や通報の窓口である地域包括支援センターや市区町村の高齢福祉担当課では，虐待の相談・支援についてマニュアルを整備し高齢者虐待を早期に発見するためのアセスメントシート（チェックリスト）等を整備しているところが数多くみられる。高齢者や介護者・家族に接する機会の多い看護職は，高齢者虐待を早期に発見できる立場にあるため，日常の業務においてマニュアルを活用す

ることや，自治体の相談・通報窓口などの情報を把握しておくことが大切である（なお，本項では養介護施設従事者等による虐待の対応については割愛した）。

家族間暴力への支援と看護の役割

1. 家族に対して支援の風穴を開ける役割

　児童や高齢者に対する虐待やDVのケースに対応する際には，看護職自身も緊張するものである。社会通念上，虐待や暴力は決して認められるものではない。また，その状況が長く続いたり，状況が逸脱したりすると，死亡に至る場合もあることから，支援の方法や対応をどのようにするべきかは重要であり，慎重であるべきである。しかし，虐待・暴力を行っている家族のなかには，仕事や家事・育児に追われ，自身でもどう解決したらよいのかが見出せないまま，ますます状況を悪化させている者もいる。

　看護職は，保健・医療・福祉の多様な場で，健康保持や疾病の予防という切り口で，対象者と家族に対応できる位置にいる。家族だけでは解決のできない問題に対し，関わりのきっかけとなる"風穴"を開けることを目指して支援を始めていく必要がある。より具体的には，家族側の要因に着目し，そのような状況にならざる

を得なかった家族の心情の理解を図ることで信頼関係を築き，看護職からの提案を受け入れてもらえるようにすることが必要である。育児や介護の知識や情報を提供することで負担感を軽減することが，重要な役割である。

2. 多機関と連携・協働し動く

医療機関のベッドサイドの看護とは異なり，地域・在宅での生活を支えるためには，福祉・教育・自治体の担当者や専門職と連携をすることが不可欠である。チームで関わることで，各々の専門的視点からのアセスメントを総括して対象者と家族を支えることを目指していく。特に看護職は，心身のアセスメントからの情報をメンバーに伝えること，医師との連携で役割を担うことなどが求められている。

3. 虐待者もまた看護の対象者である

「家族は，労り合い助け合うものである」という社会的な規範の視点から，家族を捉えがちではないだろうか。地域・在宅においては，家族はこれまでの関係性のなかで生活を送ってきている。家族のなかには，家族にしかわからないさまざまな事情があったり，理想とする家族像とのギャップに悩んでいる者もいる。看護職は，ある一時点から支援を始めていくため，家族の背景を見失わないようにするべきである。虐待や暴力を行う家族も，他人からは到底理解のできない理由がある。しかし，そのような認知の歪みを抱えた家族もまた，看護の対象者であることを忘れないでいくべきである。

02 減災・防災，災害からの回復

日本では，1995（平成7）年の阪神・淡路大震災以降，新潟県中越地震，東日本大震災，熊本地震，北海道胆振東部地震と，震度7超の大規模な地震，2014（平成26）年8月豪雨など広範囲にわたる豪雨災害も連続して発生し，大規模な自然災害が頻発している状況にある。それらに伴い，災害に関する法律が改正され，今後発生する恐れのある大規模地震への防災・減災対策として，新たに「大規模地震防災・減災対策大綱」がとりまとめられ，各種対策が整備されている[7]。

災害とは

災害とは，災害対策基本法第2条で，「暴風，竜巻，豪雨，豪雪，洪水，崖崩れ，土石流，高潮，地震，津波，噴火，地滑りその他の異常な自然現象又は大規模な火事若しくは爆発その他その及ぼす被害の程度においてこれらに類する政令で定める原因により生ずる被害をいう」と定義されている。つまり，自然災害などにより，

人の命や財産，社会生活に損害を受ける被害である。"人々の健康と安全を支援することによって，人々の生活の継続性を保障し，生活の質の向上に寄与することを目的とする"地域看護学[8]を学び，実践する看護職にとって，災害発災時の看護活動はもちろん，災害からの回復，そして平時からの減災・防災のための活動を担うことは大きな役割である。

災害は，発生の原因によって，自然災害（地震，噴火，津波，洪水，土砂災害など），人為災害〔大規模事故，工場や発電所の事故，CBRNE（Chemical（化学）・Biological（生物・細菌）・Radiological（放射線物質）・Nuclear（核）・Explosive（爆発物）），災害など〕，および特殊災害（石油コンビナート事故，林野火災など）の3つに大別される（表3）。自然災害と人為災害とが同時に起こる複合型災害の場合もある。また，災害が発生する範囲によって，広域と局地的な災害の分類もあり，広域災害の場合は，被災地活動は，都道府県をまたぐ遠方から応援が必要となってくる。

被災者の生活の場は，発災後の経過により，避難生活を送る場へと移動していく（表4）。発災直後は最寄りの指定避難所で生活する。一般の指定避難所では生活することが困難な要配慮者[※1]のために，環境に配慮した福祉避難所がある。福祉避難所はバリアフリー化され，さらに避難生活に必要なスペースが確保されており，物資や人的支援を受けることが可能である。プライバシーが保護されにくい集団生活や段差など障壁がある環境では移動が困難であっ

表3 災害の分類（原因別，被災範囲別）と特徴

災害の分類		災害例や特徴
原因による分類	自然災害	地震，噴火，津波，暴風，高波，高潮，竜巻，豪雨，洪水，豪雪，土砂崩れ，土石流，落雷，干ばつ
	人為災害	大規模交通事故：列車，飛行機，船舶，バス 工場・発電所の事故：火災，爆発，化学，放射線 CBRNE災害：Chemical（化学），Biological（生物・細菌），Radiological（放射線物質），Nuclear（核），Explosive（爆発物） 紛争：テロリズム，戦争，内戦，難民発生
	特殊災害	特殊な環境下で特別な対応が必要な災害：CBRNE災害の他，石油コンビナート事故，海上災害，航空災害，林野火災など
範囲による分類	広域災害	地震，台風，津波など，主に自然災害に多い インフラの破壊，医療施設も被災
	局地的災害	列車事故，爆発，火災など，主に人為災害に多い 周辺の環境は正常

表4 被災者に提供される生活の場の比較

	指定避難所	福祉避難所	応急仮設住宅	復興住宅
設置者	市町村			
対象	被災者 世帯単位	要配慮者 個別	自宅確保困難者 世帯単位	自宅確保困難者 世帯単位
経費	無償	無償	一部有償（光熱水費）	有償
期間	一定期間	一定期間	～2年	恒久的
施設	学校，体育館，公民館，公共施設など	高齢者施設，児童福祉施設，障害者施設など	プレハブ・ユニット住宅，市町村が借上げた民間賃貸住宅	恒久的建物
プライバシーの保護	他者間で確保されにくい。確保に要配慮	他者間で確保されにくい。確保に要配慮	戸別の環境。部屋数が限られ家族間での確保は十分でない	通常の住宅同様
孤立化	要配慮：集団生活のなかでの孤立	要配慮：集団生活のなかでの孤立	重要：コミュニティのなかでの孤立	重要：コミュニティのなかでの孤立

（丸山嘉一：災害時に設置される様々な施設，小井土雄一，石井美恵子編：災害看護学—看護の統合と実践2（新体系看護学全書），p.44，メヂカルフレンド社，2020．を一部改変）

※1✎要配慮者　高齢者，障害者，乳幼児その他の特に配慮を要する者（災害対策基本法第8条第2項第15号）。その他には，慢性疾患患者，人工透析患者など医療ニーズの高い人，妊産婦，日本語が伝わりにくい外国人などが想定される。

たり，個別の環境の確保が必要であったり，配慮や支援が必要な人々が避難する場所である。

一方で，避難所での集団生活を避けるために，不便であっても被災家屋で生活を続ける人々，車庫や車中で寝食する人々もいる。そのような場合は，安全な環境や飲食料の確保，エコノミークラス症候群の予防が重要になってくる。

このように，災害発生後，被災者は，安心して住む場所がない，食料や飲料水が思うように手に入らない等，生活が破綻する状況が続く。その後，ライフラインや道路が復旧していく復旧・復興期に移行すると，自宅損壊がない人々は自宅に戻ることができるが，半壊や全壊など生活の場を確保することが困難な人々は，応急仮設住宅や復興住宅へと移っていく。

災害発災時の看護活動では，短期間で生活環境の変化をよぎなくされるストレスに配慮する必要があり，さらに，これら避難生活の場では被災者の希望がかなわない場合が多く，被災者が先の生活をイメージできないストレスも抱えていることを理解したうえで，支援活動に際して，生活環境の変化に伴う困難やストレスをアセスメントする必要がある。長期にわたり避難生活をせざるを得ない場合は，それぞれの住宅の特性を理解し，起こると推測される健康問題，生活上の困難をアセスメントし，予防する必要がある。特に，住み慣れた環境を離れた人々にとっては，心の健康や，コミュニティのなかでつながりをもてるかどうかが課題である。

災害サイクルと看護活動

日本災害看護学会は，災害看護を「災害に関する看護独自の知識や技術を体系的にかつ柔軟に用いるとともに，他の専門分野と協力して，災害の及ぼす生命や健康生活への被害を極力少なくするための活動を展開すること」[9]と定義している。酒井が「災害のあらゆる段階で，災害による苦痛と向き合って生活している人々がいることや，住みなれた生活環境の中に安らぎがあることの認識」が重要である[10]としている

ように，被災地で活動する看護師は，避難所においては，医療機関における看護のように求めてきた患者への介入とは異なり，避難生活を送っている人々に看護が必要であるかを予防的視点，早期発見の視点でアセスメントし，どのような方策で介入するのか，評価はどのようにするかを計画する[11]。

被災地の人々は当たり前の日常が失われ，住民サービスの拠点である行政機関も，職員自身が被災者であったり，庁舎が損壊したり，不眠不休で業務に追われるなど，地域全体が機能不全に陥っている[12]ことを前提に，地域全体をアセスメントした支援活動が看護職には求められる。つまり，医療ニーズに加え，生活者としてのニーズ，健康ニーズを捉える必要がある。被災地に暮らしている人々を支援する看護活動は，被災市町村行政を中心に，その地域を所管する保健所，地域の保健医療福祉の関係機関など，関係機関，関係団体など多部門多職種と連携し，調整することになる。

大規模な災害は長期にわたり，広域に影響を及ぼし，時間・時期，および生活の場により健康課題は変わっていくため，まず，発災後の時間の経過による災害サイクルと各期に起こりやすい健康問題を理解する必要がある。災害サイクルは大別すると，災害応急対策期（超急性期，急性期，亜急性期），災害復旧・復興対策期，復興支援期，および平常時（災害静穏期，静止期，準備期）の4つに整理できる（表5）。なお，復興支援期は，広範囲に甚大な被害のあった東日本大震災以降に加えられるようになった。

災害時は在宅療養者への支援も重要な課題である。在宅療養者や家族が安心安全に在宅生活を送ることができるように，在宅療養者の看護を担っている看護職は，個々の対象者に対する速やかな応急対策活動はもちろん，地域看護の一機関としての役割もある。行政や他関係機関と連携を図りながら，在宅療養者の実情に応じた支援ができる仕組みをつくり，継続的な支援体制づくりの一翼を担う。大阪府訪問看

表5 災害サイクルと各期における健康ニーズ

災害サイクル	災害応急対策期			災害復旧・復興対策期	復興支援期	
	超急性期	急性期	亜急性期	慢性期	前期	後期
支援	支援不能→救出・避難→被害状況の把握→外部支援の受入 [自助・共助]→[公助]へ		ライフラインの復旧 ボランティア受入	仮設住宅での生活	コミュニティの再構築・地域との融合	新たなまちづくり
主な対策	◎対策本部立上げ 初動体制の確立 救出・応急手当 救命トリアージ 広域搬送	災害医療の3T（triage：選別, treatment：治療, transportation：搬送）初動 遺体の処置	被災病院の復旧 急性期看護 巡回診療 仮設住宅の準備	避難所の閉鎖 仮設住宅への移動	◎本部体制の再構築（被災者支援）仮設住宅生活への支援	復興住宅へ移行まで	長期的な生活支援
フェーズ	フェーズ0	フェーズ1	フェーズ2	フェーズ3	フェーズ4	フェーズ5-1	フェーズ5-2
保健活動	〈発災〜24時間〉救護所立上げ 救護所で応急手当 要援護者安否確認	〈〜72時間〉救護所で応急手当 避難者生活支援 〜避難所 〜福祉避難所 〜被災家屋 精神面初期ケア	〈〜1週間〉生活の安定化 避難所対策 ・慢性疾患対策 ・感染症対策 ・心のケア ・公衆衛生対策 ・健康管理（栄養・休養・運動）	〈〜1カ月〉	〈〜3年〉・精神的・身体的リハビリ ・自立支援 ・心のケア ・仮設住宅のコミュニティづくり	〈〜数年間〉・生活支援 ・地域づくり	

平常期（災害静穏期・静止期・準備期）

〇災害警告（予知・予測, 避難・防災計画） 〇災害への備え
・自主防災計画との連携 ・防災訓練の整備 ・資機材の整備 ・救援組織の整備 ・避難行動要支援者管理

〜災害の恐怖を忘れがちな時期〜
〇災害意識啓発活動：災害の自助・共助の定着化, 避難行動要支援者支援体制の整備

護ステーション協会は，訪問看護ステーションが行う災害時の対策を経時的な視点で整理している[13]。災害時被害を最小限にすることを目的に，時期は災害サイクルにあわせて，事前対策，災害発生直後，および災害発生後3日以降の3つ視点から，対策は事業所対策，利用者対策，および他機関との連携の3つの視点から対応するとしている（表6）。

このように，被災地看護活動を行う際に看護職は，災害サイクルの経過における主な対策と連動して，被災者の健康と生活を支援するために活動を展開していく。災害サイクルとあわせ

表6 訪問看護ステーションが行う災害時の対策・対応の経時的な視点

時期	事業所の対策・対応	利用者への対策・対応	他機関との連携
事前対策	●施設・設備点検 　施設設備の安全性点検 　ライフライン点検 　情報収集方法の確保 　備品・備蓄の確保 　緊急連絡先リスト作成 ●職員間の連絡体制 　職員間緊急連絡網 　連絡方法の確認 ●指揮命令系統 　災害時のフローチャート 　災害発生時の指揮系統 ●職員の防災教育 　定期的な訓練	●利用者への減災教育 　連絡先リスト作成 　非常用の防災対策指導 　重症者への事前対応 　緊急支援手帳作成 　近隣住民との関わり ●利用者への情報整理 　連絡先リスト 　情報共有	●地域の取り組み 　防災マップの確認 　医療機関との連携 　行政等との連携 　自治組織や地域の対策 　協議会の対策 ●情報収集方法
災害発生直後 （発災〜2日）	●事務所の設備点検 　ライフラインの点検・復旧 ●職員の安否確認 ●職員の確保	●安否確認 ●重症者の支援 ●救援物資の要請	●地域の情報収集 ●近隣事業所との連携 ●主治医・医療機関との連携
災害発生後 （3日以降）	●事業所設備の復旧 ●職員確保 　職員の心身の健康管理 　応援要請・受入	●訪問看護の提供 　避難所への訪問 　必要物品の確保	●他機関との連携 　ステーション間の相互支援

（大阪府訪問看護災害対策ネットワーク委員会：大阪府訪問看護災害対策ネットワーク事業報告書，がんばろうマニュアル，p.56，大阪府訪問看護ステーション協会，2013.を一部改変）

て，フェーズ（災害発生後の時間経過による状況）も意識し，被災生活の場の特性も踏まえて，顕在化している健康問題に加えて，今後起こりうる潜在している健康問題もアセスメントすることが，健康被害を最小限にし，災害からの回復につながる。被災者の身近にいる看護職による支援活動は，重要な役割を果たしている。

災害サイクル各期での関係機関による支援

　大規模な自然災害の場合，被災者支援に関わった専門職は相互の連携の重要性を指摘し，多職種連携は今後の災害活動における課題とされている。酒井は，看護職が，初期から長期にわたる被災者の生活基盤を整えるため，多職種・多機関との連携や地域の社会資源を活用する能力をもつことを強調している[10]。図3は，新潟

県の「災害時保健師活動ガイドライン」に掲載されているフェーズ2以降の「被災者の健康福祉に関する支援体制」[14]である。新潟県中越地震での対応をまとめて作成されもので，いかに多岐にわたって支援活動を担う関係機関があるかがわかる。急性期を過ぎると，外部からの支援も各種専門性のある組織によるサービス提供が可能となる。被災市町村も少しずつ本来の対応力をもち直し，専門職，関係機関・関係団体が動けるようになり，被災者の多様なニーズに対応する活動ができるようになる。被災地で看護活動をする場合は，このような多岐にわたる関係機関があることを認識し，意図的に連携し，情報の共有，対応の連携を図ることが不可欠である。

　被災市町村では，連携ネットワークづくりのために，図3にある生活支援関係連絡会議のような連携の場を設け，関係機関の顔が見える関

図3 被災者の保健医療福祉にかかる支援体制（フェーズ2以降）

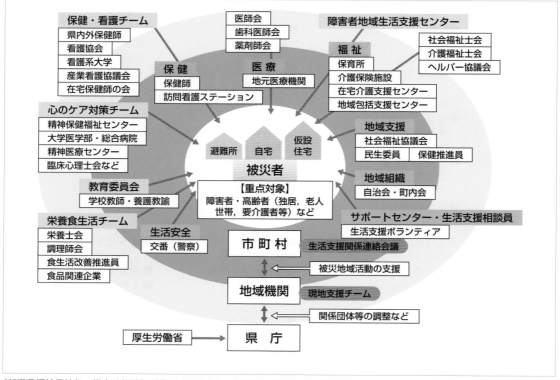

（新潟県福祉保健部：災害時保健師活動ガイドライン—新潟県，2005．を一部改変）

係づくりに努める。この連絡会議の場に訪問看護ステーションや介護サービス事業所などの看護師が積極的に参加し，在宅療養者の被災状況に基づき必要な支援を提案し，生命や健康な生活への被害を防ぐ支援体制づくりの一翼を担うことが期待されている。

平常時からの災害対応体制の整備

　災害時は平時の状況が露呈するといわれ，普段できていないことが発災時に急遽できるとは考えにくい。一方，平時に行うべきことができている場合は，発災時にそれらを基盤として，臨機応変に対応できる可能性がある。したがって，平常時から実施体制・連携の基盤を整え，発災時に起こりうる状況を想定し，緊急対応す

避難行動要支援者

要配慮者のうち，災害が発生し，または災害が発生するおそれがある場合に自ら避難することが困難な者であって，その円滑かつ迅速な避難の確保を図るため特に支援を要するもの（災害対策基本法第49条の10）。

「要配慮者」と「避難行動要支援者」は，2013（平成25）年6月の災害対策基本法改正により再定義されており，具体的な対象は市町村個々の防災計画などで定められている。

る資源や人材の準備をしておくことは重要である。そのためには，地域の社会資源，関係機関の現状をアセスメントし，要配慮者，避難行動要支援者なども参加しての発災時を想定した実動訓練などを通して，災害発生時の動きを体得することと，顔が見える連携体制づくりが重要となってくる。特に，在宅療養者への看護を行っている看護師は，療養者や家族自らも発災時に命を守るために迅速な対応ができるように，平常時からの準備として，療養者自身が行える

減災方法の指導，近隣住民との関わり，緊急連絡先のリストなどの情報共有など，ともに考える対応が重要である。

また，被災生活が長期にわたる場合でも，個人のソーシャルキャピタルが豊かなほどメンタルヘルスが悪化しにくいという報告[15]があることを踏まえ，協働で行う訓練などを通して，個人レベルにとどまらず，地域レベルのソーシャルキャピタルを醸成する視点も取り入れた防災対策が課題となってくる。

03 感染症の予防

感染症とは

寄生虫，細菌などの病原性微生物や，ウイルスなどの病原体が体内に侵入し（感染），増殖して発熱や下痢，嘔吐などの症状を起こす（発症）疾患を総称して感染症という。

ペストや天然痘など重篤な感染症の流行は人々の健康や命を脅かすだけでなく，歴史のなかで政治や戦争，文化に大きな影響を与えてきた。原因究明や治療・予防法の開発，人々の衛生・栄養などの生活環境の改善は感染症対策に大きな効果をもたらしたが，飛行機等移動手段の発達などによる人の移動・交流の活発化，ペットブームによる動物の輸出入，人間が立ち入らなかった土地の大規模開発と環境破壊，テロなどによりもたらされる新興・再興感染症は世界全体の問題になっている。

2019（令和元）年12月に中国武漢で確認された新型コロナウイルス感染症（coronavirus disease 2019：COVID-19）は，その翌月には日本でも確認され，またたく間に世界中に広まった。医療の進歩した現代においても，感染症は世界中の人々にとっての重大な危機となり続けている。

感染の成立

感染の成立にはさまざまな要因が関わるが，

一般的な3要因である感染源（病因），感染経路（環境），宿主について図4に示した。

生活の場で感染症の発生や感染拡大を防ぐには，感染源から排出された病原体がどのように家庭や学校，施設や人々の集まる場のなかに持ち込まれるのかを知り，その経路を断つ，あるいは，持ち込む危険のある場面で適切な対応をすることが重要である。外から生活の場に感染源を持ち込む経路と誰でも実践できる予防方法を，自宅に帰宅した後の流れに沿って順に考えてみよう。

①帰宅して玄関に入る。

②手洗い・うがいを行い，すぐにシャワーを浴びる（のが理想ではあるが，洗面所が玄関付近ではない場合，玄関に手指消毒液を置き，まず手指消毒を行う）。

③外で着ていた服を脱ぎカバンを置く（メインの生活をする部屋ではなく，玄関に近い場所やあまり使用しない場所へ置くとよい）。

④カバンや外で使用したスマートフォンなどを室内に持ち込むときは，使い捨ての除菌クロス等（除菌ウェットティッシュ）で拭く。

⑤同居家族が感染症に罹患（疑いを含む）したときは，他の家族に感染を広げないことが大切である。可能な限り部屋を分け，難しい場合は頭と足を逆にして寝るなど距離をとる。部屋の換気を適切に行い，感染者が

図4　感染成立の３要素

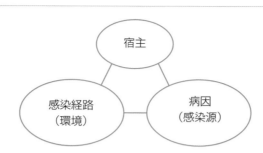

要　素	概　要
病因 (感染源)	ウイルスや細菌をもつ食品や物，人 日常生活のなかで発生が多い病原微生物には，細菌(サルモネラ，カンピロバクター，大腸菌など)，ウイルス(インフルエンザ，ノロなど)，真菌(白癬など)，ダニ(疥癬など)，クラミジア，リケッチアなどがある。抗生物質や抗菌薬に耐性をもつ菌も増えている
感染経路 (環境)	ウイルスや細菌が体内に侵入するルート 水平感染(空気感染，飛沫感染，接触感染など)と垂直感染(妊娠中や出産時に母体から赤ちゃんに感染)がある
宿主	ウイルスや細菌が増殖できる場所 栄養や休養の不足，怪我や褥瘡・チューブの挿入などによる皮膚のバリアの傷害，疾病や治療，年齢的な要因(高齢など)による免疫力や抵抗力の低下が起こると，感染しやすくなる

室外に出るのはトイレなど必要最小限にする。決まった人が世話を行い，トイレや浴室，ドアノブなどの共用部分は消毒を行う。消毒や洗濯の際は感染症の種類に応じて適切な消毒剤やせっけんを使用する。鼻をかんだティッシュなどのゴミは密封して廃棄する。家族はこまめにうがいや手洗いを行い，できるだけ家族全員マスクを着用する。

このような予防法を共同生活をする全員が習慣化することによって，持ち込む危険を減らすことができる。それでも家や集まる場のなかに入ってきた感染源から感染しない，広げないために，生活の場のなかの水平感染の経路を知り，対策をとれるようにしておきたい(表7)。

日本の感染症の動向

家庭で起こりやすい感染症は，ウイルスによる上気道感染による「かぜ症候群」，ノロウイルスやロタウイルス，細菌，寄生虫によって起こる「感染性胃腸炎」である。かぜや胃腸炎に比べ身近ではない結核(2類感染症)も，欧米の先進国に比べ届出数が多く，年に1万5,000人以上の新規患者が発生しており，近年は高齢者の再発や，外国人や住所不定の人の感染，薬剤耐性菌が大きな課題となっている。

日本では感染症の予防及び感染症の患者に対する医療に関する法律(感染症法)にのっとって，診断した医療機関から保健所へ届出のあった情報を集め，分析した結果を国民や医療関係者に公開し，感染拡大防止や予防対策を図り，多様な感染症の発生・拡大を防止する発生動向調査(サーベイランス)システムがつくられている。発生数が少ない，または周囲への感染拡大防止策が必要な1～4類感染症，新型インフルエンザ等感染症〔2020(令和2)年2月より新型コロナウイルス感染症もこれに該当〕，指定感染症，5類感染症の一部についてはすべての発生数を把握している。インフルエンザ，小児科疾患，性感染症など，患者が多く全数把握の必要はないが発生動向の把握が必要な疾患につい

表7 生活の場での水平感染の特徴と予防法

感染経路	特　徴	主な原因・疾患	生活の場での予防法
接触感染 （含：経口感染）	感染源（感染者）への直接接触や，汚染された手すりや医療機器などを通して起こすもの。病原体に汚染された水や食物などの経口摂取，糞便に触れた手指を介して口に入る経口感染，動物を介する媒介動物感染などを含む 〈生活の場では〉 家族や集まる人々のよく触る場所（玄関のドア，リモコン，トイレのドア，レバー，手すりや洗面所の蛇口ハンドル，ペットやペットの毛・排泄物など	ノロウイルス 破傷風 炭疽（皮膚炭素） STD（性感染症） コレラ マラリア しらみ 疥癬 　など	日常の手洗い（石鹸や流水で） 手指消毒などの手指衛生 人が触れる場所の拭き取り 手指衛生は，帰宅時，外から持ち込まれたものに触れた後，調理・食事前，トイレや鼻をかんだ後など タオルやシーツは頻回に交換，洗濯（病原体の種類に応じて熱湯や塩素系漂白剤などを使用）し清潔に心がける 手拭きタオルやうがいのコップを別々のものに 食事は大皿からの取り分けでなく別々の皿に盛る ガウンの使用（エプロンやビニール袋などでの代用）
飛沫感染	咳やくしゃみ，会話や楽器の演奏，口のなかの処置などの際に発生した飛沫（直径5μmより大きい）を近く（1〜2m以内）の人が吸入し，鼻腔や上気道，目などの粘膜に付着して感染する。1〜2m以内に床に落下し，空中を浮遊し続けることはない 〈生活の場では〉 家族に感染症が発症したときや，さまざまな人が集まる場にいるとき	インフルエンザ 百日咳 マイコプラズマ 　など	2m以上離れるようにする 手洗い，うがい マスク マスクをしていないときにくしゃみや咳をする場合はティッシュやハンカチ，服の袖で口と鼻をおおう
空気感染	飛沫感染と同じ状況で発生した病原体を含む飛沫の水分が蒸発すると飛沫核（直径5μm以下）となり，空気の流れに乗って広範囲に浮遊する。これを吸い込み発生するのが飛沫核感染。病原体に汚染された土壌や床の塵埃（じんあい）が，気流に乗り空気中に舞い上がり浮遊したものを吸い込むことにより感染を起こす塵埃感染もある 小さく軽いので吸気とともに吸い込まれ肺胞まで侵入することが可能 〈生活の場では〉 室内に入り込んだ病原体が部屋の隅に残り埃と一緒に舞い上がる。乳幼児の場合成人よりも床に近いところで過ごしていることにも注意 ペットを飼っている場合，抜けた毛や糞の飛散がある	結核 麻しん 水痘 レジオネラ 　など	マスク 使い捨ての布やペーパーを消毒液などで濡らして拭く拭き掃除 ペットの飼育場所や掃除頻度を考える

注：生活のなかで予防行動をとりやすい水平感染についてのみ提示した。

3

各論②：生活の場での看護のためのトピックス

ては，指定された届出医療機関から情報が集められている。感染症発生情報は厚生労働省，国立感染症研究所のホームページで公開されている。感染症の分類を**表8**に示した。

学校や地域の組織的な感染症対策

感染症対策の基本は発生予防と感染拡大の予防である。日常の予防から，発生時，終息した後までそれぞれ必要な対応がある。

小・中・高等学校では学習指導要領に基づき，特に「保健」の科目のなかで，生涯を通じて自分の健康や環境を適切に管理，改善していくための資質・能力の育成が目標となっており，児童生徒に対する正しい手洗いや衣服の環境などの健康な生活と疾病の予防などについて体系

表8 感染症法の対象となる感染症

感染症類型	感染症名等
1類感染症	エボラ出血熱，クリミア・コンゴ出血熱，痘そう，南米出血熱，ペスト，マールブルグ病，ラッサ熱
2類感染症	急性灰白髄炎，結核，ジフテリア，重症急性呼吸器症候群（病原体がベータコロナウイルス属SARSコロナウイルスであるものに限る），中東呼吸器症候群（病原体がベータコロナウイルス属MERSコロナウイルスであるものに限る），鳥インフルエンザ（H5N1，H7N9）
3類感染症	コレラ，細菌性赤痢，腸管出血性大腸菌感染症，腸チフス，パラチフス
4類感染症	E型肝炎，ウエストナイル熱（ウエストナイル脳炎を含む），A型肝炎，エキノコックス症，黄熱，オウム病，オムスク出血熱，回帰熱，キャサヌル森林病，Q熱，狂犬病，コクシジオイデス症，サル痘，ジカウイルス感染症，重症熱性血小板減少症候群（病原体がフレボウイルス属SFTSウイルスであるものに限る），腎症候性出血熱，西部ウマ脳炎，ダニ媒介脳炎，炭疽，チクングニア熱，つつが虫病，デング熱，東部ウマ脳炎，鳥インフルエンザ（鳥インフルエンザ（H5N1およびH7N9）を除く），ニパウイルス感染症，日本紅斑熱，日本脳炎，ハンタウイルス肺症候群，Bウイルス病，鼻疽，ブルセラ症，ベネズエラウマ脳炎，ヘンドラウイルス感染症，発しんチフス，ボツリヌス症，マラリア，野兎病，ライム病，リッサウイルス感染症，リフトバレー熱，類鼻疽，レジオネラ症，レプトスピラ症，ロッキー山紅斑熱
5類感染症	アメーバ赤痢，RSウイルス感染症，咽頭結膜熱，インフルエンザ（鳥インフルエンザおよび新型インフルエンザ等感染症を除く），ウイルス性肝炎（E型肝炎およびA型肝炎を除く），A群溶血性レンサ球菌咽頭炎，カルバペネム耐性腸内細菌科細菌感染症，感染性胃腸炎，急性出血性結膜炎，急性弛緩性麻痺（急性灰白髄炎を除く），急性脳炎（ウエストナイル脳炎，西部ウマ脳炎，ダニ媒介脳炎，東部ウマ脳炎，日本脳炎，ベネズエラウマ脳炎およびリフトバレー熱を除く），クラミジア肺炎（オウム病を除く），クリプトスポリジウム症，クロイツフェルト・ヤコブ病，劇症型溶血性レンサ球菌感染症，後天性免疫不全症候群，細菌性髄膜炎（侵襲性インフルエンザ菌感染症，侵襲性髄膜炎菌感染症，侵襲性肺炎球菌感染症を除く），ジアルジア症，侵襲性インフルエンザ菌感染症，侵襲性髄膜炎菌感染症，侵襲性肺炎球菌感染症，水痘，性器クラミジア感染症，性器ヘルペスウイルス感染症，尖圭コンジローマ，先天性風しん症候群，手足口病，伝染性紅斑，突発性発しん，梅毒，播種性クリプトコックス症，破傷風，バンコマイシン耐性黄色ブドウ球菌感染症，バンコマイシン耐性腸球菌感染症，百日咳，風しん，ペニシリン耐性肺炎球菌感染症，ヘルパンギーナ，マイコプラズマ肺炎，麻しん，無菌性髄膜炎，メチシリン耐性黄色ブドウ球菌感染症，薬剤耐性アシネトバクター感染症，薬剤耐性緑膿菌感染症，流行性角結膜炎，流行性耳下腺炎，淋菌感染症
新感染症	政令で1年間に限定して指定される感染症
新型インフルエンザ等感染症	新型インフルエンザ，再興インフルエンザ 新型コロナウイルス感染症（病原体がベータコロナウィルス属のコロナウィルス（2020（令和2）年1月に中華人民共和国から世界保健機関に対して，人に伝染する能力を有することが新たに報告されたものに限る）であるものに限る），再興コロナウイルス感染症
指定感染症	該当なし

的に指導が行われ，生活習慣化されるような活動が行われている。

地域の人々の感染症対策については，都道府県保健所等が，広域的・専門的な保健サービスの提供，新たな健康課題に対する情報収集と分析や情報提供，全体のシステムづくりを担い，市町村保健センターなどが，健康相談や健康診査など住民のニーズに対応する活動を担っている。乳幼児の保護者には子どもの感染症や予防接種，若年者には性感染症予防，基礎疾患のある人や高齢者など免疫力の低下している人に関わる人々には注意が必要な感染症の知識など，ニーズにあわせた普及・啓発が行われている。具体的には，手洗いや換気など一般的予防知識だけでなく，3要素，感染と発症・潜伏期間や症状の知識と対処法など，自分たちの健康を守り，拡大を防ぐ行動がとれるような内容となっている。感染者を差別しない適切な行動への働きかけ，正しい知識普及のパンフレット配布，保健師等による相談が行われている。

地域の人々が学校や保健所・保健センター等の活動と接点をもつことは，災害や感染症などの起こったときが一般的であるが，平時にも地域を対象に予防・啓発のためのさまざまな活動が行われている。こうした情報を地域における看護の対象に伝えていくのは地域で活動する看護師の重要な役割である。

生活の場における感染症予防の視点

予防についての考え方は，生活の場である家や地域でも，医療施設などでの感染症対策と同じである。しかし，家や在宅療養者の過ごす部屋は，一定基準で環境を管理している医療施設内と異なり多様である。生活の場で感染症を予防するには，各対象の身体のアセスメントのほかに疾病の悪化や改善に関わるさまざまな環境要因や社会的背景のアセスメントが重要となる。イメージしやすいよう，個人，家族や同居する人々，自室と周囲の環境，地域特性に分け，

感染症予防のためのアセスメントのポイントを示す（表9）。

看護学実習で患者を担当するのは入院中の短期間であるが，退院後はそれぞれまったく異なる生活環境のなかでセルフケアとして感染予防や健康管理を行いながらの生活となる。

患者の健康面や行動特性に加え，生活環境のアセスメントを行えるようになると退院後を見据えた退院指導につながる。生活の場と感染のさまざまなケースをコラム（p.187・188）として掲載した。自分の生活環境について，感染症予防の視点で情報収集し，アセスメントして，気づきの力を身につけておく必要がある。

生活の場でできる感染のアセスメント

病原体が体内に侵入すると防御システムである免疫が働く。すぐに働く自然免疫と，すでに免疫を獲得している病原体の侵入の場合であれば，その病原体に対して働く獲得免疫がある。免疫が負け，病原体が体内で増殖するとさまざまな症状としてあらわれてくる（病原体が増殖しても発症しない場合もある。この場合，保菌者となり他の人に感染させる可能性がある）。

このプロセスではさまざまな徴候があらわれる。感染により引き起こされる炎症で観察される代表的な徴候は，熱，腫脹，発赤，疼痛である。胃腸炎や食中毒の場合には，下痢，腹痛，嘔吐もあらわれるのが一般的である。医療施設であれば，血液検査〔CRP（C-reactive protein），WBC（white blood cell），細菌培養〕やX線検査を行うが，生活の場では，バイタルサインから最初のアセスメントを行う。以下に体温，脈拍，呼吸数の正常範囲を示す。

- 体温：36.5±0.5℃
- 脈拍：60～85回／分，100回／分以上は頻脈
- 呼吸数：12～20回／分，20回／分以上は頻呼吸

最近ではCOVID-19感染拡大の影響から体温

表9 生活の場における感染症予防の視点

個人のアセスメント
個人の健康について，身体・心理・社会・行動・生きがいなど各分野のアセスメントを行う。 生活している人の感染予防（あるいは悪化防止）を目的としたアセスメントであるため，問題点だけでなく，個人がもつ強み，日常生活を維持する力を見ることがポイントである ・身体：栄養摂取や消化，呼吸器系の状態，清潔の保持，日常生活を送れる身体活動など ・心理：自己の捉え方，安定しているのか不安があるのか，仲間の有無など ・社会：コミュニケーション，家での役割や家族関係，家族の健康状態，仕事や収入，外国人，LGBTなど ・行動：生活習慣（食・運動と休息・嗜好品），ADL（日常生活動作）など
家族や同居する人々のアセスメント
一緒に生活する家族や同居者の状況は，感染予防にも拡大にも大きな影響がある ・家族の力量：感染症が発生したときの対処力，家族間の関係性やコミュニケーション ・家族の健康：高齢，基礎疾患等で抵抗力や免疫力が低い人の存在 ・同居する人の日常生活行動：歯みがきチューブ，手拭きタオルの共用，食事の取り箸など
自室と周囲の環境のアセスメント
WHOの調査では世界の全死亡の23％は環境に起因しているとされている。日本は冬の室温が低いといわれるが，この低室温は呼吸器系感染症との関連が示されている 感染症に関する日常生活環境のリスクと予防を考えよう ・生活の場が住居以外：路上，インターネットカフェ，定額宿泊所，知人宅を転々など ・室内の空気：換気，乾燥，湿気，室温 　→家族が服や荷物とともに外から持ち込む（可能性のある）感染源 　　乾燥は上気道の抵抗力を下げ，高すぎる湿度や結露は室内にカビなど感染源の発生につながる ・飲料用の水の安全：マンションの貯水タンク，井戸水 ・家や周辺環境：下水設備，雨水管，ネズミ返し，循環式浴槽，ベランダの植物の水，近くに林や貯水池，水路がある 　→水を介する感染や，水中で増える蚊などに媒介されるものに注意 ・ペット：予防接種，寄生虫駆除，輸入動物に寄生する未知の病原体など
地域特性のアセスメント
予防接種実施率，医療資源の状況 地域の食文化や習慣 水道・下水道普及率（井戸の所在） 人々のつながり，お祭り，特産品，その地域ならではの伝統行事やしきたり　など

計を購入する人が増えたようではあるが，自宅に体温計のない1人暮らしの人も少なくない。体温が高くなると脈拍や呼吸数が高くなるため，体温計のない場合は脈拍や呼吸数を測定するとよい。一般的に感染により体温が上がるが，36℃以下に下がり，脈拍，呼吸数が多い場合には敗血症の可能性がある。

また，小児や高齢者では，感染による症状が続くことで低血糖や脱水を起こしやすい。

感染の徴候に気づいたら，次に起こりうる看護問題も想定して適切な看護支援を行えるようになっておく必要がある。

在宅療養者への感染予防

在宅療養の場は，医療機関のような設備はないが，使用する機材は療養者専用のものが多く，物を介する感染リスクは低いといわれている。他の患者がいないため，患者間の感染リスクは低い。一方，家庭の経済状況によって，カテーテル等の再利用，機材や防護具の日常品での代用など，個別の感染対策が必要である。ケア実施の際は標準予防策（スタンダードプリコーション）の考え方を基本とするが，主治医と相談し，各家庭の状況にあわせた適切なケアや物品管理の手順と観察ポイント等を記載した資料を

用いて，本人・家族やケアに関わる人々に指導することは，訪問看護師の重要な役割である。

療養者と接する人は家族と在宅療養支援に関わる人々であり，ケアの多くは家族が行っている。訪問看護師や家族を含むケア提供者は，感染症を持ち込まないよう，常に自身の健康管理と感染経路を遮断するよう心がけたい。療養者あるいは家族が感染症に罹患した場合，通所サービス等を休み感染拡大を防ぐこと，部屋のドアノブやトイレ等家庭内の共用部分の消毒，洗濯，ゴミの取り扱い方法など，疾患に応じた具体的な感染対策の家族指導も重要となる。家庭内に小さな子どもや免疫力が低下している家族がいる場合には，感染時の対応についてあらかじめ家族や関係者で相談しておく必要がある。

COLUMN　人の暮らしと感染症

▶生活習慣は安全？

COVID-19では，職場の洗面所の蛇口ハンドルを介しての接触感染が報道された。この事例は，地下鉄運転手の集団感染だったことから，地下鉄運行本数が通常時の7割に減るという社会影響が出た。

手指衛生のための日常の手洗いも，ただ自分の手を洗うだけでなく，複数の人が触れる蛇口ハンドルやタオルの衛生に目を向け，清潔を保つことが必要である。家庭では，大皿から自分の箸で取り分ける，歯みがきに同じコップを使用する，手拭きタオルを共用するなど，毎日の生活習慣に関連するさまざまな接触感染のリスクがある。基礎看護学で学ぶ衛生の専門知識を意識して日常生活や習慣1つひとつをアセスメントすることが，地域における感染予防につながる。

▶季節や行事と感染症

空気が乾燥すると飛沫の水分が蒸発して軽い飛沫核になりやすく，感染源の飛散範囲が広がる。WHO（世界保健機関）の「住まいと健康に関するガイドライン（Housing and health guidelines）」では，低い室温が呼吸器系疾患の抵抗力に与える影響について示されている。日本で冬にかぜやインフルエンザが多いのは，こうした環境による影響が大きいと考えられる。

咽頭結膜熱というアデノウイルスによる感染症は，プールでの感染があることから「プール熱」と呼ばれ，小学校の体育で水泳の授業が行われる夏に流行する。学校行事と代表的な感染症の関係を調べた調査では，長期休み（夏休みや冬休み）と咽頭炎や水痘の発生件数減少の関係が示されている。

▶自然食ブームと感染症

戦後の劣悪な衛生状況から発生した多くの感染症は，衛生や栄養状況の改善に伴い減少していった。ところが近年，ジビエ（野生鳥獣）や自然食ブームを受け，適切な処理をされていない肉や魚介類，十分に洗っていない生野菜を食べたことによる，E型肝炎ウイルス，腸管出血性大腸菌，旋毛虫症などの感染が国内で報告されている。

海外に目を向けると，生乳（加熱殺菌されていない生の動物の乳）販売が許可されているEU（欧州連合）加盟国や米国の一部の州で，生乳による感染が問題になっている。生乳にはカンピロバクター，サルモネラ，クリプトスポリジウム，大腸菌など有害な病原体が含まれていることがあり，これらは下痢，胃痛，嘔吐を引き起こす。特に5歳未満の子どもたちのリスクが高く，腎不全や死亡につな

がることもある。海外出張で日常的に川魚を生食する地域に行き，仕事のつきあいで食べ，帰国後に寄生虫検査を受けることになったという例もある。地域ごとの食文化，調理方法など，感染予防のために注意すべきことは多い。

▶マス・ギャザリングと感染拡大

同じ感染力の病原体でも，小さな集団と大きな集団では，大きな集団内のほうが伝播力の大きいことがわかっている。COVID-19関連の報道でも，東京や大阪などの人口集中都市と地方では感染状況が違っていた。

一定期間，限定された地域に同じ目的で集合した多人数の集団(WHOでは2万5,000人以上と定義)を「マス・ギャザリング」という。たとえば，明治神宮や成田山の初詣の参拝者は3日間でそれぞれ300万人以上となる。コンサートやスポーツ会場のアリーナやスタジアムの収容人数も約1万〜数万人以上のところが多い。感染症の拡大は図5のように，さまざまな地域からさまざまな病原体をもつ(可能性のある)人々がそこに集まり，知らずに病原体を自宅に持ち帰ったり，さまざまな地域に運び出したり，という流れになっている。

オリンピックのような国際的なイベントを例に考えてみよう。人々は世界中から集まるので初めて聞くような感染症が一緒に侵入する可能性がある。滞在先となるホストタウンに医療資源が十分整っていない場合もある。未知の感染症の発生は大きな危機につながるだろう。

図5 大人数のイベントと感染拡大のイメージ

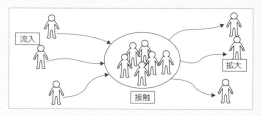

引用文献

1) 本澤巳代子編：家族のための総合政策Ⅳ—家族内の虐待・暴力と貧困，信山社，2017.
2) 厚生労働省児童家庭局：児童虐待相談対応件数の動向，令和2年度児童相談所での児童虐待相談対応件数).
https://www.mhlw.go.jp/content/000824359.pdf(最終アクセス/2022.1.15)
3) 内閣府男女共同参画局：配偶者からの暴力被害者支援情報 配偶者からの暴力防止にかかわる関連法令・制度の概要.
https://www.gender.go.jp/policy/no_violence/e-vaw/law/index2.html(最終アクセス/2022.1.15)
4) 内閣府男女共同参画局：配偶者からの暴力被害者支援情報 配偶者からの暴力に関するデータ.
https://www.gender.go.jp/policy/no_violence/e-vaw/data/01.html(最終アクセス/2022.1.15)
5) 厚生労働省：「家庭内における高齢者虐待に関する調査」概要.
https://www.mhlw.go.jp/shingi/2004/04/dl/s0426-6e.pdf(最終アクセス/2022.1.15)
6) 厚生労働省：令和元年度「高齢者虐待の防止，高齢者の養護者に対する支援等に関する法律」に基づく対応状況等に関する調査結果.
https://www.mhlw.go.jp/stf/houdou/0000196989_00003.html(最終アクセス/2022.1.15)
7) 内閣府：防災情報 大規模地震防災・減災対策大綱.
http://www.bousai.go.jp/jishin/jishin_taikou.html(最終アクセス/2022.1.15)
8) 日本地域看護学会：地域看護学の再定義.
http://jachn.umin.jp/ckango_saiteigi.html(最終アクセス/2022.1.15)
9) 日本災害看護学会：日本災害看護学会設立の趣意.
https://www.jsdn.gr.jp(最終アクセス/2022.1.15)
10) 酒井明子：災害看護を学ぶ視点，看護教育，47(3)，221-227，2006.
11) 内海清乃：ひろがる災害医療と看護—身につけるべき知識とスキル(第9回)避難所における災害看護，看護教育，55(6)，546-552，2014.
12) 井伊久美子：災害時の地域看護—地域連携と保健師の役割，インターナショナルナーシング・レビュー，28(3)，60-65，2005.
13) 大阪府訪問看護災害対策ネットワーク委員会：大阪府訪問看護災害対策ネットワーク事業報告書，p.56，大阪府訪問看護ステーション協会，2013.
14) 新潟県福祉保健部：災害時保健師活動ガイドライン—新潟県，2005.
15) 岩垣穂大，辻内琢也，扇原淳：大災害時におけるソーシャル・キャピタルと精神的健康—福島原子力災害の調査・支援実績から，心身医学，57(10)，

1013-1019, 2017.

参考文献
・厚生労働統計協会編：図説 国民衛生の動向2020/
2021，厚生労働統計協会，2020.
・佐伯和子編著：地域保健福祉活動のための地域看護
アセスメントガイド―地区活動ならびに施策化のア
セスメント・活動計画・評価計画の立案，第2版，医
歯薬出版，2018.
・CDC (Centers for Disease Control and Prevention)：
Standard Precautions for All Patient Care.
zhttps://www.cdc.gov/infectioncontrol/basics/
standard-precautions.html（最終アクセス/2022.1.15）
・WHO：WHO Housing and health guidelines.

https://www.who.int/publications/i/item/
9789241550376（最終アクセス/2022.1.15）
・Fujita M, Matsuoka S, Kiyohara H, et al：Staying at
home" to tackle COVID-19 pandemic：Rhetoric or
Reality? Cross-cutting analysis of nine population
groups vulnerable to homelessness in Japan, Trop
Med Health, 48(1), 92, 2020.
・浦島充佳，岡部信彦：気象条件と感染症流行数学モ
デル，地球環境，8（2），145-164，2003.
・バイオテロ対応ホームページ
https://www.niph.go.jp/h-crisis/bt/（最終アクセス
/2022.1.15）
・日本環境感染学会ホームページ
https://www.kankyokansen.org/（最終アクセス/2022.
1.15）

2 在日外国人の理解のための アセスメントと異文化ケア

01 国際化が進むなかでの在日外国人の健康課題

対象外国人の背景を 理解するためのポイント

1. 全世界が目指す「すべての人に健康と福祉を」

SDGsとは，2015年に国際連合（国連）総会で採択された「持続可能な開発目標（Sustainable Development Goals）」の略称である。世界は，2030年までに「誰一人取り残さない」社会の実現に向けて，17の目標と169のターゲットを決めて取り組んでいる。

保健に関連する「目標3　すべての人に健康と福祉を」は，「あらゆる年齢のすべての人々の健康的な生活を確保し，福祉を推進する」ことである。目標3のターゲットには，「すべての人々に対する財政保障，質の高い基礎的なヘルスケア・サービスへのアクセス，および安全で効果的，かつ質が高く安価な必須医薬品とワクチンのアクセス提供を含む，ユニバーサル・ヘルス・カバレッジ（UHC）[※1]を達成する」が含まれるが，日本は，健康保険に加入できず最低限の保健医療サービスへのアクセスが難しい外国人も存在するなど，UHCを達成しているとはいえない状況である。

2. 外国人人口や国籍の推移から動向を知る

日本社会は少子高齢化に歯止めがかかっておらず，超高齢社会[※2]となっている。この労働力が不足している日本社会の課題を解決するために，今や外国人の支えが不可欠である。在留外国人数は，2020（令和2）年末現在で288万人を超えるまでに増加[1]し，長年日本に住み帰化（日本国籍を取得）した人々や，さまざまな理由で非正規な状況で生活している人も含めると，日本は，すでに多様なルーツをもつ人々が数多く住む国になっている。また，在留外国人の国籍の動向はその年の社会の状況を反映しており，年々国籍が多様化している（図1）。個人の理解を深める際には，外国人人口の動向を把握しておくことも大切である。

3. 対象地域に住む外国人の実態を把握する

日本で生活している外国人は，基本的に在留カードをもち住民として登録されている人たちである。加えて，さまざまな理由で在留期限が切れ超過滞在（非正規滞在）となっている外国人もその地域に住んでいる「住民」であり，苦しい生活状況から正規滞在者以上に多くの健康課題を抱えていることが多い。

日本人，外国人を「住民」としてひとくくりにすると，外国人住民の健康課題は見えてこない。対象地域に住む外国人の実態を把握したうえで，地域全体の健康課題に対して優先順位を考えながら取り組むことが大切である。

[※1] ユニバーサル・ヘルス・カバレッジ　Universal health coverage：UHCとは，すべての人々が，基礎的な保健サービスを必要なときに負担可能な費用で受けられることを指す。

[※2] 超高齢社会　65歳以上の人口の割合が全人口の21％を占めている社会を「超高齢社会」という（WHO（世界保健機関）・国連などによる定義より）。日本は2007（平成19）年に超高齢社会に突入した[2]。

図1 外国人登録者数・在留外国人数の推移（各年末）と主な特徴

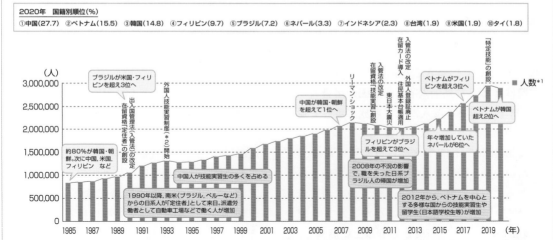

＊1　1993年末まで：外国人登録者数，1994～2011年末：外国人登録者数のうち中長期在留者に該当しうる在留資格を
　　　もって在留する者および特別永住者の数，2012年末から：在留外国人数
＊2　外国人技能実習制度は，「国際貢献のため，開発途上国等の外国人を日本で一定期間（最長5年間）に限り受け入れ，
　　　OJTを通じて技能を移転する制度」である

（法務省出入国在留管理庁：在留外国人統計，2006～2020年．https://www.moj.go.jp/isa/policies/statistics/toukei_ichiran_
touroku.html（最終アクセス／2022.1.15）より作成）

4. 情報格差があることを認識する

　何世代も日本で生活しているいわゆる"日本人"の場合，自分自身の母子健康手帳が親によって管理されており，「自分も予防接種歴の確認のために母子健康手帳を見た経験がある」という人が多いのではないだろうか。自分自身も将来子どもができたら母子健康手帳をもらうものだと認識しているなど，無意識のうちに日本人の多くが「常識」のように身につけている知識は，日本に移住してきた外国人には存在しない。また，長年日本に住むだけで勝手にその「常識」が身につくものではないと認識しておく必要がある。

超過滞在者と技能実習生

超過滞在者：
在日外国人の在留資格が切れ，超過滞在（オーバーステイ）に至るまでには，さまざまな背景がある。失業や病気をきっかけに在留資格を失い超過滞在になる人もいる。人身取引被害者のなかには，パスポートを取り上げられた状態で被害から逃れるしかなく，超過滞在となった後も身を潜めて生活している人もいる。技能実習生の場合は，過酷な労働環境から逃げ出し，超過滞在者として生活している人が数多く存在していることがメディアでも話題になった。
技能実習生：
技能実習生は，入国直後の講習期間以外は，雇用関係のもと，労働関係法令等が適用される労働者である。外国人技能実習制度は，低賃金や給与・残業代不払いの問題，劣悪な労働環境の問題など，さまざまな問題を抱えている。

5. 日本語が身につきにくい環境に置かれていることを理解する

☑ 事例：Aさん

　自動車工場で車のパーツを組み立てる仕事に約10年従事しているAさん。同じフロアで働く同僚はほとんど外国人で，同じ国の出身者が多く，休日は同僚の友人たちと家族ぐるみで過ごしている。ある日，激しい腰痛が起こり，病院を受診することになった。日本語があまり話せないため，医師の話していることがほとんどわからず，言われるがまま，いくつかの検査を受けた。結果は特に問題はなかったようだが，支払いのとき，医療費が想像以上に高額で，支払いに困った。

　職種の違いはあってもAさんのような生活をしている人は多い。職場で日本語が必要な場面は限られ，日常生活で使用する言語は母国語が中心となる。自ら意識して日本語を学ぶ機会をつくったり，日本人の友人ができたりしない限り，日本語の上達にはつながらず，体調が悪くなって初めて，「日本語が通じなくて困る」という状況に陥りがちである。

　実態として，多くの移民※3を受け入れているにもかかわらず，日本政府は"移民"を受け入れていないという姿勢を崩していない。他の先進国のように，移民政策が整備され国の事業として"移民"に語学習得の機会が提供されるような状況が望ましい。少数ではあるが，日本で認められた難民認定者には日本で生活していくうえでのガイダンスや語学習得のための機会が提供されている。日本政府が，正式に"移民"の受け入れを表明し，国の事業として移住者の支援体制が構築される日が1日も早く訪れることを期待したい。

対象外国人の背景を理解するために押さえておきたい健康課題

1. 母子保健

　世界中で最低限保証されるべき保健サービスのなかでも優先度が高いものの1つが，母子保健である。プライマリヘルスケア（PHC）の活動項目にも当然含まれている。以前から，日本人と外国人住民間で乳幼児死亡率などの健康指標における格差の存在が指摘されており，日本で最も外国人人口が多い東京都内の保健師の情報では，乳幼児健診未受診者には外国人が多く，母親（両親）学級に外国人妊婦はほとんど参加できていないなどの現状がある。日本の母子保健サービスは世界的に見ても質が高く，日本は乳幼児死亡率の低い国として位置づけられているが，日本の母子保健サービスへのアクセスが日本人と外国人との間に格差が存在している現状があることは，UHC達成のためにも早急に解決しなければならない課題の1つである。

　しかし，母子保健はこれまで，医療ではなく母子"保健"分野であるため，優先度が下げられてしまい，外国人母子への支援ニーズがあることはわかっていても，見過ごされ，後回しにされてきた印象がある。「病気になってからの支援」ではなく，外国人女性が，妊娠期から地域や自治体（保健師）とのつながりを増やすことで，長期的な予防・健康増進につなげていくことが何より重要である。2015（平成27）年，国および東京都が妊娠期からの"切れ目ない支援"の充実に力を入れ始めた頃から，NPOと自治体が連携して，外国人母子の健康のための支援が少しずつ動き始めたが，解決すべき課題はまだまだ存在している。

　母子保健法では，生後28日までに新生児訪問指導を行うことが，児童福祉法では，生後4カ月を迎える日までに赤ちゃん訪問を全戸に対し行うことが定められている。また，両法律において，妊娠期から支援が必要な妊婦には訪問

※3 **移民**　「移民」とは，国連において「居住国を1年以上離れ，移動先の新たな国が通常の居住国となった者」と規定されている。

を実施し支援することになっている。

しかし，訪問の際，外国人妊産婦とコミュニケーションを円滑にするために訓練を受けた通訳を利用できる環境が整備されている自治体は，全国でほんの一部しかない。また，妊婦自身より日本語を話せる夫やパートナー（以下，夫とする）が，毎回の妊婦健診に同席するという条件が満たされないと，出産を受け入れない病院も多い。保健センターや病院では，妊産婦より日本語ができる外国人夫や日本人夫が窓口となって，妊産婦の代わりにやりとりを行ったり，通訳代わりを務めたりしていることも多い。しかし，夫は訓練を受けた通訳ではないため，聞いたことのすべてを伝える技術をもつはずはなく，夫の価値観で取捨選択された情報が妊産婦に伝わることになる。

外国人妊産婦が妊娠中に自分の心身をケアし，安全に出産を終えるように，そして産後は，健康に子育てができるように，看護職が直接妊産婦と積極的に関わり，妊産婦自身に母子保健サービスや健康管理のための情報を提供し，相談できる関係性を構築することが必要である。また，産科の看護職の場合は支援が必要なケースはためらわずに地域の保健師につなぐことで，切れ目ない支援を充実させていくことが必要である。そのためにも，医療通訳活用により母子保健サービス提供の際の質を確保し，多言語の資料やツールを作成し活用すること，そして，対象地域内での同国人妊産婦同士，さらに国籍を超えた妊産婦同士でのつながりを増やし，地域で支え合える関係性づくりにも看護職

が貢献していくことが期待される。

2. 感染症

☑ 事例：Bさん

日本語学校に通っているBさん。学校に通う以外はアルバイトをして過ごし，学費や生活費を賄っている。家賃も節約するため，1Kの部屋に数人で一緒に住んでいる。自治体が行っている健康診断（健診）でX線撮影をしたところ，肺結核の疑いがあることがわかった。病院を受診すると，痰から結核菌が見つかり，入院するよう勧告を受け，入院となった。

入院して1カ月経ち，アルバイトがまったくできなくなったことで，生活費が底をついてしまった。入院中に学費の支払い期限が過ぎ，退院後に日本語学校に戻れるのか不安で仕方がない。家賃は，同居人たちが何とか支えてくれている。ただ，保健所の保健師の指示で接触者健診を受けた同居人のなかにも結核に感染している者が見つかり，薬を飲み始めたようである。

結核やHIV（Human Immunodeficiency Virus）などの感染症は，プライマリヘルスケアの活動項目にも含まれ，在日外国人においても重要な疾患である。例えば，2019年新規登録結核患者数は，日本人の高齢者が多くを占める一方で，20〜29歳の新規結核患者の7割以上を外国人が占めており[3]，若い世代の外国人を対象とした結核対策が必要である。在日外国人は結核罹患率の高いアジア諸国出身者も多く，来日に

妊娠期からの切れ目ない支援

2015年から東京都は，妊娠期からの切れ目ない支援のための事業として出産・子育て応援事業（ゆりかご・とうきょう事業）を開始し，妊婦に専門職（看護職）が面接を行い，心身の状態や家庭の状況を把握すること，

必要な支援につなげていくこと，面接を受けた妊婦へは育児パッケージ（子育て用品等）を配布すること，などの取り組みを行っている。

外国人妊婦の特性や健康課題に向き合い，外国人支援NPOと連携した自治体の取り組み

2013（平成25）年のネパール人学校設立を機に，東京都杉並区のネパール人住民は2019（令和元）年に2,226人まで増加。特に，高円寺保健センター管轄地域にはネパール人住民が多く居住しており，2018（平成30）年度の外国人妊婦のうち，一番多いのもネパール人であった。当地域のネパール人の多くは，夫が就労し，妻はその家族ビザで居住するが，滞在歴が短い妻は日本語も英語も話せないことが多く，夫が妊産婦の代わりに窓口で手続きをしている。そのため，母子保健サービスの情報が妊産婦に直接入ることが少なく，夫の理解状況や夫の価値観に左右される傾向にある。また，2018年に，乳幼児健診未受診者への支援体制の強化について，厚生労働省から通知が出されたが，外国人世帯では健診未受診者割合が日本人世帯の約10倍もあり，見過ごせない状況になっている。

2015（平成27）年頃から，杉並区の保健師が，医療通訳派遣や外国人妊産婦のケース対応で連携を行ってきたNPO法人「シェア＝国際保健協力市民の会」（以下，シェア）は，ネパール人ボランティアとともに杉並区を中心とするネパール人妊産婦宅を訪問し，課題を把握したところ，妊娠中に必要な情報を得られずに困っていることがわかった。また，母親学級の情報を知ったとしても，言葉の障壁の影響で母親学級参加の機会を逃している状況も明らかになった。実際に，2019年まで，高円寺保健センターで開催した母親学級に参加した外国人妊婦はほとんどいなかった。出産後も言葉と文化の障壁で乳幼児健診や必要な予防接種を受けていないケースも多く，子どもの発育上の問題発見の遅れ，予防可能な感染症の発生リスクが考えられる。

2018年から，私たち保健師は，シェアが杉並区内で開催した外国人対象の健康相談会・妊産婦セミナーに参加し，連携してネパール人対象の母親学級をトライアルで開催するなど，NPOと自治体が連携して課題の解決のために歩んできた。

その結果，2020（令和2）年4月から杉並区協働提案事業「外国人母子の母子保健医療サービスへのアクセス改善を目的とした母親（妊婦）学級の強化と連携体制づくり」というテーマで，ネパール人の特性にあわせた母親学級の開催に向けた活動を開始し，正式な母親学級開催の実現につながった。

その後も，外国人妊婦・母子は増えており，連携を続けてきたことで，解決に時間がかかる複雑困難な問題を抱える外国人妊婦・母子の実態も見えてきた。医療通訳のニーズはますます高まっており，今後も連携関係をいかして，ともに取り組んでいきたい。

（前杉並区高円寺保健センター　保健師）

よる環境の変化や過酷な労働などにより，体力や抵抗力が落ち，結核を発症しやすい状況に陥りやすい。また，出身国での感染症に対する偏見やスティグマ[※4]が日本での受診の遅延へとつながる可能性がある。結核の服薬治療は半年以上，HIV感染症の服薬治療は開始したら（今のところ）一生服薬し続けなくてはならない。抗HIV薬は高額で，日本ではジェネリック医薬品が採用されていないため，健康保険に加入できない非正規（超過）滞在者などにとっては手が届きにくい治療である。

　感染症の特徴として，決められた治療を適切に行わなかったことで薬剤耐性があるウイルスが生じてしまうため，外国人患者が自分自身の病気や治療について十分理解できるように支援すること，そして長期にわたる服薬を支えていくことが大切である。

　自治体保健師には，結核を発症してから服薬治療が終了し，再発がないことを確認するまで，2年以上にわたり結核患者を支える役割がある。また，結核患者と接触した人の健診（接触者健診）も行う。

　病院の外来や病棟の看護師も，結核患者の治療継続を支える役割があり，HIV感染症などについても同様である。療養生活を支えるため，患者支援のために病院を訪れる保健師や，ソーシャルワーカーとの連携も必要である。日本語があまり話せない外国人患者にとって，感染予防の観点から隔離された入院生活を送る必要がある場合，誰ともコミュニケーションが取れず，監獄に入れられた気分だったと話す人もいるほど，孤立感が強まり，ストレスを抱えるため，看護師による患者に寄り添ったケアが大変重要である。

　外国人結核患者は，結核だと情報が漏れると職場に解雇されてしまうといった不安から，接触者健診に非協力的な場合がある。特に感染症の分野においては，プライバシーの配慮が必要である。

3. 労働災害

✅ 事例：Cさん

　技能実習生として建設会社で働くCさん。業務中に指の切断という大けがを負い入院したが，会社は労働災害（労災）の手続きを行わなかった。また，勤務中は，日本人スタッフから日常的に暴言や暴行を受け続けていた。心身ともに限界を感じたCさんは，日本に住む家族に連絡し，病院を受診，うつ病の診断を受けた。家族の助けもあり，技能実習生の労働問題に詳しい外国人支援団体に相談し，支援を得て，建設会社や監理団体と交渉を進めた結果，会社は，指の切断は業務中の事故と認め，うつ病についても暴言等の事実を一部認め，労災補償を受けることができた。

　日本で働く外国人は，Cさんのように1つの会社に常勤で働く人，パートやアルバイトとして働く人など，さまざまな労働形態で働いている。業務中に負傷したり，パワーハラスメントや過労などの影響で病気を発症したりすることがある。労災は，在留資格，就労資格の有無や，労働形態にかかわらず，実態として雇用関係があり働いている外国人であれば，すべて補償の対象となりうるが，言葉の問題や情報不足から外国人自身で解決につなげることは難しい。看護職は，労災認定を受ける権利があるのに受けられないような状況を生まないためにも，外国人支援団体や労働組合などと連携する必要がある。

4. 難民

✅ 事例：Dさん

　Dさんの出身国ではDさんの民族は少数派として差別を受けており，この体制に反対する運動を行っていたDさんは何度も逮捕され，拷問を受けた。次に捕まったら命はないと思い，仲

※4 ✏ スティグマ（stigma）　汚名・差別的烙印。特定の人や人々に対して押しつけられた差別的イメージや烙印のことをいう。

間の助けで観光ビザが手に入った日本に逃げることにした。入国後，宗教施設で出会った人の家を転々とし，何とか生活してきたが，拷問を受けたときのことがフラッシュバックし，次第に眠れなくなった。体調がすぐれず，同居の人から紹介を受けた日雇いのアルバイト先でもけがをしてしまったが，健康保険の加入資格がないため，病院にも行けない。インターネットで難民支援をしている団体があることを知り，難民申請手続きや生活の支援について相談している。

　日本が1981（昭和56）年に加入した「難民の地位に関する条約（難民条約）」では，難民とは「人種，宗教，国籍，特定の社会的集団の構成員，政治的意見を理由に迫害を受けるおそれがあり，国籍のある国で保護を受けることができず，国外に逃げた人々」などと定義している。また，「ノン・ルフールマン原則」にのっとり，難民，難民認定申請者（以下，申請者）を迫害の危険に直面する国へ送還することは国際的に認められない。日本の制度的な難民受け入れは，1975年のベトナム戦争終結後，ベトナム，カンボジア，ラオスで発生した政変に伴い逃れてきたインドシナ難民の受け入れに始まる。2019（令和元）年における申請者数は1万375人，難民と認められたのは44人である[4]。認定数，認定率ともに他の先進国に比べ極端に少ない状

態が続いている。

　出入国管理及び難民認定法（入管法）に基づいた難民認定手続きを経て，難民と認められた人には「定住者」の在留資格を与えられ，日本国籍者とほぼ同等の社会保障の対象となる。しかし，手続きには1次審査だけでも平均1年半程度はかかり[4]，結果を不服として審査請求や裁判を行うと数年以上に及ぶケースもまれではない。この間，申請者は不安定な在留資格，あるいは在留資格を失ったままの状況で結果を待つことになる。申請者に対する政府からの保護費の制度はあるが，受給者は限定的であり，生活費，医療費のすべてを賄うことは難しい。在留資格によっては，仕事も許可されない。命からがら迫害から逃れてきた申請者にとって，さらに厳しい状況が続くことになるのが日本の現状である。

　こうした難民および申請者の健康課題としてあげられるのは，メンタルヘルスである。難民および申請者は，母国での迫害の経験，虐殺や強姦の目撃などのトラウマ，母国からの脱出による家族の離散，財産や社会的地位の喪失など，精神的なストレスとなる要因を多く抱えている可能性がある。また，申請者の場合，申請が却下となり，在留資格を失うことで，出入国在留管理庁（以下，入管）の施設に収容されることがある。母国への強制送還への恐怖と先が見えない長期的な収容が精神，身体的なダメージと

日本で受け入れられている難民「インドシナ難民」「条約難民」「第三国定住難民」について[5]

インドシナ難民：
1975年のベトナム戦争終結後，インドシナ三国（ベトナム・ラオス・カンボジア）では相次いで政変が起こった。新しい体制のもとで，迫害を受ける恐れや国の将来に不安を抱き，周辺諸国に流出した人々のことを「インドシナ難民」と呼ぶ。
条約難民：
1951年「難民の地位に関する条約」（難民条

約）にて定義された難民の要件に該当すると判断された人を「条約難民」という。
第三国定住難民：
難民キャンプ等で一時的な庇護を受けた難民を，新たに受け入れに合意した第三国へ移動させることを「第三国定住」と呼び，この第三国定住として日本で受け入れた難民のことを「第三国定住難民」という。

なり，自らを傷つけるケースもある。実際，こうした入管行政に対し，2020（令和2）年9月，国連人権理事会から国際人権法違反として日本政府に対する是正勧告が出されている。仮放免（一時的に収容を停止し，身柄の拘束を解くこと。健康上の理由，出国準備などのために設けられている）になったとしても，健康保険をもつことはできず，支援者のサポートなしに必要な医療につなげることは極めて難しい。

難民および申請者に関わるうえでの留意点として，最も注意したいのは安易な大使館へのアプローチである。国籍国の大使館は自国民の保護を行うが，難民および申請者の場合は，原則これにはあてはまらない。難民および申請者は，自らの存在が当局に知られ，さらなる迫害や母国の家族に危害が及ぶことを恐れている場合がある。また，密告などを恐れ，同国人コミュニティと距離をとる者もいる。同国人コミュニティは必ずしも支援のリソースにならない。例えば，言葉の支援を入れる場合に，通訳者は同国人でもよいかなど，確認をすることが大切である。

対象外国人を理解するためのアセスメント項目

対象者が外国人であっても基本的なアセスメント項目は同じである。ここでは，外国人を対象とした場合に必要となる主なアセスメント項目について紹介する。

1. 通訳の協力を得て日本語力を確認する

日本語でどのくらい話が通じているのかは，外国人自身，または看護職自身で判断することは難しい。そのため，アセスメントをするためにも医療通訳を活用して，日本語力の確認をすることがまず必要である。一見流暢に会話ができていたとしても，日本語の読み書きはできないという人もいる。会話が理解できていないとき，理解できていないと伝えることにハードルがある人もいる。「理解できていない」と伝

えられても，どこが理解できなかったのか説明をする日本語力がないために，「わかった」「大丈夫」とだけ伝えている人もいるだろう。

また，例えば，出身国によっては，逆らうことをよしとしない対象である"医師"へ，「わからない」と伝えることが難しいという人もいる。さらに，日本語は話せても読み書きができないため，書類は英語で記されているものがほしいという人もいる。その人とのコミュニケーションをとる際にどの言語をどのような場面でどのように使えば効果的か，情報収集をし，相手にあわせて選択していくことが大切である。

2. 在留資格を確認する

在留資格とは，入管法に基づいて，外国人が日本に入国・在留し，行うことができる活動等や身分を定めた資格のことをいう。在日外国人は，それぞれ違う在留資格をもち，その在留資格に定められた範囲内で生活していることを理解した上でアセスメントすることが大切である。例えば，日系3世や第三国定住難民，中国残留邦人等に与えられる「定住者」という在留資格は，6カ月〜5年以内の期間，日本に在留でき，仕事の内容や活動に制約がない在留資格である。在留資格の更新手続きをすれば，基本的には長期的に滞在ができる。また，「技能実習」という在留資格は，技能実習生（p.191参照）という名の"労働者"に付与される。あらかじめ勤務先と業務内容が決められており，基本的にそれ以外の場所や業務内容で働くことはできず，契約期間が終了したら帰国となる。「留学」という在留資格の場合は，学校で学んでいる期間は日本にいることができ，申請をすれば勉学に支障のない範囲で，週28時間までアルバイトをすることができる。

3. 健康保険に加入できているか確認する

在日外国人が健康保険に加入する場合は，就労先の社会保険に加入するか，国民健康保険に加入することになる。国民健康保険に加入するためには，3カ月を超える在留期間を認めら

れていることが条件である。3カ月以下の在留のみを認められている人であっても、特定の在留資格であって、示した資料等から3カ月を超えて日本に滞在することが見込まれる場合は、被保険者と認められる場合がある[6]。非正規（超過）滞在者は健康保険に加入できないため、医療費は、全額自己負担の自費診療（自由診療）となる。そのため、非正規（超過）滞在者は医療へのアクセスがさらに遠のいてしまい、重症化してから医療機関へ運ばれるリスクが高くなる。

　また、日本の医療機関が積極的な受け入れを行っている「医療ツーリズム」として訪日する外国人が支払うことを想定して、外国人の自費診療（自由診療）による医療費を、例えば20割（通常の倍額）にするなど、高額に設定する医療機関が出てきている。その影響で、健康保険に加入できず自費診療になる外国人住民に、同様の高額な医療費を支払わせるような事態が発生しており、さらに外国人住民の命が脅かされている深刻な状況になっている。在留資格の有無や健康保険に加入できるかどうかに関係なく最低限の保健医療サービスが受けられる環境をUHCの視点から整備する必要がある。

4. 労働や生活環境，経済状況を把握する

☑ 事例：Eさん

　Eさんはエスニック料理店の料理人として働いている。週6～7日働いていて、週に1日以上休める日はめったにない。ランチタイムとディナータイムの間の数時間以外はほとんど休ませてもらえない。

　日本に呼び寄せた妻はアルバイトで家計を支えてくれているが、妊娠したためアルバイト時間を減らしている。妊婦健診の日は、休憩時間を利用して付き添っている。日本での生活はギリギリで、出産にもお金がかかるため、母国の家族への仕送りにまでお金が回せていない状況である。

　日本での生活は、母国での生活と異なるため、それだけでも外国人の健康に影響が出やすいことをまず認識する。そのうえで、外国人の置かれている労働環境や生活実態について目を向けることが必要である。Eさんのように、料理人として来日している外国人の場合、少ない休みのなかで、連日立ち仕事を行うなど、身体に負担のかかる状況で働いている人も多い。また、外国人労働者は、業務の特性から日本人の若者に避けられがちで人材が不足している中小企業や自営業の農家等で働いていることが多い。これらの業種で働く、例えば、技能実習生のなかには、過酷な労働環境に加えて、外出や外部との連絡を制限されるなど問題のある職場で働いている人もいる。

　経済状況の厳しさも、健康に影響を与える重要な要因の1つである。外国人労働者の多くは、派遣労働者やパート、アルバイト、日雇いなど、雇用環境が不安定で、低賃金な職種で働

医療ツーリズム

医療の格差を背景に、富裕層などが高度な医療サービスを受ける目的で他国へ渡航すること。医療インバウンドと呼ばれることもある。自国では受けられない治療や検査、健診、美容形成手術、時間やお金の節約など人によって目的は異なる。日本へは、医療滞在ビザを得て来日する。医療費は自費（自由診療）となり、治療期間の滞在費なども必要になるため、高額な費用の支払能力があることが前提となる。近年、日本では、成長戦略の一環として、医療ツーリズムの育成政策が推進されたが、医療の公共性を壊す恐れがあるとして、反対する意見も根強くある。

いている傾向にある。加えて，入国するために借金をしたため，毎月返済していたり，母国の家族に仕送りをしていたり，経済状況が苦しいなかで必死に生活している人が多い。このように，労働や生活環境，経済状況のアセスメントも重要である。

02 異文化への理解とケアの方法

異文化への理解を深めるためのポイント

1. 習慣や文化の違いが大きいことを理解する

看護職者から，「外国人患者の文化がよくわからないので，どう接したらよいのかわからない」「〇〇人の特徴を教えてほしい」などの声を聞く。外国人対象者と関わる前から"生活習慣や文化が違う"ということを，大きな壁のように感じている看護職者が多い印象を受ける。

ここで一度，客観的に，日本人同士での関係に目を向けてみよう。あなた（読者）と私（筆者）は，出会っていなくても，育ってきた家，家族，環境，時代，食事，教育，信仰，生活スタイルなどの違いがあるだろうことは容易に想像できるだろう。また，九州人，関西人，関東人，東北人，いうような言葉があるように，出身地域が違う場合には，身についている文化や習慣の違いが生じやすい。日本人同士であっても，個々で文化や習慣の違いがあるため，外国人であっても同じ国籍というだけでひとくくりにはできないことがおわかりいただけるだろう。

国によっては，多民族国家で，共用語以外に各民族での言葉や文化をもっている。国籍に関係なく，対象者である"個人"の文化や習慣を理解しようとすることが重要である。

2. 対象者本人からの情報収集を大切にする

同じ国出身の外国人同士でも文化や習慣が違うため，対象者以外から情報収集しても，実際に対象者本人の実態を反映しているとは限らない。また，対象者の出身国に滞在歴がある日本人からの情報も，その日本人が住んでいた地域が対象者と違う場合，対象者の理解にはあまり役に立たない可能性がある。文化や習慣を理解するためには，対象者本人から情報収集することが最優先である。何より，考え方や気持ちは個人によって違うため，対象者自身から話を聞くことを大事にしたい。

3. 異なる文化や習慣，価値観と出あったときの自分を理解する

対象者が，自分自身とまったく違う，受け入れるのが難しい価値観をもつ人だった場合，自分自身がどのような感情を抱き，どのような反応を表出してしまうのか，知っている人は少ないだろう。そのような異文化，違う価値観と出あったときの自身の反応は，自然なことであり（図2），そのような反応をする自分を理解し，受容しておくことも重要である。

ケアの方法（課題の解決方法）

1. ケアの基本は同じ

外国人を前にすると，言語や文化，生活習慣などの"違い"を意識してしまい，通常と違う地域看護を行う必要があると考えがちではあるが，そうではない。外国人が対象でも何ら特別なことではなく，地域看護の本来の業務，ケアが基本である。基本のケアを実施するために，言葉の壁を取り除くことや，これまで述べてきたような外国人の健康支援の際に必要な情報を得ることなどを行っておけば，難しいことではない。

2. コミュニケーションを大切に

日本語があまり通じない外国人に対しても，相手に興味をもち，もっと相手を理解したいと

図2 文化や習慣の違いを感じた体験談

- ○○国の人と出会って，文字を読むのは不得意で，聞いて情報を記憶するほうが得意な国の人がいると知った
- ○○国の人が，「はい」のときにうなずくのではなく，首を横に傾けているのを見て驚いた
- ○○国の生活を終え日本に帰ったら，日本人が地味な色でみんな似たような服装をしていることに驚いた
- 死産となった○○国の女性は，亡くなった赤ちゃんには一切会わないと言った。○○国ではみんな会わないと聞き，亡くなった赤ちゃんとの面会は行ったほうがよいと学んでいた私は戸惑った
- ○○国の人と笑顔で話していたら，「私，何か変？　おかしい？」と聞かれた。その人を私が笑っていると勘違いされたこと，普段○○国の人は日本人のように常に笑顔で話す習慣ではないことを知った
- ○○国の出産後のお母さんは，元気なのに食事をたいてい半分くらい残していた。なぜかと聞いたら，産後は温かいものしか食べてはいけないので，冷たいものは残したそうだ
- ○○国では役所職員のイメージが悪く，△さんは役所からきたという保健師を不信に思い，聞かれた質問に答えようとしなかった

＊　○○にはいろいろな国名が入る

いう姿勢で，できる限りの工夫をしてコミュニケーションをとることは，信頼関係構築のために重要である。しかし，対象者よりも日本語が話せる家族などが同席している場合，対象者とのコミュニケーションや情報提供を家族任せにする傾向がある。時に，せっかく医療通訳者が同席していてお互いに理解を深められる場面であるのに，通訳を利用して自分が話すのではなく，対象者の目を見ることもなく，通訳者に向けて「○○と伝えてくれる？」「○○について代わりに確認してくれる？」とだけ言い，通訳任せにしてコミュニケーションを怠る保健医療従事者もいるが，これでは医療通訳者が同席している意味がないばかりか，対象者の不信感につながってしまう。看護の基本を振り返り，言葉が通じない状況であっても，本来業務を怠らないことが原則である。

COLUMN

コミュニケーションを円滑にする工夫

コミュニケーションを円滑にする工夫として，①主語・述語・目的語などを意識して話す，②平易な表現を心がける，③相手の日本語力にあわせて敬語や丁寧語謙譲語などを省く，④絵を活用する，⑤擬態語や擬音語を使わない，などがあげられる

3. 日本の保健医療サービスを知らないという前提で関わる

日本に住む大多数の外国人は「保健師」と聞いても，出身国には存在しない職種なため，何者か想像がつかない。対象者にはまず，日本の保健所や保健センターはどのような役割を担っているところなのか，そこで働く保健師は何をする人たちなのか，在宅看護の場合であれば，訪問看護師やケアマネジャーは何者か等を明確に理解してもらう必要がある。また，途上国や新興国に存在する〝保健所〟には，プライマリヘルスケアの活動項目にも含まれる〝簡単な治療ができるクリニック〟の機能が含まれているなど，日本の保健所と役割に違いがあるが，〝保健所や保健センター〟が地域住民の一番身近に

あり，看護職などの専門職に相談ができる場所である点は同じである。これらの情報提供を省かずに保健サービスの紹介行うことは，患者や対象者と看護職との信頼関係が構築され，対象外国人が協力的になるなど，支援をスムーズに進めるポイントである。

4. 外国人が母国語で話せて理解し合える状況をつくる

外国人が生活レベルの日本語を話せているため，医療通訳は不要だろうと判断してしまうのは誤りである。多くの外国人にとっては，日本語で症状を訴え，保健医療職が話す病気の説明などを理解することは大変難しい。保健医療に関する言葉は，一般の人々が母国語で聞いても難しく，その要因の1つは，保健医療職側が無意識に専門用語を多用してしまうことだと考えられる。

地域看護を展開するうえで何よりも優先して解決すべきは，言葉の問題である。地域における看護職としてのスキルがあり，言葉の問題を解決できたとしたならば，それだけで外国人が直面している健康課題を解決に導くことができるといっても過言ではないほど，医療通訳者は保健医療職が本来の業務を全うするために欠かせない存在である。医療通訳を導入するのは患者や対象者のためではない。したがって，自治体や保健医療機関が医療通訳の費用負担をするのは当然のことである。

医療通訳を対象外国人との最初の関わりから導入することや，医療通訳の定期的な利用により，看護職への信頼関係が育ち，相談できる関係が構築しやすくなる。また，看護職側の外国人に対する理解も深まる。外国人が保健所や保健センターへ相談できるようになると，これまで保健所等が把握できなかった外国人の健康課題を把握できるようにもなり，外国人住民の特性に合わせた施策につなげられる。

保健医療の現場では，いまだに，自由に医療通訳を利用できる環境になく，同伴してきた外国人の家族や友人，職場の同僚などに，通訳代わりを依頼する傾向がある。訓練を受けていない家族や友人では，説明の内容を自分の解釈で要約して伝え，必要な内容を伝えることができていない状況に陥り，誤解や誤診を生んでしまうことがある。また，家族や友人，職場の同僚に通訳を依頼することで，対象者が本音を話せず，適切な支援につながらなかったり，知られたくない病気の情報を知られてしまって人間関係が壊れたり，病気を理由に仕事をなくすことにつながる可能性もある。守秘義務の観点からも，第三者であり訓練を受けた医療通訳を活用することが求められる。加えて，保健医療職は，医療通訳活用のポイントを理解しておくことが必要である。

5. 地域の外国人コミュニティやさまざまな団体と連携する

対象外国人と関係のある医療機関や行政／保健医療機関，外国人支援を行っているNPO，外国人コミュニティ等と連携することは，地域看護において重要な点であり，プライマリヘルスケアの理念にも含まれている。なかでも，外国人支援を行っているNPOとの連携は必要不可欠で，特に言葉の障壁をなくすための通訳確保などの協力を得るためには重要である。また，母国の医療事情の把握が自分たちだけで難しい場合や，複雑な事情を抱えるケースへの対応が必要な場合にも，有益な情報を外国人支援NPOから得られる可能性がある。

> ·········· **COLUMN** ··········
>
> ### 医療通訳活用のポイント
>
> 　医療通訳の活用のポイントは，以上の点である。
> ①通訳を紹介する際に，通訳の必要性や訓練を受けた通訳であること，秘密は守られること，会話の目的を対象者に伝える
> ②会話は，一人称で，対象者の目を見な

がら，わかりやすい文章（主語・述語・目的語が明確である，短文である，二重否定をしない，専門用語は平易な表現に言い換えるなど）を心がける
③通訳が正確に訳すための確認の時間を与える（辞書を見る，メモをとる，曖昧な点の聞き返し），最後に要約をして理解の確認をする
④通訳が通訳当日までに事前準備ができるよう，情報提供をする（依頼したい通訳内容の概要等）

6. プライマリヘルスケアを理解し，課題解決にいかす

外国人への健康支援を行っていくうえで，プライマリヘルスケアの概念は重要である。日本において最低限保証されるべき保健サービスが外国人に対して守られているのかについて，プライマリヘルスケアの活動項目が参考になる。また，住民参加や，持続可能な方法を考えるなど，課題を解決するために役立つ重要な視点が盛り込まれており，地域看護活動の基本となるため，よく理解しておくことが大切である。

7. 対象者が日本人でも，外国人配偶者を含めて支援する

国際化が進むなかで，地域看護の対象者が日本人であっても，その支援対象者を支える家族が外国人であるというケースも珍しくない。例えば，日本人ががんを発症し自宅療養が必要になった際，ケアを担うのが日本語をあまり話せない外国人配偶者ということで，自宅で行うケアの方法などの説明を行うため医療通訳を導入した，というような事例をいくつか経験したことがある。外国人住民の高齢化が進むなか，このようなニーズは潜在的に数多く存在しており，今後はさらに増えていくと推測できる。在宅看護の分野でも，積極的な医療通訳の利用を

促進させることが必要である。

8. プライバシーの保護

看護職が超過滞在者に出会うときは，早急に治療を必要としている状況であったり，命に関わるような状況で支援を必要としていたりすることが多いが，同時に超過滞在という違法行為の通報義務と守秘義務の問題にも直面する。公務員には職務上知り得た秘密を守る義務がある。保健医療福祉に関する業務では，通報義務よりも守秘義務が優先される場合がほとんどである。本来業務の遂行に支障をきたす場合は通報をしなくても法に反しないことが法務省の国会答弁（1989年）で確認されており[7]，対象外国人の健康を守ることを最優先に考え，看護業務を遂行することが必要である。

引用文献

1）法務省出入国在留管理庁：在留外国人統計（旧登録外国人統計）統計表，2006〜2020年．
https://www.moj.go.jp/isa/policies/statistics/toukei_ichiran_touroku.html（最終アクセス/2022.1.6）
2）総務省統計局：平成19年10月1日現在推計人口．
https://www.stat.go.jp/data/jinsui/2007up/index.html（最終アクセス/2022.1.7）
3）厚生労働省：2019年　結核登録者情報調査年報集計結果について．
https://www.mhlw.go.jp/content/10900000/000661460.pdf（最終アクセス/2022.1.6）
4）出入国在留管理庁：プレスリリース　令和元年における難民認定者数等について，令和2年3月27日．
https://www.moj.go.jp/isa/publications/press/nyuukokukanri03_00004.html（最終アクセス/2022.1.6）
5）アジア福祉教育財団難民事業本部：難民事業本部案内，p.2，2020．
https://www.rhq.gr.jp/wp-content/uploads/4_book_nanmin2020.pdf（最終アクセス/2022.1.6）
6）移住者と連帯する全国ネットワーク編：外国人の医療・福祉・社会保障　相談ハンドブック，pp.205-206，明石書店，2019．
7）前掲6），p.337．

参考文献

・United Nations：Sustainable Development Goals.
https://www.un.org/sustainabledevelopment/（最終アクセス/2022.1.15）
・李節子：日本における外国人の健康支援―誰一人取り残さないために，保健の科学，59（9），580-586，2017．

- 内閣府：平成30年第2回経済財政諮問会議議事要旨.
https://www5.cao.go.jp/keizai-shimon/kaigi/minutes/2018/0220/gijiyoushi.pdf（最終アクセス/2022.1.6）
- 東京都福祉保健局：出産・子育て応援事業（ゆりかご・とうきょう事業）について，資料5.
https://www.fukushihoken.metro.tokyo.lg.jp/kodomo/katei/boshihoken_unkyo/unkyo28.files/05-1.pdf（最終アクセス/2022.1.6）
- 厚生労働省：養育支援訪問事業ガイドライン.
https://www.mhlw.go.jp/bunya/kodomo/kosodate08/03.html（最終アクセス/2022.1.6）
- 東京都健康安全研究センター：東京都における結核の概況，平成31年・令和元年（2019年）.
http://idsc.tokyo-eiken.go.jp/assets/diseases/Tb/year_tb/2019/tb_y2019.pdf?20210106（最終アクセス/2022.1.6）
- アジア福祉教育財団難民事業本部：難民事業本部案内，2020.
https://www.rhq.gr.jp/wp-content/uploads/4_book_nanmin2020.pdf（最終アクセス/2022.1.6）
- 李節子編著：在日外国人の健康支援と医療通訳―誰一人取り残さないために，pp.2-53，pp.154-161，杏林書院，2018.
- 李節子編著：医療通訳と保健医療福祉―すべての人への安全と安心のために，pp.39-51，pp.78-81，杏林書院，2015.
- 李節子編：在日外国人の母子保健―日本に生きる世界の母と子，pp.14-31，医学書院，1998.
- 丸井英二，森口育子，李節子編著：国際看護・国際保健，pp.38-49，pp.122-152，弘文堂，2012.
- 平成24年度厚生労働科学研究費補助金エイズ対策研究事業（研究代表者　仲尾唯治）外国人のHIV予防対策とその介入効果に関する研究班編：外国人医療相談ハンドブック―HIV 陽性者療養支援のために，改定版，2013.
https://api-net.jfap.or.jp/manual/data/pdf/h25_nakao.pdf（最終アクセス/2022.1.6）
- 沢田貴志：在日外国人を取り巻く状況と課題②―感染症　在日外国人の結核・HIV対策の鍵を握るのは，ケア・サポートの充実，保健師ジャーナル，62（12），1000-1003，2006.
- 沢田貴志：治療アクセスを追及する国際社会の動向の中で自治体の外国人HIV対策に求められること，保健医療科学，56（3），253-256，2007.
- 法務省入国管理局，厚生労働省人材開発統括官：新たな外国人技能実習制度について，2018.
https://www.mhlw.go.jp/file/06-Seisakujouhou-11800000-Shokugyounouryokukaihatsukyoku/0000204970_1.pdf（最終アクセス/2022.1.6）
- 天野理：「人間扱いされていませんでした」〜あるカンボジア人技能実習生の労災事件〜，Migrants Network，196，29，2018.

3 多職種連携と地域包括ケアシステムでの協働

01 ケアマネジメントと支援チームのアセスメント・多職種連携

介護保険制度における ケアマネジメント

介護保険制度の理念は，高齢者の「尊厳の保持」と「自立支援」にある（介護保険法第1条）。尊厳を保つための支援，また，意思決定を支援するための適切な情報収集および自立に向けての支援がケアマネジメントに求められる。

ケアマネジメントプロセスの主な流れは，スクリーニングを前提に，①インテーク（受理・初回面接），②アセスメント（情報収集と課題分析），③ケアプラン作成，④ケアプランの実行，⑤モニタリング（評価），⑥クローズ（終結）という一連のプロセス（Plan-Do-Check-Act cycle：PDCAサイクル）である。

健康障がいがある人のなかには，自身の生活課題が制度やサービスの適用になるかどうかわからないこともある。よって，まずケアマネジメントの入口では，対象者の情報を収集し，ケアマネジメントが必要だと判断した場合には，介護保険制度などの説明を行い，契約の確認をインテーク（受理・初回面接）で行う。

1. インテーク（受理・初回面接）

インテークは，支援を求めるために訪れた人の相談を受け取ることをいう。

2. アセスメント（情報収集と課題分析）

アセスメントは，計画立案の基礎となる情報収集と課題分析である。ケアマネジメントにおいてアセスメントは，その後のケアプランの作成，実行にとって重要なプロセスである。

また，アセスメントで重要なことは，対象者や家族の生活に対する意向に基づいたニーズを把握することであり，依頼の理由および対象者自身の意思の確認が必要不可欠である。

情報収集は健康上だけではなく生活上の課題も含めて漏れなく収集するために，厚生労働省が指定する「課題分析標準項目」の23項目[1]が入っているアセスメントシートを用いて行われることが多くなっている。支援チームのメンバー間で共有できるように，わかりやすく記入することが重要である。

3. ケアプラン（居宅サービス計画書）作成

ケアプラン（居宅サービス計画書）の原案は対象者・家族とケアマネジャー（介護支援専門員）が作成する。

対象者・家族の「望む生活」を具体化するための計画書といえる。「望む生活」の実現に向けてケアチームが果たすべき役割，提供するサービス，セルフケアおよび家族支援などが具体的に書面に記載されたものである。地域や社会資源との連携・調整を図りながら，計画書の原案が作成される。この原案をもとにケアマネジャーがサービス担当者会議を開催する。本人・家族，ケアプランに関わるサービス事業所が参加し，多職種の視点で共通する方針やサービスを検討し，より良いケアプランに修正し決定される。

4. ケアプランの実行（サービス提供）

ケアプランに沿って，多職種が連携・協働しサービスが提供される。ケアマネジャーは，

サービスへの介入や調整を通じて対象者のサービス受け入れ状況を確認するとともに，対象者に関わるサービス提供者を支援チームとして形成していく役割がある。

5. モニタリング（評価）

モニタリングとは，現状を観察して把握することである。ケアマネジャーは対象者に対して必要なサービスが提供されているかどうか，状況の変化に応じて新たなニーズが発生していないかなどについて，対象者と直接面談をして現状を把握する。また，サービス担当者会議を定期的に開催しモニタリングを行いながら，必要があれば再アセスメントを行う。

モニタリングはケアプラン遂行の程度を目標に照らして行うのに対して，評価はケアマネジメントのプロセス全体を振り返って支援の経過を見ていくことであり，評価は実践力を高める貴重な資料ともなる。

看護師としてのアセスメント視点とケアマネジメント

1. 生活が成り立つためのアセスメント

訪問看護師はケアプランの方向性に沿って訪問看護計画を立案し，訪問看護を提供する。日々の看護実践について，目標に照らして評価し，必要があれば修正を行っていくというPDCAサイクルに基づき実践される。

在宅の対象者への訪問看護計画を立てるうえで重要なことは，対象者・家族が地域で療養しながら，生活を続けていくことを支援するという視点である。その視点を重視しながら，在宅ケアにおける看護のアセスメントでは，対象者の健康面とともに，生活に着目する必要性が極めて高く，生活に影響する要因について幅広くアセスメントすることが求められる。

例えば，医療的ケアが必要な在宅の対象者の訪問看護では，対象者・家族の生き方や思いと真剣に向き合い，看護専門職として，ケアプランにも記載される医療的ケアを提供するとともに，住まいの在り方に適した医療機器や資材の選択・導入を行う。また，対象者・家族が無理なく，安全に医療的ケアを行えるように支援することも必要である。さらに，在宅での療養生活の支援においては，周囲の人々との関係性を把握することも重要となる。住まいのある地域の特性，近所との関わり，さらにはボランティア等，専門職以外の人々による支援をどれだけ受けられるのかなど，インフォーマルな支援についても把握する。生活支援として，経済力や価値観も考慮し，必要に応じて社会資源を有効に活用するなど，対象者・家族の心身状態のアセスメントだけではなく，生活が成り立つためのアセスメントと支援が求められる。

2. エンパワメントに着目した看護

さらに，地域看護ではエンパワメントに着目した看護を展開することが基本である[2]。エンパワメントとは「人々への能力の付与」とされ，対象者に自信を与え，その意思決定力を促進し，自己実現できる援助を行うことである。よって，生命の危機に及ぶ問題解決型の援助を優先しつつ，対象者のQOL（quality of life：生活の質）の向上に向けて，その人がもつ力を引き出すエンパワメントによる援助が重視される。対象者・家族のもつ「できないこと」である弱みだけでなく「できること」「もっている力」等，強みに着目して，その強みをさらに活かしていく援助を考え支援していくことが，エンパワメントにつながるといえる。

ケアチームにおける看護師の役割は，対象者への直接的な看護ケアの提供だけでなく，医療専門職として対象者の生活全般を捉え，新たな支援の必要性が生じた場合に，ケアマネジャーに提言するとともに，ケアチームにおいてリーダーシップを発揮できることであり，その実践力をもつことが求められる（図1）。

図1 地域看護プロセスとケアマネジメントプロセスとの関連

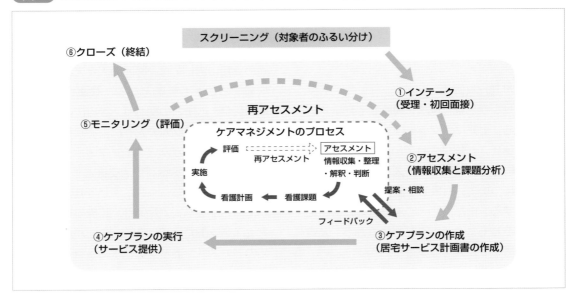

チームケアと多職種連携

　対象者の自立とQOLの向上を目指すケアマネジメントでは，医療的な健康課題のほかに保健や福祉を含む生活上の課題にも焦点を当てていくため，医療保険制度，介護保険制度，社会福祉制度等，さまざまな制度を基盤とする機関・職種によって支えられる（表1）。

　機関としては，医療支援を行う病院，診療所，訪問看護ステーション，さらに，介護支援事業所，介護施設および社会福祉協議会，また，介護予防に携わる地域包括支援センター，健康増進を担う保健所や市町村など，多くの機関と専門職との関わりが必要になる（図2）。

　在宅におけるケアチームは，医師，看護師，保健師，社会福祉士，ケアマネジャー，介護福祉士，理学療法士（physical therapist：PT），作業療法士（occupational therapist：OT），訪問介護員（ヘルパー）などの在宅療養に関わる専門職種のほか，地域の社会福祉に貢献する民生委員[※1]のようなフォーマルな関わりをする職種だけでなく，対象者・家族の親族，友人，知人，ボランティア，そして近所の人など，インフォーマルな関わりをする人たちを含めたメンバー構成となる可能性がある。

　また，ケアマネジメントでは，対象者とその家族は同じ目標を共有するチームの一員であり重要なメンバーである。同じ対象者に関わる人々が1つのチームとして連携・協働して支援をしていくうえで重要なことは，まず，チームメンバーの1人ひとりが共通の目標に向かって，自らの責任と行動を果たすことである。

　さらに，チームとして成立するには，医療，保健，福祉のそれぞれの分野が専門的な支援を行うとともに，相手に共感し，相互に認め合うことで，チームとしての適切な関係が維持される。このようなチームとしての機能が十分に発揮され活動が円滑に進むためには，マネジメントが必要である。介護保険制度ではケアマネジャーがその役割を担う。

※1 ✏民生委員　厚生労働大臣から委嘱され，それぞれの地域において，常に住民の立場に立って相談に応じ，必要な援助を行う役割を担う。

表1 地域での療養を支える主な職種と役割

職　種	役　割
ケアマネジャー（介護支援専門員）	介護保険制度に基づき対象者の状況を分析し，ケアプランを作成する。各種サービスの手配および提供者との連絡・調整を行う。サービス提供に伴うモニタリング・評価を行う
医師	かかりつけ医として対象者の医学的管理・指導を行う
看護職（保健師，看護師）	医療の専門職として地域ケアを担い，対象者の自立支援を行う中心的な役割をもつ。また，退院調整看護師および病棟における退院支援看護師（入退院支援および地域連携業務に関する十分な経験を有する専従の看護師）は，病院において患者が適切な時期に病院を退院し，円滑に家庭あるいは次の療養場所に移行できるようにするために，入院前から支援を行う
歯科医師	通院による歯科診療および訪問歯科診療を担う
薬剤師	病院ばかりではなく，地域においては対象者の居宅を訪問して，服薬指導，薬剤管理・指導にあたる
理学療法士（physical therapist：PT）	病院，介護老人保健施設，デイケアセンターなどで通所リハビリテーションを行う。また，訪問看護ステーションに所属して訪問リハビリテーションを行う
作業療法士（occupational therapist：OT）	通所リハビリテーション，訪問リハビリテーションを行う。また，住宅改修，福祉用具の選択などの助言を行う
言語聴覚士（speech therapist：ST）	発声機能，言語機能，コミュニケーション機能および嚥下機能の回復訓練を行う
社会福祉士	地域包括支援センター，社会福祉協議会，福祉事務所および福祉施設において福祉・介護に関する相談業務を行う
医療ソーシャルワーカー	病院，診療所などで，社会福祉の立場から患者・家族の抱える経済的・社会的問題の解決，調整を援助する。退院後の在宅療養の開始にあたっては必要な機関と連絡調整を行い在宅への移行を援助する
介護福祉士	介護老人福祉施設，介護老人保健施設などの施設および居宅を訪問して，介護専門職としてケアを担う
ホームヘルパー	家事援助から身体介護まで幅広く介護ケアを行う。介護福祉士と同様に，施設または居宅で活動する
福祉用具専門相談員	療養者の身体状況および使用環境にあわせて福祉用具の相談・調整に応じる
柔道整復師，あん摩マッサージ師，鍼灸師	治療院またはデイサービスセンターなどで施術を行う

ケアが必要な個人に対して，医療，介護，保健，福祉などのフォーマルなサービスと地域社会の知人，友人および隣人などのインフォーマルなサポートが連携して個別に組み立てられた適切な支援・援助を，「地域包括ケア」という。

図2 地域包括ケアにおける多職種連携

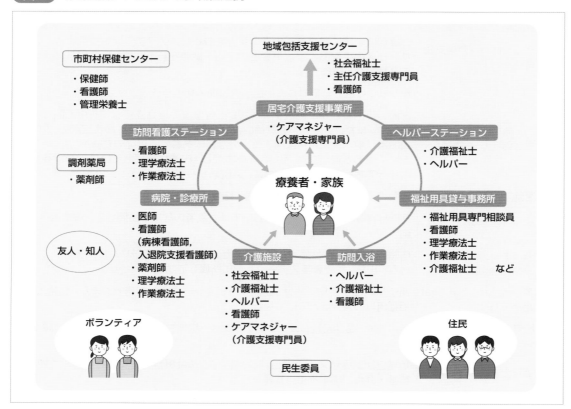

02 地域包括ケアシステム強化のための課題発見と多職種連携

地域包括ケアと地域包括ケアシステム

「地域包括ケア」が個別に組み立てられた支援・ケアであるのに対して,「地域包括ケアシステム」とは,住み慣れた地域で高齢になっても,尊厳あるその人らしい生活が継続できるよう,介護保険制度による公的なサービスのみならず,その他のフォーマルおよびインフォーマルな社会資源を活用して包括的,継続的に支援することである[3](第1部1参照)。

地域包括ケアシステムにおいては,さまざまな生活課題を「自助,互助,共助,公助」,それぞれ関係者の連携によって解決していく取り組みが必要である(第1部1,図5,p.20参照)。市町村を中心に地域の特性に応じたシステムで

あり,「地域包括ケア」を支える基盤ともいえる。具体的には,高齢者のニーズに応じて,医療サービス,介護サービス,予防サービス,見守りなどの生活支援サービスと,住まう環境を適切に組み合わせて提供し,高齢者のニーズに応じて,住み慣れた地域で,安心して最後まで過ごせる地域包括ケアを推進することが期待される。

地域包括ケアシステムと地域ケア会議

地域ケア会議は,高齢者個人に対する支援の充実と,それを支える社会基盤の整備を同時に推進し,地域包括ケアシステムを充実させる重要な一手法であるとされる。

地域ケア会議の目的は，個別ケースの課題分析等を積み重ねることにより，地域で高齢者を支えるネットワークを強化し，共有された地域課題の把握を行うことである。さらに，共有された地域課題の解決に必要な社会資源や地域課題の解決のために，必要な人材の育成，新たな仕組みづくりに向けた政策形成などへとつなげていくことが重要である。

また，地域ケア会議には主に5つの機能がある。個別ケースの支援内容の検討を通じて，①個別課題解決機能，②地域包括支援ネットワーク構築機能，③地域課題発見機能が発揮されるとともに，地域の実情に応じて必要と認められるものとして，④地域づくり・資源開発機能，⑤政策形成機能が発揮される。これらの機能が有機的に相互関連するように，目的に応じて，参加者や設置範囲の異なる会議を設定してくことが市町村には求められる[4]。

地域ケア会議は，個別ケースの検討を行う個別レベルと地域課題の検討を行う日常生活圏域，市町村，市町村を越えたレベルの地域ケア会議で構成される。個別レベルでは，個別ケースの支援内容を検討するなかで個別の課題解決を行うとともに，そこでの検討を通して担当者レベルでのネットワークを構築し，個別ケースの積み上げを行うことにより地域課題の発見を目的とする。日常生活圏域レベルの地域ケア会議は，個別ケースの積み重ねから発見される地域の課題について整理し解決策の検討をする会議として位置づけられ，各地域包括支援センターの担当エリアごとに開催される。ここで検討を行い，さらなる検討や対応が必要だと判断されるケースや市町村全体の地域課題等については整理を行い，市町村レベルの地域ケア会議へともち上げられる。市町村レベルの地域ケア会議では，政策形成や資源開発といった視点での会議が行われ，そこで構築されたネットワークや政策・資源等は，すべて，個別の支援へと活用されることになる。また，道路や医療資源の不足，法制度上の課題等の市町村内での課題解決が困難な場合には市町村を越えたレベルで，都道府県や国等に対する政策の提言に向けて検討が行われている。

このように，個別ケースの支援内容を検討する会議において，「地域」に対する視点を共通認識としてもつことで，個別課題の解決だけに留まることなく，地域の課題を発見することにつながっていく。

地域ケア会議

包括的・継続的ケアマネジメント支援業務の効果的な実施のために，介護支援専門員，保健医療および福祉に関する専門的知識を有する者，民生委員その他の関係者および関係団体により構成される会議（地域ケア会議）であり，市町村はその設置に努めなければならないとされる（介護保険法第115条の48参照）。

地域包括支援センター

「地域住民の心身の健康の保持及び生活の安定のために必要な援助を行うことにより，その保健医療の向上及び福祉の増進を包括的に支援することを目的とする施設」（介護保険法第115条の46）をいう。責任主体は市町村であり，市町村または，市町村から受託を受けた法人が設置主体である。職員体制は，保健師，社会福祉士，主任介護支援専門員である。

以上から，地域包括支援センターが地域のネットワークやニーズ調査等により地域課題を発見・把握した後，それらを資源開発や政策形成につなげていくためには，市町村との連携が不可欠となる[5]（図3）。

地域課題の発見・把握
──Aさんの事例検討から

☑ 事例：Aさん，女性（80歳代），若年性認知症の息子との2人暮らし

80歳代のAさんは50歳代の息子と2人暮らしであった。Aさんは変形性膝関節症のために膝関節痛があり屋外の歩行は難しく，閉じこもりがちで要介護2の認定を受けている。息子はAさんができない家事を担っていたが，徐々に物忘れが多くなり，ガスの消し忘れや町内の回覧板を回し忘れるなど，家事がままならない状態になっていった。医療機関を受診した結果，若年性認知症の診断を受け，仕事も退職することになった。息子はイライラすることが多く，Aさんや近隣の人にも大きな声を出すようになった。不規則なゴミ出しのことでもたびたび近隣とトラブルを起こしていた。そのような状況にAさんは混乱し，息子の病気について受け止められず，近隣に知られることにも抵抗があるようだ。

1. サービス担当者会議から地域ケア会議の開催

Aさんのケアマネジャーは，まずサービス担当者会議を開催した。Aさん本人と息子の参加のもと，Aさんに介護サービスを提供している介護ヘルパー，デイサービスセンター介護者，訪問看護師，福祉用具貸与事業など，ケアチームのメンバーが集まり今後の支援方針について話し合いを行った。その会議において，近隣の人にも若年性認知症への理解を深めてもらうことがAさんと息子が安心して暮らすことにつながると判断し，ケアマネジャーは地域包括支援センターに相談を行った。相談を受けた地域

図3 地域ケア会議

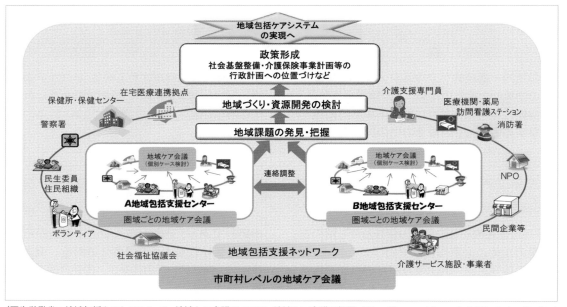

（厚生労働省：地域包括ケアシステム，3. 地域ケア会議について. 地域ケア会議の概要. https://www.mhlw.go.jp/stf/seisakunitsuite/bunya/hukushi_kaigo/kaigo_koureisha/chiiki-houkatsu/link3-1（最終アクセス/2022.1.15）より）

包括支援センターは近隣の人々，民生委員，ケアマネジャーと話し合いをもつことを提案し，個別ケースの対応を検討する地域ケア会議を開催した。

2. 個別事例から見えてきた地域課題

この事例について，「なぜ，近隣とのトラブルが絶えないのか」「近隣に知られたくないと思っている母親の思いは何か」など，Aさんと息子の状況と意思について情報交換し，論議を積み重ねていった。

その論議を通して，本人・家族の支援にあたっている医療・介護従事者であるケアチームのメンバー，他の介護従事者や関係者もまた，若年性認知症という疾病への理解が十分にできていないことにより，Aさん家族への適切な支援策が立てられていないことが明らかとなった。

よって，まず，支援にあたる専門職を対象に日常生活圏域（地域包括支援センター担当など）レベルでの研修会を開催し，認知症専門医などから具体的な支援策への助言を得た。さらに，すべての人々が安心して暮らせる地域づくりも視野に入れて，地域住民を対象に市の事業として介護予防講演会を開催することにした。外部より若年性認知症の当事者と支援者を講師として招き，若年性認知症に対する理解を深め，地域でできる支援について考える機会をもつことになった。

本事例では，サービス担当者会議において，Aさん本人と息子が安心して暮らし続けられるために何が課題であるかについて，多職種で検討を行った。検討の結果，これは単にAさん家族の個別問題ではないことが明らかとなり，地域包括支援センターに相談し，市町村レベルでの次の支援策を生み出すことにつながったといえる。

圏域から市町村レベルの地域ケア会議

前述のAさんの事例では，地域包括ケアに関わる職種を交えて行った地域ケア会議によって，個別ケースがもつ課題としてではなく地域の課題と認識された。このことがきっかけとなり，市町村は他の地域包括支援センターでも同様の相談が寄せられていないかなどの状況把握にいたった。

今後，地域ケア会議で地域にあるさまざまな課題を効率的に解決していくために，1つの日常生活圏域に特有の課題である場合には，その日常生活圏域の地域ケア会議で検討をするのが適切であり，または，この課題が市町村全体で将来予測される課題であるならば市町村レベルの地域ケア会議でも検討することが必要となってくる[6]。

地域包括ケアシステムと看護職

看護職は，地域包括支援ネットワーク（図3）として関わる多くの機関で活動している。地域包括支援センター，保健所，保健センターの職員として地域の健康課題への対応にあたっている者，あるいは，在宅医療の拠点病院・診療所，訪問看護ステーション，介護サービス施設での医療の専門職として，または看護小規模多機能型居宅介護施設などの職員として看護にあたっている者もいる。

看護職は，医療の専門職として対象者の医療・ケアを担うとともに，生活者を看る視点をもち生活上の課題にも目を向けることができる職種である。必要に応じて看護職同士での連携を深め地域課題の抽出と解決に向け協働していくことが求められる。さらに，専門職ばかりではなく，地域の生活に関わるボランティア，商店街，民間企業など地域の人々ともつながりをもち，地域の状況を把握することが，地域包括ケアシステムの促進にとって重要である。

地域包括ケアシステムから地域共生社会へ

1.「地域共生社会」が求められる背景

　日本は世界でも有数の超高齢社会に突入しており，その時代に伴った新しいシステムや社会基盤の構築が求められている。厚生労働省が公表している令和元年簡易生命表[7]によれば，男性の平均余命は81.41歳，女性では87.45歳となっており，今後も長寿社会が続くことが予想されている。ただし，健康的な生活が営める健康寿命は，平均余命と比べてみると，男性では8.84年，女性では12.35年短くなっていることが知られている。また，核家族化が進み，高齢者だけの世帯や高齢者の単身世帯が増加している傾向にあることから，生活継続に不安を抱いている高齢者は少なくない現状である。

　こうした状況の背景を振り返ってみよう。農業を中心として大家族と地域の相互扶助が生活基盤であった時代から，戦後の高度経済成長期には都市への人口集中に伴う核家族化や地域の関係性の希薄化が進行した。一方で，雇用と結びついた社会保障制度が，長期雇用を前提として安定的な生活保障の基盤となっていた。しかし，近年の経済状況の悪化や雇用形態の多様化に伴い，企業が担っていた共同体的機能も低下している。家族，地域，企業といった生活基盤のそれぞれに，脆弱化が進行しているといえる。

　そのようななか，前述したように，少子高齢化の急速な進展とともに人口減少期に入り，都市部では高齢者人口の増加，地方では若者人口の減少など，いずれのエリアも地域の担い手不足が生じている。また，不安定就労による生活困窮，家庭内での暴力や虐待，子育てと親の介護を担うダブルケアや若年層による介護というヤングケアラーの問題など，より複雑で深刻な生活問題が顕在化している。

　一方で，ノーマライゼーションや多様な価値観を認め合うダイバーシティを基調とし，年代，障がいの有無，民族，家族形態やセクシュアリティの在り方などにかかわらず，誰もが住み慣れた場で，安心して生き生きと生活できる地域が望まれている。しかしそのためには，弱体化した地域機能の再構築が大きな課題となっている。

2.「地域共生社会」の理念

　前節で学習したように，高齢者の支援のために「地域包括ケアシステム」が整備されてきた。さらに，高齢者に限らず，子どもや障がい者など，すべての人々が地域，暮らし，生きがいを共に創り，高め合うことができる「地域共生社会」[8]の実現が，政策目標として掲げられている（図4）。「地域共生社会」は，「支え手」と「受け手」に役割が固定されるのではなく，「地域のあらゆる住民が役割をもち，支え合いながら，自分らしく活躍できる地域コミュニティを育成し，福祉などの地域の公的サービスと協働して助け合いながら暮らすことのできる仕組みを構築する」と説明されている。そしてその実現に向けて，「我が事・丸ごと」[9]が理念として明示された。「我が事」は地域住民や地域の多様な主体の参画をさし，「丸ごと」は，医療・介護・障害福祉制度ごとに「縦割り」で整備された公的支援体制に対し，個人・家族が抱える問題への包括的な支援体制を意味している。

　しかし「地域共生社会」は，単にセルフケアや近隣の支え合いを広げていくことではない。公的支援が機能し，それらとの協働のうえでの地域の支え合いである。従来の看護活動は公的制度のなかで機能してきた。今後は既存の枠組みを超えて地域と協働し，さらには地域づくりの担い手として多様な活動を担うことが期待される。

図4 地域共生社会のイメージ

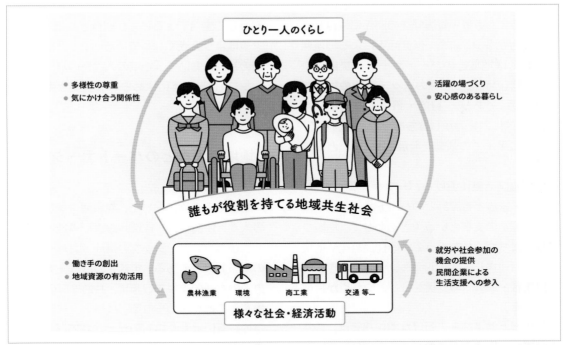

ひとり一人のくらし

● 多様性の尊重
● 気にかけ合う関係性

● 活躍の場づくり
● 安心感のある暮らし

誰もが役割を持てる地域共生社会

● 働き手の創出
● 地域資源の有効活用

農林漁業　環境　商工業　交通 等...

様々な社会・経済活動

● 就労や社会参加の
　機会の提供
● 民間企業による
　生活支援への参入

（厚生労働省：地域共生社会ポータルサイト（https://www.mhlw.go.jp/kyouseisyakaiportal/）（最終アクセス/2022.1.15）より）

地域共生社会における個人・地域のエンパワメント

　地域看護活動において，対象者が自らの生活をコントロールできるようになる個人のエンパワメント，地域の人々がともに健康や生活の課題解決に大きな影響力や統制力を得るコミュニティのエンパワメントは，ともに重要な目標である（第1部4，p.68参照）。

　「地域共生社会」も，当然ながら，行政によって誘導されたり，強制されるものではない。主役である住民の自主的・主体的参加によって実現するものである。「地域共生社会」が目指すものは，住民の多様な生活ニーズに対して，既存の枠組みにとらわれず，行政も含めて地域のさまざまな資源が協働した「地域づくり」である。重要な点は，地域の人々が，自分たちで生活や地域のありようを決定し，仕組みを創造することである。それらの過程を通して，地域のエンパワメントが促進される。そして，地域で活動

する看護職の役割は，地域の人々との対等な関係を築き，看護活動を通して個人のエンパワメントを促進すること，そして地域のエンパワメントに向けて地域の人々と協働することである。

地域看護活動におけるパートナーシップ

　エンパワメントにおいて，住民参加やパートナーシップは重要な概念である。

　パートナーシップとは，目的や目標を共有し，互いのもっている力を発揮しながら，目的・目標に向かって協働する関係である。そして，お互いに対する敬意を基本として，どちらかがどちらかを支配したり，コントロールするのではなく，パワーバランスが保たれた関係性（対等性）を意味する[10]。

　看護におけるパートナーシップは，「互いに尊重しあい，共同事業に貢献できる自律した個

人であり，合意された目標に向かってともに取り組む，看護師と患者の間の関係」[11]という定義のように，患者・看護師間の関係に注目している場合が多い。また，保健師等による地域保健活動では地域とのパートナーシップについて，「地域の異なる立場の人々・機関の対等な相互関係」であり，「目的・情報・経験を共有し，主体的に力を活かし育ちあうことを通じて，コミュニティでの活動を発展させる」[12]としている。

地域看護活動におけるパートナーシップは，対象者・家族と看護師とのパートナーシップに基づく個別の支援という点とあわせて，地域づくりやまちづくりを担っている住民組織や地域住民とも連携し，パートナーシップを築きながら対象者・家族への支援を行うという点が特徴といえる。

対象者と看護師との対等な関係構築は，看護のいずれの場面でも重要である。しかし地域看護では，生活を支援するという点で，生活の主体である対象者や地域住民とのパートナーシップは不可欠である。そして，誰もが望む地域で安心して生活できることが期待される今，その意義はより大きくなっている。つまり目指す今後の社会において，「地域の人々とのパートナーシップ」は，看護に求められる重要なキーワードである。

地域の人々とのパートナーシップの要素 (図5)

地域での看護において，対象者や家族，地域の人々，住民組織，看護師および専門職，それぞれがパートナーシップの構成メンバーとしてのパートナーである。すべてのパートナーが対象者の生活の支援を目標に，共通理解のもと協働することが求められる。パートナーシップ構築の要素には多くのものが示されているが，ここでは，患者と看護師のパートナーシップに関するGallant[13]，Gottlieb[14]，患者・家族とのパー

○ ○ ○

COLUMN ヘルスプロモーションにおけるパートナーシップ

ヘルスプロモーションは，WHOが1986年のオタワ憲章で提唱した保健医療政策の中核的理念であり，「人々が自らの健康とその決定要因をコントロールし，改善することができるようにするプロセス」と定義されている。オタワ憲章以降も国際会議で多くの議論がなされてきたが，パートナーシップについては以下のように述べている。

1991年のサンドバール宣言で，エンパワメントとコミュニティの参加は「民主的なヘルスプロモーションの本質的な要因であり，自立と発展の原動力である」[15]とした。また1997年のジャカルタ宣言では，パートナーシップの重要性が強調され，ヘルスプロモー

ションは，「人々の上または人々に対してではなく，人々によってそして人々とともにもに行われる」(carried out by and with people, not on or to people) [16]べきであるとした。さらに2005年のバンコク憲章では，コミュニティへの権限の付与とパートナーシップの重要性を示し，「権限を与えられたコミュニティは自分たちの健康についての決定に非常に効果的である」[17]と述べている。

これらの考え方の中心は，住民参加とパートナーシップに基づく地域のエンパワメントである。このようにパートナーシップは，エンパワメント促進の重要な要件である。

図5 地域看護におけるパートナーシップ

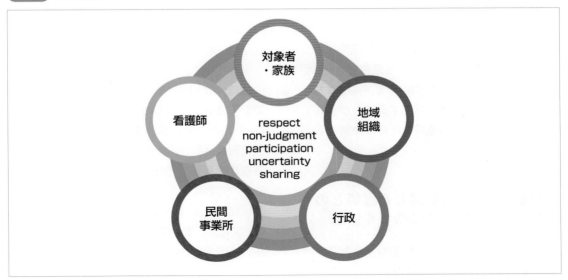

トナーシップに関する渡辺[18]，地域とのパートナーシップに関するMcNeish[19]，鈴木[12]を踏まえて，以下の5点を重要な要素として整理した。

1. 互いの専門性への敬意（respect）

看護師等の専門職は，それぞれの専門領域に関する知識や技術を有している。それと同時に，対象者や家族，地域の人々も生活者としての経験と知識，知恵を有している。互いに専門性を認め，敬意をもつことがパートナーシップ形成の重要な要素である。そのためにも，看護師は対象者の力を信頼することが基盤である。

2. 人々の価値観を尊重する非審判的態度（non-judgment）

対象者と家族，地域住民には，生活史や地域の歴史に基づく価値観や信念，習慣，規範がある。専門職はそれらを尊重することが期待される。対象者の価値観は，看護師が望ましいと思うものと異なっているかもしれない。しかし批判するのではなく，まずはそのままを受け止め，その背景を含めて理解しようと努力するこ

とが，パートナーシップ関係構築の第一歩である。

3. 対話と交渉による主体的参加（participation）

意思決定の過程では，異なる立場にあるパートナーが，互いに自分の考えや気持ちを率直に伝え，同時に他者の発言を聞き，ともに考えるといった対話の積み重ねが必要である。考えが異なる場合もある。合意形成では唯一の正解を選択するのではなく，それぞれがメリットを得られるより良い方策を検討する粘り強い対話と交渉が期待される。

4. 展開が不確定な状況の受容（uncertainty）

協働にはシナリオはない。看護の場である生活の場もその基盤である地域という場も，多くの要素が複雑に絡まり合っている。対象者や家族の状況，地域の状況ともに不確かさをもっている。つまり，すべてのパートナーにとって，先の展開は予測できない状況にある。そうした不確かさを受け入れ，その都度，展開に応じた対応が求められる。

5. 情報の共有と権限の分かち合いによる意思決定(sharing)

　地域の人々とは，パートナーシップを基盤に情報を共有し，目指す目標と目標達成のための方法をともに考え，協働して意思決定を行う。これらのプロセスすべてにおいて，対等な力をもち，相互に同じ目線で検討することが重要である。そして，目標の達成のための役割とその結果の責任について分かち合う。

地域住民・住民組織と看護師との パートナーシップに基づく協働

　地域のなかには，地域の健康づくりと健やかな地域づくりを目指して，市民によるさまざまな活動が展開されている。そうした地域づくりに，看護の専門性を活かして看護師が協働・参画することが期待される。地域住民・住民組織と看護師のパートナーシップに基づく協働には，次のような場面がある。

①個別の看護展開での住民組織との協働：生活の場で出会うニーズには，看護ケアのみでは解決しない生活ニーズも少なくない。生活ニーズへの支援のため地域の住民組織につなげること，逆に住民組織から看護ケアが必要な人の紹介を受けることは，協働による包括的な支援のネットワークに発展する。

②住民による地域活動と看護師の健康増進活動の協働：看護師による健康相談や健康教育などの健康増進活動を地域活動と協働して展開する。展開方法には，(1)サロン活動などの既にある地域活動に看護師が出向くなどの方法や，(2)商店会など地域組織と協働して地域のなかに看護師による活動の場を新たにつくる方法がある。

③地域の課題の検討のための協働：看護活動を通して把握したニーズを行政機関や他の専門支援機関，住民組織と共有する。それは，地域課題や解決方策の検討にもつながっていく。

　地域には，行政などと住民が一緒に取り組んでいるさまざまな活動もある。活動の継続には，行政との協働は重要な要素となる。しかし，住民組織活動は，自主的，自律的であることが重要な要素としてあげられる。それぞれが主体的かつ対等に協働できる関係づくりは，地域活動に関与するすべてのパートナーの役割である。また，さまざまな価値観をもった地域住民が，お互いの価値観を認め合いながら意見を交わし，地域づくりに参画・協働していく過程でこそ，看護師の能力が発揮される。地域で活躍する看護師は，異なる価値観や能力をもった者同士がぶつかりあったり傷つけあったりすることなく，お互いを尊重しながらパートナーシップを築けるように支援するとともに，地域住民のエンパワメントにつなげていくための役割を担えるのではないだろうか。

地域のなかでの多様な看護活動

　地域で活動する看護師の多くは，医療制度や介護保険制度に基づいた診療所や訪問看護ステーション，看護小規模多機能型居宅介護事業所などの施設で，制度に基づく活動を担っている。さらに近年は，既存の制度外での看護活動が登場している。

　本項では，多様な世代や家族の生活ニーズに呼応して，地域に出向き，地域の人々と出会い，地域の人々や他の専門職とパートナーシップを築きながら進められている看護師の活動例を紹介する。

「いただきますの会」とは，東京都多摩地域での活動を中心とする食支援活動の会である。当会は，多摩地域のなかでも北多摩地区にある国分寺市，小平市，西東京市，三鷹市，武蔵野市を中心に活動している。「最期まで口から食べる楽しみを地域全体で支えること」をコンセプトとして掲げ，小児〜高齢者までのあらゆる世代を対象とし，活動の場が地域のコミュニティの場になっていくことを目指している。また，利用者と生産者が顔の見える関係をつくり，「地産地消」に着目して食材の調達から消費までより広く連携できる方策を追求し活動している。メンバーは，市民サポーター，医師，歯科医師，薬剤師，管理栄養士，栄養士，看護師，理学療法士，言語聴覚士，歯科衛生士，大学教員，料理研究家，農家などである。具体的な活動内容を以下に示す。

▶**公開セミナー**

当会の趣旨の周知と情報発信を主な目的とし，年に2回開催している。「写真」がテーマのセミナーでは，在宅で胃ろうを造設しながらも一部を経口摂取している当事者とその家族が登場し，会場から質問を受け，「食べること」への思いを語った。

▶**クッキングセミナー**

「同じ食事を家族で一緒に」をコンセプトに，年に4回開催している。講師は，管理栄養士，栄養士，料理研究家，企業の嚥下調整食等の開発担当者など，分野の異なる専門家が担当することにした。嚥下機能にあわせた加工調整法の指導を行いながら，同じ献立を当事者も食べられるように考慮したレシピを提案した。専門職と市民が同じグループで実習を行うことで，両者のコミュニケーションを図ることができ，情報交換や相談の場となった。また，会のコンセプトでもある「地産地消」の取り組みとして，地元農協の調理室を使用し，立川うどなどの多摩地域の特産野菜や乳製品などを積極的に使用した（写真1）。

▶**地域の行政祭での啓発活動**

当会の活動を地域住民に発信し啓発することを目的として，国分寺市主催の行政祭である「国分寺まつり」に出展し，地元の旬の食材を使用してつくった「野菜たっぷりミネストローネスープ」を販売した。当会の活動と摂食嚥下障害や食支援について，チラシを用いてアピールした。日頃，「食支援」という言葉になじみのない市民が，「いただきますの会」の名とシンボルマークに足を止め，活動への熱心な質問や感想が多く寄せられた。「食支援」や「嚥下」の意味を地域住民に伝える場の必要性を再認識した（写真2）。

写真1 クッキングセミナー

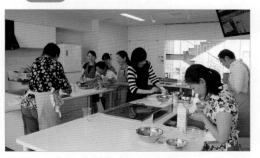

写真2 行政祭での啓発活動

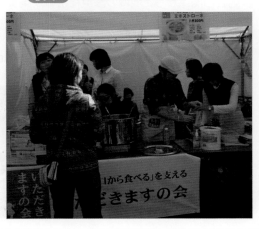

各論②：生活の場での看護のためのトピックス

暮らしの保健室　いえラボ─大学の資源を活用した地域応援のカタチ

「暮らしの保健室」の創始者は東京都新宿区で20年以上訪問看護を続けてきた秋山正子氏である。訪問看護をするなかで，ちょっとした困りごとの相談ができなかったために状況が深刻になってしまう人の多さを知り，「気軽に訪問看護や在宅ケアに出会える仕組みを」と2011（平成23）年に開設した[20]。以後，同様の思いをもった者たちが各地でそれぞれの「暮らしの保健室」を立ち上げ，2021（令和3）年2月時点で50カ所を超え，活動は広がっている。そして，開設者の多くが看護職である。

▶「暮らしの保健室　いえラボ」の場合─ケア提供者を応援

2019（平成31）年4月，東邦大学にcommunity based learningを支援する部門として地域連携教育支援センターが設置され，住宅街のマンションの1室を拠点として活動している。その活動の1つが暮らしの保健室であり，健康や暮らしに関する相談を無料で受けているほか，週1回は介護予防活動の場への出前保健室も行っている。

2014〜2018年の5年間における文部科学省「課題解決型高度医療人材養成プログラム」事業，「都市部の超高齢社会に挑む看護師養成事業」の過程でこの家がつくられ，その事業内容の関係から，地域の医療福祉職が集まる場となった。そのような活動のなかで生まれた「暮らしの保健室　いえラボ」[21]，地域住民の困りごとの相談とともに，地域で常に新たな課題に取り組み，制度の狭間で悩みながらケアを提供している仲間たちの応援の場でもありたいと，地元の医療福祉職との交流会を，ICT（information and communication technology）も活用しながら，月1回昼休みに開いているのが特徴である（写真3）。

▶看護職の気づき

「暮らしの保健室」の法的な設置基準はない。それぞれの運営者がそれぞれの資格と経験を活かして，今の制度ではカバーできない"何か"を補っている。

養成課程のカリキュラムを見て，学んで，自分は何ができるようになるか考えてみよう。

- 言動から健康問題を推測する
- 病状から家族負担を推測する
- 家の設えから生活のこだわりを推測する
- 医療ケアに関わるさまざまな職種，地域の人の存在を知る

相談を受けていると，「こんなことも相談していいの？」と言われることがある。そして，それが深刻な状況の前触れであることも。看護職が生活を語ること，そして，看護職は何ができるのかを社会に伝えることはまだまだ必要な気がしてならない。

写真3 「暮らしの保健室　いえラボ」（左）での学習会の様子（右）

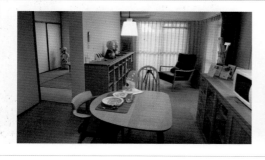
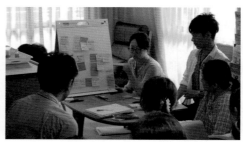

のぞみサロン＆いのじん保健室―住民と協働で行うサロン型保健室

三鷹市西部地域包括支援センター（以下，包括）は，2017（平成29）年9月から，サロンスタイルで学習や交流と健康相談を組み合わせたサロン型保健室「のぞみサロン＆いのじん保健室」を，月1回運営している。「いのじん」は，三鷹市西部地域包括支援センターの管轄地域である井口，野崎，深大寺の頭文字をとっている。包括のニュースレター名にも使っており，地域に浸透している。

▶**活動開始の背景と契機**

包括の担当地域は，古くからの公営住宅が点在しており，そうした公営住宅では入居者の多くが高齢者になり，生活の支障や孤立といった課題があった。そのため従来から，意識して地域に出向き，単発で出張相談を行ってきたが，出張相談での相談者は少なく，その一方で，日々の個別相談では健康状態が悪化してから包括につながることが多く，早期支援や予防的支援の充実が課題であった。

そこで，単発ではなく定期的に地域に出向き，健康に関してや介護予防，生活の困りごとを気軽に相談できる「地域の保健室」の開設を検討した。開催場所は，最も高齢化率が高い公営住宅の集会所とした。まず，集会所で定期開催をしている体操教室の参加者に相談したところ，「近くのクリニックが閉鎖してしまい，医者に行くことも大変になった」「外でも人と会わなくなった」「包括に相談したくても遠くて行けない」という声が聞かれた。

このように健康に関する心配ごとや住民同士のつながりが希薄になっている現状を，住民と包括看護職が共有したことがきっかけとなり，住民と協働してサロン型保健室を開催することになった。

▶**活動内容**

住民の声に耳を傾けると，住民は医療や福祉に対する素朴な疑問や身近な心配ごとを抱えていることが見えてきた。そこで，地域の薬剤師や看護師などの専門職の協力を得て，保健・医療・福祉に関するミニ講話（写真4）や体力測定会をプログラムに取り入れた。時には，参加者の特技の披露などもあり，毎回参加者のリクエストを募ってプログラムをつくっている。それらのプログラムと茶話会を組み合わせて実施している。茶話会の場で参加者から自然に相談が出される（写真5）のがサロン型保健室の魅力でもある。また，そうした相談内容が次のプログラムの企画に発展することも少なくない。

写真4 健康講話の様子

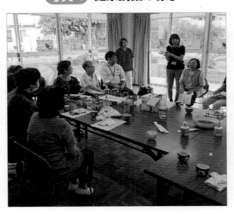

写真5 薬剤師に相談

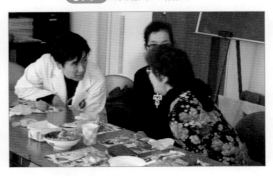

サロン型保健室は，早期に相談につながる機会となっているだけでなく，住民同士のつながりの場であり，老後の生き方を主体的に選択できるよう，元気なうちから知識や情報を得る場にもなっている。日々の相談では，認知症のご家族の悩みや末期がんの方の不安の相談も入る。このような地域の場を住民とともにつくりながら，地域にいる看護師だからこそ，生活の視点をもって，時には伴走しながら，自分らしく生きていく意思決定支援にも関わっていけるのではないかと考えている。そして，病気になっても，年を重ねても，認知症になっても，「自分の地域に看護師がいる」安心感をもっていただきたい。住み慣れた地域で安心して暮らしていける地域を住民の皆さんと一緒につくっていきたいと思う。

活動事例4 **NPO法人訪問看護ステーションコスモス―労働者の街で孤独と困難を抱える人に寄り添う包括的な看護活動**

NPO法人訪問看護ステーションコスモスは，東京都台東区と荒川区にまたがる山谷地域にある。山谷地域は，手配師による仕事の求人を求めて日雇い労働者が集まる「寄せ場」と，その周辺の簡易宿泊施設が集積する「ドヤ街」を含む労働者の街である。高度経済成長期に建設業の隆盛とともに街は大きくなったが，底辺で生きる労働者の生活は決して楽なものではない。仕事を得られた日は簡易宿泊所に泊まることができるが，仕事が得られなかった日は路上で寝泊まりすることを余儀なくされるなど，非常に過酷な生活環境のなかで生きることを強いられている状況がある。そして現在では，日雇い労働で生きてきた人たちの高齢化が急速に進行している。

訪問看護ステーションコスモスは，「山谷に関わりながら看護を！」という気持ちを共有する看護師が集まり，2000（平成12）年6月に開設された。「生活困窮者にも医療，看護を」という法人の理念のもと，開設から20年を経て，現在では看護師20名以上の大規模事業所となり，その活動も大きく広がってきた。当初は，山谷地域を含めた台東区，荒川区地域を訪問対象地域とした訪問看護事業・居宅介護支援事業を行う訪問看護ステーションとしてスタートした。現在，その利用者は，高齢者，単身で疾病や障がいをもち生活保護受給をしている者が多い。がんターミナルや精神疾患など，困難な支援課題をもつ利用者には地域の他の支援機関と連携しながら支援を行い，在宅での看取りも多く実践している。さらに，地域のニーズに応じてその活動は広がり，訪問看護事業にとどまらず，以下のような予防・見守り・居場所づくり・住まいと生活支援といった多様な看護活動を，山谷地域で展開している。

▶健康相談事業

山谷地域には，居住する労働者の仕事や福祉の安定を通して生活の向上を目的とした東京都の関連施設である城北労働福祉センターがある。訪問看護ステーションコスモスは城北労働福祉センターの委託を受け，簡易宿泊所の巡回をする旅館健康相談や，路上で生活をする人たちの健康相談を実施している。本事業は，地域に出向き，路上で生活する人たちも含め高齢化した山谷地域で生活する人々に支援を届けようと，法人設立当初から山谷地域内の公園を回り，血圧測定や声かけ

を行うアウトリーチ事業としてスタートした（写真6）。現在は，前述のように東京都の委託事業として実施されている。2002（平成14）年からは，恩賜財団結核研究所と連携し，健康相談の一環として喀痰検査を実施し，結核患者発見の取り組みも行っている。

▶デイサービスセンター「コスモス」

1人暮らしの高齢者のふれあいの場，憩いの場として，介護保険事業である「デイサービス」を実施している。デイサービスは，法人の事務所の1階スペースで運営されている。山谷地域による特殊性により利用者の8割は単身の男性である。

▶喫茶室「いこいの間」

法人事務所の1階で実施されているデイサービスのスペースで，月に2回喫茶室「いこいの間」を開催している。これは，路上生活者の人たちを対象とした喫茶室であり，お風呂，映画，カラオケ，衣類の提供等を行っている。

▶「コスモスハウスおはな」（無料低額宿泊施設）

訪問看護ステーションコスモスの事務所近くで，疾病や障がいがあっても住み慣れた山谷地域で最期まで安心して暮らせる住まいの場として，「コスモスハウスおはな」（無料低額宿泊施設）を運営している。“おはな”はハワイ語（ohana）で「家族・仲間」の意味であり，「地域の仲間として，家族のようにともに暮らしていきたい」という願いが込められている。「コスモスハウスおはな」では，山谷地域で生きてきた人たちが高齢になってもその人しく生きられる終の場所となるように，訪問看護ステーションコスモスの訪問看護等を利用してがんの看取りも行っている（写真7）。

▶支援付コスモスアパート「にじ」

訪問看護ステーションコスモスの事務所の3階に支援つきアパートとして居室が確保されている。これは社会福祉法等に基づく施設ではなく，民間の賃貸アパートとしてコスモ

スが運営している。訪問看護ステーションコスモスは，日常生活の見守りやこまごまな支援を受けられるよう，コーディネートも行っている。

いずれの活動も，山谷という労働者の街で生きてきた人々が，生活の困難に直面するなかでも，安心して最期まで住み慣れた地域で地域の人々とのつながりのなかで，住まい，暮らしていけることを目指した活動である。これらの活動は，地域全体を舞台とした健康・暮らしと向き合う包括的な看護活動といえる。

写真6 健康相談の場面

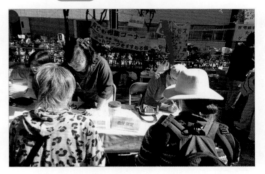

写真7 親族のいない利用者のため法人で所有している合祀墓

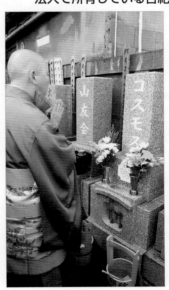

寄せ場・ドヤ街

寄せ場（よせば）とは，日雇い労働の求人業者と求職者が多数集まる場所を指し，建設業や港湾労働において，労働力調整の方策として，手配師が早朝に当日の仕事の求人をするということが行われた。そうした手配師の求人を求めて労働者が集まり，日雇い労働市場が形成された。それらの労働者を顧客として日払い宿である簡易宿泊所が立ち並び，「ドヤ街」と称される労働者の街となった。全国の大都市に形成され，大阪の釜ヶ崎（大阪市西成区），東京の山谷（東京都台東区と荒川区），名古屋の笹島，横浜の寿町（中区）などがある。

無料低額宿泊施設

無料低額宿泊施設は，社会福祉法第2条第3項に定める第2種社会福祉事業のうち，「生計困難者のために，無料又は低額な料金で簡易住宅を貸し付け，又は宿泊所その他施設を利用させる事業」に基づき，設置される施設である。

引用文献

1）厚生労働省：介護サービス計画書の様式及び課題分析標準項目の提示について，老企第29号厚生省老人保健福祉局企画課長通知，平成11年11月12日．

2）河野あゆみ編：強みと弱みからみた在宅看護過程＋総合的機能関連図，p.5，医学書院，2018．

3）太田貞司編集代表：地域包括ケアシステム―その考え方と課題，地域ケアシステム・シリーズ①，p.55，光生館，2011．

4）長寿社会開発センター：地域ケア会議運営マニュアル，2013．
https://nenrin.or.jp/regional/pdf/manual/kaigimanual00.pdf（最終アクセス/2022.1.15）

5）地域包括支援センター運営マニュアル検討委員会編：地域包括支援センター運営マニュアル，p.81，長寿社会開発センター，2012．

6）厚生労働省老健局：地域包括ケアの実現に向けた地域ケア会議実践事例集―地域の特色を活かした実践のために，2014．
https://www.mhlw.go.jp/file/06-Seisakujouhou-12300000-Roukenkyoku/0000188270.pdf（最終アクセス/2022.1.15）

7）厚生労働省：令和元年簡易生命表の概況，主な年齢の平均余命，2019．
https://www.mhlw.go.jp/toukei/saikin/hw/life/life19/dl/life19-02.pdf（最終アクセス/2022.1.15）

8）首相官邸：ニッポン一億総活躍プラン，平成28年6月2日閣議決定．
https://www.kantei.go.jp/jp/singi/ichiokusoukatsuyaku/pdf/plan1.pdf（最終アクセス/2022.1.15）

9）厚生労働省：第1回「我が事・丸ごと」地域共生社会実現本部資料，地域包括ケアの深化・地域共生社会の実現，2016．
https://www.mhlw.go.jp/file/05-Shingikai-12601000-Seisakutoukatsukan-Sanjikanshitsu_Shakaihoshoutantou/0000171017.pdf（最終アクセス/2022.1.15）

10）渡辺裕子監：家族看護を基盤とした在宅看護論 I 概論編，第4版，p.124，日本看護協会出版会，2018．

11）McQueen, A.: Nurse-patient relationships and partnership in hospital care. Journal of Clinical Nursing, 9(5), 723-731, 2000.

12）鈴木良美，大森純子，酒井昌子他：日本の「地域保健活動におけるパートナーシップ」概念分析，日本地域看護学会会誌，12(1), 44-49, 2009.

13）Gallant, M.H., Beaulieu, M.C., Carnevale, F.A.: Partnership: an analysis of the concept within the nurse-client relationship. J.Adv.Nurs. 40(2), 149-157, 2002.

14）Gottlieb, L.N., Feeley, N, Dalton, C.: The collaborative partnership approach to care: a delicate balance, Mosby, 2005.（吉本照子監，酒井郁子，杉田由加里訳：協働的パートナーシップによるケア―援助関係におけるバランス，pp.26-29，エルゼビア・ジャパン，2007．）

15）WHO：Sundsvall Statement on Supportive Environments for Health. Sundsvall, Sweden: 3rd International Conference on Health Promotion; 1991.
https://www.who.int/healthpromotion/milestones_ch3_20090916_en.pdf（最終アクセス/2022.1.15）

16）WHO：Jakarta Declaration on Leading Health Promotion into the 21st Century. Jakarta, Indonesia: 4th International Conference on Health Promotion; 1997.
https://apps.who.int/iris/handle/10665/64544（最終アクセス/2022.1.15）

17）WHO：the Bangkok Charter for Health Promotion in a Globalized World. Bangkok, Thailand: 6th

Global Conference on Health Promotion; 2005
https://www.who.int/healthpromotion/
conferences/6gchp/hpr_050829_%20BCHP.
pdf?ua=1（最終アクセス/2022.1.15）
18）野嶋佐由美,渡辺裕子：家族に向きあう看護師のジ
レンマとパートナーシップ形成, pp.110-114, 日本
看護協会出版会, 2012.
19）McNeish, R., Rigg, K.K., Tran, Q., Hodges,S.：
Community-based behavioral health interventions:
Developing strong community partnerships,. Eval
Program Plann, 73, 111-115, 2019.

20）暮らしの保健室ホームページ
https://kuraho.jp（最終アクセス/2022.1.15）
21）東邦大学地域連携教育支援センターホームページ
https://www.toho-u.ac.jp/nurs/ielab/index.html
（最終アクセス/2022.1.15）

参考文献

・日本老年学的評価研究機構：参加と協働によるセー
フティネットの構築〜誰もがつながりを持ち, 役割
と物語が生まれる地域社会, 2019.

3 各論②：生活の場での看護のためのトピックス

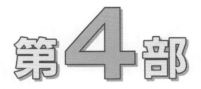

第4部

各論③：事例で考える生活の場での看護とそのための制度

事例でみるアセスメントの視点とケアの展開

X市Map

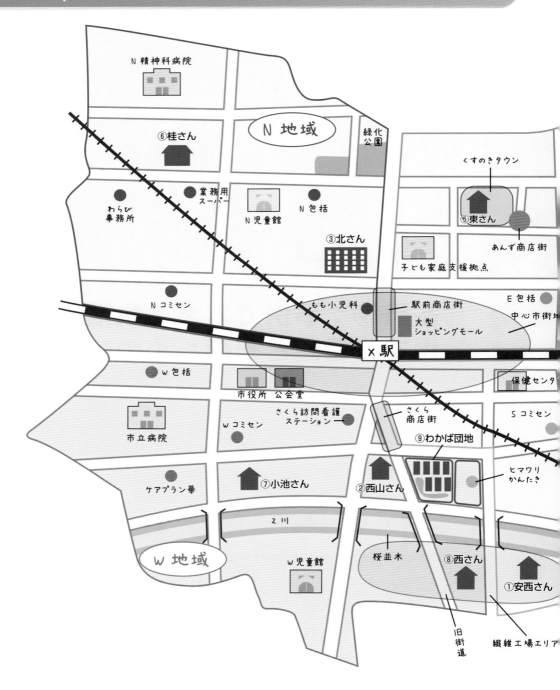

《本章に登場する対象者》

　本章には，W県X市に生活する10人の対象者とその家族が登場します。これまでの学習をもとに，それぞれの事例を検討しましょう（X市は架空の地域であり，事例はフィクションですが，いずれも既存の地域や複数の事例をもとに作成したものです）。

【N地域】
　③北有希さん・亮くん
　　：02　潜在ニーズの発見：育てにくさがある家族の子育て支援
　⑥桂広志さん
　　：04-2　在宅療養継続のための看護：統合失調症のある人への地域生活支援

【E地域】
　④坂東恵さん
　　：03　在宅療養移行への看護：ALS療養者の在宅移行・治療選択の支援
　⑤東ゆうちゃん
　　：04-1　在宅療養継続のための看護：医療的ケア児と家族へのセルフケア・地域生活の支援

【S地域】
　①安西康さん
　　：01-1　予防的アプローチ：糖尿病予備群の患者のセルフマネジメントへの支援

【W地域】
　②西山光男さん
　　：01-2　予防的アプローチ：閉じこもり予防を目指した退院支援
　⑦小池良夫さん
　　：05　在宅療養の定着のための看護：後遺症をもつ療養者の地域生活支援
　⑧西公夫さん
　　：06　終末期の看護：がんの看取り・家族へのグリーフケア
　⑨わかば団地（中西周三さん，西条鈴子さん）
　　：07　地域包括ケアシステムづくり：認知症事例からの小地域の課題の気づき

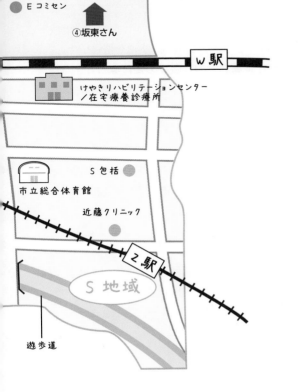

4

各論③：事例で考える生活の場での看護とそのための制度

1．X市の概況

表1 X市の人口動態の推移

	20**年	20**+1年	20**+2年
総人口	117,851	119,238	119,984
世帯数	56,231	57,464	57,922
年少人口（年少人口率）	13,787（11.6）	14,178（11.8）	14,329（11.9）
高齢者人口（高齢化率）	24,260（20.6）	24,767（20.8）	25,175（21.0）
（再）後期高齢者（後期高齢化率）	12,008（10.2）	12,383（10.4）	12,723（10.6）
出生数（出生率）[*1]	1,107（9.4）	1,014（8.5）	991（8.3）
合計特殊出生率	1.36	1.23	1.21
乳児死亡数（乳児死亡率）[*2]	2（1.8）	1（1.0）	2（2.0）
死亡数（死亡率）[*1]	904（7.6）	886（7.2）	883（7.1）

[*1]　出生率，死亡率：人口1000人対
[*2]　乳児死亡率：出生1000人対

表2 X市の死因別死亡者数（20**+2年）

	悪性新生物	心疾患（高血圧性を除く）	老　衰	脳血管疾患	肺　炎	腎不全	自　殺
死亡数	276	145	78	59	48	21	18
割合（%）	30.8	16.2	8.7	6.6	5.4	2.3	2.0

- 人口は増加傾向で推移してきたが，20**+4年をピークに減少が予測されている。
- 出生数は減少傾向にあるが，合計特殊出生率はW県内でも高く，市は「子育てがしやすい町」をスローガンに子育て支援施策に取り組んでいる。
- 保育園の待機児童ゼロを誇っており，市内にある40カ所のほとんどの保育園では月1〜2回の園庭開放（園庭で子どもが遊んだり，親の育児指導なども行われる）を行っている。
- 市はスポーツ振興に力を入れており，女子バレーボールチームのホームタウンとなっている。市立総合体育館は総合運動施設として，1年前に建設された。すべてのコミュニティセンターに体育館が併設されている。また，Z川沿いの河川敷にウオーキングやジョギング用の遊歩道を整備した。
- 要介護高齢者の介護が必要になった主な原因は，「認知症（アルツハイマー病等）」の割合が39.4％と最も高く，次いで「関節疾患」（27.3％），「脳血管性疾患」（21.8％），「骨折・転倒」（19.7％）の順になっている。また，介護が必要な人のうち，老老介護の状況にある人が6割を占めている（20**+1年高齢者福祉調査）。

2．日常生活圏域の特徴

　市は4つの日常生活圏域（N地域，E地域，W地域，S地域）に分けられており，それぞれの地域に，地域包括支援センター，コミュニティセンターが設置されている。

1）N地域

- 鉄道のX駅北側の中心市街地を含む地域で，

表3 地域別人口・高齢化率（20＊＊+2年）

地域	N地域	E地域	W地域	S地域
人口（人）	22,016	35,778	29,889	32,301
高齢化率（%）	19.3	19.9	23.0	21.5

JRと私鉄が乗り入れるX駅がある。また，駅から地区内へのバス便も多い。

- 都市部までは電車で20分と利便性が高く，ベッドタウンとして人口が増加してきた。
- X駅周辺は，駅前再開発により家族向けマンションや駅に直結した大きなショッピングモール，大型スーパーや都市緑化公園が整備され，若い世代の転入者が多い。
- 核家族世帯が増加し，出生数も増加。
- 駅前は再開発で道路整備されているが，駅から離れると，歩道が狭く，ベビーカーや車いすの移動が難しい箇所が多くある。
- 近年，急激に宅地化開発が進み，地域内には小児科クリニックは2カ所ある。
- 地区の北エリアに市内で唯一の精神科専門病院（N精神科病院）がある。
- 児童館が1カ所あり，子育て中の親同士の交流や月齢に応じた集団遊びプログラム，子育てサークルへの支援が行われている。
- コミュニティセンター併設の図書館では，絵本の読み聞かせ会，子育て広場では，子育て講座や子育て相談を実施している。
- 人口増加の一方で，地域の関係の希薄化が進行しいる。

2) E地域

- X市の東部に位置し，地域の北エリアは高台で，勾配が激しい坂道がある。
- 高台周辺は，ハザードマップで土砂災害の危険エリアに指定されている。
- 以前は農家が多く，東エリアは現在も生産緑地が多く，野菜の直販場所が多数設置されている。
- 10年前頃から，高台の宅地開発が進み，人口が増加した。中規模の宅地開発エリアがいくつかあり，それらの地区は自治会活動が活発である。

- 近年は数件単位の新築住宅や小規模マンションが建設され，それらの転入者は自治会加入率が低く，新旧の住民の分断が見られる。

3) W地域

- 旧街道が南北に走り，Z川が西から東へと流れている。
- 江戸時代には宿場町として栄えたエリア。古くから織物が盛んで，Z川の南側は，中小規模の繊維工場が集まっている。
- 近年，高齢化が急速に進行しており，「障がい者・高齢者にやさしいまちづくり，地域コミュニティづくり」を目指して，支援関係者による支援者ミーティングが，地域包括支援センター主催で実施されている。
- 45年前に建設された大規模公営団地が1カ所あり，非常に高齢化が進んでいる。
- 宅地開発が進められ，新築住宅の建設が増えてきている。
- 地域全体では古くからの住民が多く，活発に自治会活動がなされてきたが，近年は高齢化のため担い手不足が課題である。
- 3年前から2カ所の自治会の集会所で週1回，健康推進員が中心に介護予防の体操を開催。昨年から体操の自主サークルが3カ所増えた。今年度から，それらの体操グループは，市の一般介護予防事業の「通いの場」として実施している。

4) S地域

- X駅からバスで20分程度要するが，私鉄のZ駅が隣市との境にある。
- N地域の北西からS地域の南東へと私鉄が走っており，N地域，S地域ともに，踏みきりが複数カ所ある。
- S地域の北から南にかけて下り坂で，Z川沿いは土地が低い。特にS地域のZ川南側

のエリアは，過去に豪雨の際に浸水が発生したことがある。

- Z川の南側のW地域と隣接しているエリアは，W地域と同様に繊維工業の工場があり，このエリアの住民はW地域という認識が強い。Z川北側と生活圏が分かれている。

3. 市民の生活習慣

以前から，砂糖や醤油・塩の味つけが濃く，漬物をお茶うけに食べる食習慣も見られる。

市内移動の交通手段はバスと車が中心であるが，特にX駅から遠いエリアの住民は，車での移動が多く，短い移動も車を使っている。

4. 市内の社会資源

MAPに記載されているものは，表4に示したものの一部である。

表4 X市内の社会資源

種　別	機関・施設（力所数）
医療機関	市立病院(1)，大学病院(1)，精神科専門病院(1)，診療所(74)〔うち訪問診療専門診療所(2)，小児科専門診療所(4)〕，訪問看護ステーション(7)
子育て支援・教育機関・施設	子ども家庭支援拠点(1)，発達支援センター(1)（保健センターと合同庁舎），児童館(2)，保育所(40)，小学校(9)，中学校(5)
高齢者支援機関・施設	地域包括支援センター〔各地域(1)〕
	認知症対応型通所介護事業所(6)，小規模多機能型居宅介護事業所(2)，認知症対応型共同生活介護事業所(6)，通所機能訓練事業所(1)，介護老人保健施設(2)，介護老人福祉施設（特別養護老人ホーム）(3)，看護小規模多機能型居宅介護事業所(1)，居宅介護支援事業所(28)
障がい者支援機関・施設	地域活動支援センター(1)，生活介護事業所(4)，就労継続支援B型事業所(3)，就労継続支援A型事業所(2)，就労移行支援の実施事業所はない。重度訪問介護議事業所(15)，ショートステイ(5)，同行援護事業所(7)，放課後デイサービス事業所(10)
レクリエーション・交流のための施設	市立総合体育館(1)，コミュニティセンター（体育館，図書館別館を併設）〔各地域(1)〕

○○○

COLUMN ジェノグラムについて

次ページ以降の事例ではジェノグラムが記載されている。ジェノグラム（genogram）とは家族の構造図である。3世代程度をさかのぼった家族成員の構造，死亡，結婚，離婚など家族内の出来事を記号化して記載する。血縁者だけではなく同居人も含む。また，家族成員間の相互作用を示す「ファミリーマップ」を加える場合もある。図1に，ジェノグラムの記号例を示す。

図1 ジェノグラム記号

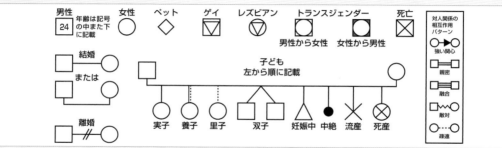

(McGoldrick, M., Shellenbergr, S., Petty, S.S.：Genogram Assessment and intervention 3rd edition, W.W.Norton & Company, 2008.から抜粋，一部改変)

01-1　糖尿病予備群の患者のセルフマネジメントへの支援

【事例紹介】

　安西康さん（46歳，男性）。糖尿病予備群。S地域在住。

【家族状況】

　妻（40歳）と高校2年生の息子（17歳），母親（78歳）の4人家族。父親は2年前にがんで他界した。妻は高血圧で通院中。

【家族構成】

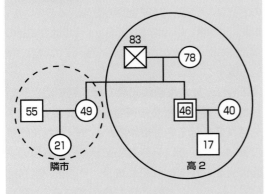

【生活歴】

　ニット製造工場を経営。康さんは声が大きく，早口で話をし，せっかちな面がある。父から工場を受け継いだ後は，持ち前のまじめさを武器に，康さん自身が精力的に営業を行い，業績を上げてきた。従業員は，妻が経理を担当し，その他に事務職と技術職の計7名である。自宅は工場に隣接している。

【生活習慣】

　若い頃から濃い味つけが好きで，早食いの習慣があった。食事は3食欠かさず，昼食も自宅でとっている。お酒が好きで，夕飯後はほぼ毎日晩酌をしている。同業組合や近隣の仲間での飲酒の機会も少なくない。

【関わっている機関・関係者】

・診療所の医師，看護師

【居住地域の状況】

　W地域の中小規模の繊維工場が多くある地区と隣接しており，近隣にもいくつかの工場がある。工場の北側にはZ川が流れている。河川敷は桜並木が続いており，数年前に遊歩道が整備され，市民に人気の健康づくりウオーキングコースとなっている。また，最近新築された市の体育館もS地域内にある。

【展開1：健診結果による生活改善の経過】

　毎年，特定健康診査（特定健診）の案内が届くと，妻はかかりつけ医の近藤クリニックで受診しているが，康さんは忙しさとおっくうさから受診したことがなかった。しかし昨年は，45歳の節目健診の案内がきたため，妻に強くすすめられて，近藤クリニックで受けたところ，高脂血症を指摘され，服薬が開始となった。月に1回の通院は継続し，今年の健診も受診時にあわせて受けたところ，空腹時血糖120，HbA1c（ヘモグロビンA1c）6.2％で，糖尿病予備群と診断された。そのため，食事の制限と軽い運動をし，体重を落とすようにいわれた。このときの康さんの身長は170 cm，体重78 kgであった。

　康さんは，当初は熱心に生活の改善に取り組み，3カ月後には，空腹時血糖92，HbA1c 5.9％，体重73 kgとなった。検査データの改善を受けて，食事や運動の継続をすすめられた。しかし半年が経過し，通院を継続しているが，空腹時血糖100，HbA1c 6.4％と悪化し始め，体重も77 kgに増加した。

　そこで，近藤クリニックの川口看護師は，康さんとの面談を設定して，日常生活の話を聞く

4

各論③：事例で考える生活の場での看護とそのための制度

こととした。

ワーク 1

面談では，
どのような情報を収集しますか？

事例を読み解くポイント

　生活状況については，康さんと家族の生活習慣を具体的に確認する。しかし，問題点探しにならないように，対象者の視点に立って，現在の生活にならざるをえない背景を知るとともに，評価できる点を見出すことが大切である。

【展開2：外来看護師による健康相談場面】

　相談室に入ってきた康さんは，指に絆創膏をいくつも巻いていた。川口看護師が尋ねると，もともと乾燥肌のうえ仕事で手が荒れやすく，すり傷が絶えないので，絆創膏が欠かせないと笑った。康さんの緊張がほぐれたようだったので，生活状況を尋ねた。

　康さんは，「糖尿病予備群と指摘された直後に，妻と一緒に栄養指導を受けたときは，やる気が出て頑張ったんです」と話し始めた。本を数冊買い，熱心に勉強をして，食事を制限し，仕事後は体育館のプールに通うなど積極的に取り組んだ。

　康さんは，自分は凝り性だけど飽きっぽいところがあると話し，気分がのっていると1日のカロリー計算や活動量を記録するなど几帳面に生活の管理を行っている。一方で，着替えや食事，入浴など，日常生活の細かなセルフケアについては，以前から妻任せで，依存的な面が見られていた。この2カ月くらいは，仕事上の問題が続き，生活が乱れがちで，水泳も中断している。食事は，妻がカロリーを抑えるようにしてくれているが，高校生の息子向けにカロリーの高いメニューもつくっており，妻にはとがめられるが，息子のメニューに手を出して，摂取カロリーが高くなる日があるという。また，康さんは毎日の晩酌も週に2日としたが，仕事のトラブルが続き，1回の飲酒量が増えてきていた。また，付き合いは大切にしており，今年は商工会の部会長も引き受けた。そのため，会合での飲酒の機会も増えている。

　さらに，数カ月前に同居の母が認知症と診断された。「若い頃から技術者の父を支えて，工場を切り盛りしてきた母の姿からかけ離れた様子に受け入れがたい気持ちがあり，つい母親の失態に大きな声を出してしまう。その後，落ち込んで，気がつくと飲酒量も増えている」と話した。

　川口看護師は康さんに，経営者としての重責を背負って仕事していることへの労いを伝えた。康さんは，工場の仕事は設定された納期に無理をし

特定健康診査・特定保健指導（＋one）

　特定健康診査は，高齢者の医療の確保に関する法律（高齢者医療確保法）を根拠として，医療保険者が40〜74歳の被保険者を対象に実施する健康診断である。生活習慣病の予防を目的としてメタボリックシンドロームに着目している。
　主な検査項目は，既往歴（服薬歴，喫煙習慣を含む），自他覚症状（理学的所見），身長・体重・腹囲・BMI（Body mass index），血圧，肝機能〔AST（GOT），ALT（GPT），γ-GT（γ-GTP）〕，脂質〔トリグリセライド，HDL（High density lipoprotein）コレステロール，LDL（Low density lipoprotein）コレステロールまたはNon HDLコレステロール〕，血糖（空腹時血糖またはHbA1c），尿糖・尿蛋白である。
　特定健康診査の結果に基づいて行われる特定保健指導の種類について調べてみよう。

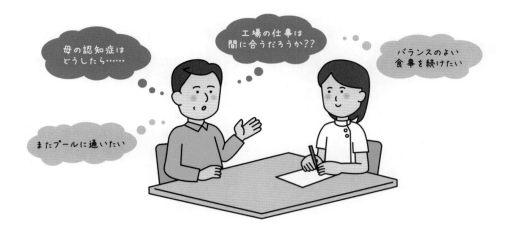

てでも間に合わせないと，次の仕事の依頼に支障が出る，父の代から「人材は会社の宝」を社訓に，従業員を大切にしてきた。みんなも2代目の自分を信頼してくれている。従業員の家族のことにも相談に乗るようにしており，子育てや介護のある従業員には残業をさせず，急ぎのときは自分が残るようにしている。何があっても従業員と家族の生活を守ることは自分の責任であると述べた。そして，厳しい仕事状況であっても，息子の成長は何よりも励みであり，息子の年齢を考えると，まだまだ健康で頑張らなければならないと思っている。また，妻の気配りが支えとなっていると話してくれた。

ワーク2

このような状況を聞き取り，康さんの状況をアセスメントしましょう

① オレムのセルフケア理論によるセルフケア項目に基づいて，康さんのセルフケア能力をアセスメントしましょう。

② 康さんの強みや，康さんにとっての環境の強みを考えてみましょう。

事例を読み解くポイント

① オレムのセルフケア能力の項目である，「①空気・水・食物，②排泄，③個人衛生，④活動と休息のバランス，⑤孤独と人とのつきあいのバランス，⑥危険の予知，⑦発達に関するセルフケア，⑧健康逸脱に関するセルフケア」に沿って，生活情報を整理することで，対象者のセルフケア不足の状況をアセスメントする（第1部5，p.88参照）。

② 対象者の強みは，対象者のこれまでの生活を維持してきた力がどのようなものであったか，対象者の行動や思考，家族や地域環境から検討する。

**康さんの看護問題をアセスメントし,
看護計画を考えましょう。**

① 康さんのセルフケア能力や強みをもと
に,外来看護師として,康さんの看護問
題をアセスメントをしましょう。

② 外来看護師として,康さんの長期目標,
短期目標,看護計画を考えましょう。

事例を読み解くポイント

① 生活のアセスメントでは,問題点のみ
ならず,対象者自身のセルフケア能力,
対象者の強みや地域の環境のもつ強み
に着目することが重要である。対象者
の発揮されている力や生活を支えてい
る力,環境,対象者自身が課題と感じ
ている点を統合してアセスメントす
る。

② 生活改善の必要性を認識しつつ,実行
できない対象者の置かれている生活状
況に着目し,そうした困難をともに考
える姿勢が重要である。

ワーク 解説

[ワーク1 解説]
生活に関する情報

　食生活や運動の習慣,1日の日課と活動動作,
家族の食生活や運動習慣,康さんと家族の健康
状態について,具体的に情報収集をする。健康
に好ましくない生活状況についても,康さんに
とっての理由があることを考えながら聞き取っ
ていく。また,康さんが現在工夫している点や
生活の変容が難しいと考える点についても,康
さんの言葉で確認をする。

　また,康さんの現在の状況は糖尿病予備群と
され,糖尿病の発症リスクが正常型の6～20
倍は高いといわれている。また高脂血症があり,
糖尿病を発症すると,動脈硬化症のリスクも高
くなるため,現在の生活改善は,康さんの健康
保持に非常に重要である。そのため,康さんが
今回の健診結果をどのように受け止めている
か,現在の生活と健康状態の関連をどのように
認識しているかも重要な情報である。

[ワーク2 解説]
対象者の生活に関するセルフケア能力と強みの
アセスメント

1)オレムのセルフケア項目による情報整理

①空気・水・食物:食事は,朝食,昼食(お
弁当),夕食ともに妻が調理をしたものを
食べている。妻は食事のカロリーを抑え
るように注意してくれているが,康さん自
身がつい多く食べてしまうことがある。ま
た,仕事や地域のつきあいなどで飲酒の機
会があり,康さん自身も飲酒が好きなこと
から断れない状況にある。

②排泄:問題はない。

③個人衛生:着替えは妻が準備をしている。
乾燥肌で手指にすり傷をつくることが多
く,こまめにケアしている。スキンケア方
法は確認が必要と思われる。

④活動と休息のバランス:仕事では,納期が
近いと無理をしてしまうことも少なくな
い。また,経営者としての責任や仕事上の
ストレス,母親の認知症が受け入れられな
いなどのストレスがあり,イライラしがち
である。医師から軽い運動をすすめられ

た直後はウオーキングを始めたが，仕事の多忙が重なり，この2カ月は中断したままとなっている。以前は飲酒が康さんの息抜きであったが，カロリー摂取を考え，なるべく飲酒量を減らすようにしてきた。しかし，他の気分転換の方法が見つかっておらず，ストレスが重なると飲酒量が増えてしまっている。

⑤孤独と人とのつきあいのバランス：社交的で，面倒見がよく，従業員にも慕われている。仕事も無理して引き受けてしまう面があり，その分を自分が残業するなどしていることがある。商工会の部会長を引き受けており，そうしたつきあいを大切にするタイプである。一方，自宅では妻に頼りっきりで，依存的な面が見られる。

⑥危険の予知：それまでは健康診断を受けないなど，保健行動をとれていない状況があったが，高脂血症の診断を受けてからは，継続して通院しており，糖尿病予備群の指摘を受けた後は，自ら学習をして知識を得ている。

⑦発達に関するセルフケア：息子が高校生であり，子どもの独立までの教育期にあたる。あわせて，老親（母）の認知症に伴う介護ニーズが出現し始めたところである。子どもの教育が必要な時期であることは，康さんにとって，健康の保持の重要性を認識する機会となっている。一方で，母親の認知症については，十分に受け止められず，対処方法を獲得できないでいる。

⑧健康逸脱に関するセルフケア：仕事の責任，母親の健康問題の出現により，自分の健康問題を後回しにしがちである。診断がついてからは生活に注意をしていたが，徐々に食事，運動，飲酒の習慣が乱れてきた。

2）康さん自身と康さんを取り巻く環境の強み

①康さん自身の強み：まじめで，几帳面であるとともにエネルギッシュに行動できる性格であり，生活改善への意欲が引き出せれ

ば確実に実行できる面がある。また，雇用主としての責任感や息子の成長，妻の支えは，康さんが自分の健康に注意する重要な要素である。

②環境の強み：妻が康さんの生活の改善に協力的であり，特に食事はカロリーを考慮している。また，自宅と職場は隣接しており，昼食も自宅でとっており，食事についてはコントロールしやすい環境にある。

地域の環境では，自宅のそばに，市民に人気のウオーキングコースになっている遊歩道があることは，ウオーキングを始めるには適切な環境といえる。加えて，市がスポーツ振興に力を入れており，市内には運動のための施設が充実している。最近新しく建築された体育館も遠くない距離にあり，定期的な運動習慣をもつには恵まれた環境である。

［ワーク3 解説］
対象者のセルフケアを支援するアセスメントとプランニング

1）対象者のセルフケアの能力と強みに着目したアセスメント

康さんは，糖尿病について自ら情報を収集し，妻の協力や身近な地域に運動ができる場があるなどの環境面の強みを活かし，生活の改善に積極的に取り組んでいた。しかし，仕事や母の介護ニーズなどの問題が浮上すると，次第に生活のパターンが以前の生活に戻り，改善傾向にあった血糖値のデータも悪化に転じている。

康さんはすでに知識はもっており，現状の問題点に気がついている。しかし，仕事や家族の問題など複数の問題に直面するなかで，自分の健康問題は後回しになり，生活の改善を継続できない状況にある。そのため，この段階での知識の伝達だけでは生活改善を期待することは難しく，むしろ直面している生活問題への気持ちについて話ができる看護師との関係づくりが重要である。また，母親の認知症についても，息子としてのつらさの表出や対処方法の学習の場

があることが助けになる可能性も考えられる。

　このように，他の生活問題への対処をともに考えるなかで，自分の健康のために生活を改善する動機を引き出すことが重要と考えられる。

2) 生活改善のための長期目標，短期目標，看護計画

　康さんは生活の自己管理について必要性を認識しつつも，他の生活要素から実行ができない状況にあり，康さん自身がジレンマをもっている。拙速な生活改善を目標とするのではなく，康さんとの信頼関係の構築を行ったうえで，長期目標を共有し，自己管理ができるように支援を行う。

【長期目標】

　仕事の多忙さや責任の重圧がありながらも，康さんの望む生活の実現に向けて，より健康な生活の習慣を維持できる。

【短期目標】

(1) 母親の認知症への康さん自身の混乱した感情を整理でき，地域の資源を活用しながら，その対処方法を獲得できる。

(2) 看護師と面談を通して，仕事や生活のなかの大変さを言葉にして表現し，問題への自分の感情を整理しながら，人生の願いや希望を確認できる。

(3) 看護師とともに生活の振り返りをし，できている点を確認するとともに，自分の強みや環境の強みを活用した新たな工夫方法について話し合うことができる。

【看護計画】

短期目標(1)の計画：

①母親の認知症についての現状を聞き取り，家族の苦労を労う。

②母親の状況に応じた介護保険サービスの利用，介護者の会などの情報など，必要な資源の活用や家族の対応方法への助言を得るために，管轄の地域包括支援センターを紹介する。

短期目標(2)の計画：

①外来時の面談を3カ月ごとに設定し，康さんの仕事の大変さや重圧，母親の認知症の発症へのショックを十分に聞き取ることを優先し，康さんの大変さやつらさを受け止め，その頑張りを労う。

②康さんが大切にしている価値観や願いについて，具体的に言葉で表現をしてもらい，康さん自身がこれからの人生をどのように送りたいと考えているかを，一緒に確認する。また，看護師としても健康面で康さんの希望する生活が送れるように応援したい旨を伝える。

③外来での面談の機会を用いて，生活のストレスの発散の場として活用してもらえるよう伝える。

短期目標(3)の計画：

①康さんとの面談を通して，取り組んでいる生活の工夫や康さんが気がかりを感じている点を確認し，一緒に整理をする。

②整理した内容を見直しながら，康さんの工夫点のなかの効果的な点，気がかりを感じている点で重要な点をフィードバックする。

③康さんを取り巻く環境の強みを一緒に確認し，それらを活用しながら，新たに工夫できる点を話し合う。

【事例紹介】

　西山光男さん（76歳，男性）。一過性脳虚血発作（transient ischemic attack：TIA），高血圧。W地域在住。

【家族状況】

　妻（70歳）との2人暮らし。娘2人は他県在住。自宅はさくら商店街そばの住宅街の一軒家である。

【家族構成】

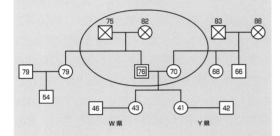

W県　　　　　　　Y県

【既往歴】

　高血圧

【生活歴】

　光男さんは高校卒業後から家業の和菓子屋を手伝い，結婚後は両親と妻の4人で店をやってきた。20年前に父親が亡くなり，店を引き継ぎ，仕事一筋の生活をしてきた。光男さんは新作の和菓子をつくるなど研究熱心で，店を閉めた後も遅くまで店の厨房で仕事をしていた。

　数年前から膝の痛みがあり，生活への支障はないものの，娘たちからはそろそろ店を閉じてとゆっくりしてはどうかといわれている。

【関わっている機関・関係者】

・市立病院の病棟看護師・退院支援看護師
・地域包括支援センターの保健師
・健康推進員（サロン活動）

【居住地域の状況】

　店は旧街道沿いにあるさくら商店街にある。さくら商店街は，近くに大規模団地があり，以前はにぎわっていたが，駅の北側の再開発に伴い客足が遠のき，閉じる店が増えている。駅前までは徒歩で15分くらいである。

　住まいのある地域は自治会活動が盛んで，自治会による「歩く会」は，週に2日，早朝，近くの遊歩道でウオーキングをしている。

【展開1：入院から退院に向けての支援】

　ある朝，光男さんは突然，右の手足のしびれを感じ，立ち上がることはできたものの歩けなくなった。しばらくして落ち着いたが，舌がもつれる感じが残り，心配した妻に促され，かかりつけ医に相談し，市立病院を受診した。その結果，TIAが疑われ入院となった。光男さんは，入院後何度も「健康がとりえだった。まさかこんなことになるとは」と話していた。

　早目の受診が功を奏し，入院後の治療も順調で，服薬管理をしながら退院することになった。病棟担当の佐々木看護師と情報共有をした退院支援担当の栗山看護師は，退院に向けて，光男さんと妻との面談を行った。これまでの生活歴や入院前の生活の様子を改めて聞きながら，退院後の自宅での生活の心配などやこれからの生活の希望を確認した。

　まず妻から，家族で話し合って家業の店を閉店することになったと切り出された。光男さんは今回の入院で「店をたたむ決心がついた」と話すが，その表情は沈んでいた。退院後について，「また入院するようなことにならないか心配」「この先何をして過ごそうか」と話した。数年前から，妻は自治会長に誘われて地域の「歩く会」に参加しているが，光男さんは「膝が痛いから」と断っていた。

　妻は「夫はこれまで近所づきあいはあまりしてこなかった。仕事熱心で深夜まで試作品をつくり，早朝から仕込みをするなど生活が不規

則となっていたので，店を閉めることはよい機会だと思う。しかし，仕事もなくなり，退院してから閉じこもりがちになってしまうのでは」「外に出てほしいが，夫を説得する自信がない」と心配していた。

対象者1人ひとりが，異なる生活背景や希望をもっていることを意識して，これまでの生活史に耳を傾け，退院後の生活に思いをめぐらせながら，退院支援のための情報収集やアセスメントを行うことが大切である。

> ⋯⋯⋯⋯⋯ **ワーク 1** ⋯⋯⋯⋯⋯
>
> ### 退院に向けて，光男さんのアセスメントをしましょう
>
> 1 光男さんのこれまでの半生を振り返り，どんな気持ちか想像してみましょう。
> 2 光男さんの状況から，退院生活で予測される看護問題はどんなことでしょうか。ウェルネス志向型の看護の視点に基づいて考えてみましょう（p.90参照）。
> 3 退院支援看護師として，栗山看護師は今後どのようなサービスの利用や地域の資源を調整するとよいでしょうか。W地域の状況を踏まえて考えてみましょう。

事例を読み解くポイント

対象者の生活史と生活に着目したアセスメント視点

入院中の患者は，退院後は住み慣れた地域での生活の場に帰っていく。そのため，入院の早い段階から，退院後の生活を整えるための退院支援を始めることは重要である。対象者の意向を尊重した退院支援をするためには，これまでの生活状況に加え，退院後の生活をどのように送りたいか，という本人の希望を確認することが大切である。生活の場が自宅である場合，どのような住宅環境であるのか，疾病を抱えて生活をするうえでどのような支障があるのか，どのような家族や介護支援者がいるのか，また，どのような社会資源が備わった地域に住んでいるのか，ということもまた，対象者の望む生活を整えるうえで，大切な要素である。

【展開2：在宅移行への支援】

栗山看護師はW地域包括支援センターの山口保健師に連絡をし，保健師，光男さん，妻，栗山看護師が集まり，退院前カンファレンスを開くことにした。保健師には，栗山看護師から，光男さんの状況と希望をあらかじめ伝えておいたが，カンファレンスの場面で，改めて，光男さんや妻の退院後の生活についての意向を確認した。妻は「閉じこもりにならず，出かけてほしい」と話したが，光男さんは，「まずは店の片づけをしなければいけない」と言い，その後の生活への希望を語ることはなかった。保健師は，健康推進員が行っているサロン活動や介護予防教室への参加を提案した。サロン活動では，月1回の料理教室プログラムがもたれている。しかし，光男さんはそうした地域の集まりは「年寄りの行くところだから」と参加に消極的だった。妻は「やっぱり……」と不安そうな顔をしていた。この日は退院後の生活についての具体的な計画には至らなかった。

カンファレンス終了後，栗山看護師と保健師に病棟の佐々木看護師が加わって，退院後もいきいきと生活できるためにどのような支援が必要なのかを話し合った。佐々木看護師から，数日前に光男さんが和菓子づくりの魅力を熱心に話してくれたというエピソードが紹介された。この会話から，光男さんは，和菓子屋は閉店することにしたが，和菓子への熱意や和菓子職人としてのプライドは変わらずもち続けていることが考えられた。

在宅移行のための地域との連携について検討しましょう

1 退院支援看護師である栗山看護師は,地域包括支援センターの保健師に,どのようなことを期待して退院前カンファレンスへの参加を依頼したのでしょうか。

2 光男さんが退院後,いきいきとした生活を送るための支援の視点で大切なことは何か,考えてみましょう。

事例を読み解くポイント

対象者の健康な力に着目したアセスメント視点

　対象者の健康な力に着目し,対象者の強みを引き出す支援は,退院後の生活において,対象者のQOL (quality of life:生活の質)を高め,住み慣れた地域で生活し続けるためにも大切なことである。対象者の潜在能力を引き出す関わりとあわせて,家族や地域の人々の力,社会資源を最大限活用し,対象者の生活を支援することも大事である。

【その後の経過：退院後の支援】

　山口保健師は,退院前にもう1度,光男さんの病室を訪ねた。介護予防教室への参加は気が向かないということだった。そこで,保健師はサロン活動のプログラムで和菓子づくりの講師を打診したところ,光男さんは関心を示し,「人に教えるなんてできるかな」と言いながらも,嬉しそうにしていた。退院後,保健師が光男さんに連絡をしたところ,妻が出て,光男さんは店の片づけをしながら,和菓子教室で何を教えようか,いろいろ考えている,という話だった。

　その後,光男さんは保健師に誘われてサロン活動に見学参加をし,翌月,講師となって,家庭でできる和菓子づくりをサロンで披露してくれた。参加者からは大変好評で,またやってほしいとリクエストもあった。参加者とも打ち解けることができ,その後も継続してサロンに通っている。サロン活動の参加者のなかで,介護予防教室にも通っている人がいたことを機に,光男さんも介護予防教室に通い始め,「いつまでも元気でいられるように身体を動かして,地域の皆さんのお役に立ちたい」と前向きな発言が聞かれるようになった。

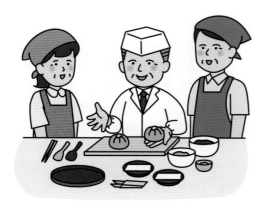

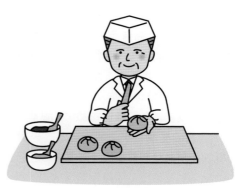

[ワーク1　解説]
生活史と生活に着目したアセスメント

1) 生活史を踏まえた光男さんの気持ち

光男さんは，青年期から現在に至るまで，仕事中心の生活を送ってきた。駅前の再開発に伴い旧街道沿いの商店街の活気がなくなるなか，今回の入院を機に閉店する決断に至ったのは，苦渋の選択だったと考えられる。一方，地域活動への参加や近所づきあいはあまり積極的ではないが，仕事中心の生活では気にならなかったと考えられる。しかし，退院後は仕事がなくなり，1日の過ごし方や，夫婦2人での老後の過ごし方など，退院後の生活に対する不安も抱いていると考えられる。また，今回突然の入院となり，「こんなことになるなんて」との言葉からも，健康への自信の喪失や再発への不安も推測される。

2) 退院生活で予測される看護問題

(1) ウェルネスでのアセスメント視点

①対象者のセルフケアのアセスメント

〈加齢に伴う心身の変化〉

光男さんがTIAとなった要因は，不規則な生活，既往歴に加え，加齢による身体機能の低下によるものも考えられる。また，生活に大きな支障はないものの「膝の痛み」を訴えている。加齢とともに心身機能が低下しやすくなることで，このようにさまざまな症状を呈し，疾病を引き起こすようになる。さらに，加齢に伴う大脳の生理的萎縮によって，記憶力などの認知機能が低下することも考えられる。光男さんの年齢から，このような加齢に伴う心身機能の変化は，この先も起こることが予測される。

〈服薬管理と脳梗塞の予防〉

今後，脳梗塞にならないために，服薬の継続と生活習慣の見直しが必要である。光男さんは，既往歴があり服薬習慣はあるものと思われるが，継続して自宅で服薬管理ができるか，改めて確認する必要がある。生活は，入院前と退院後で大きく変化すると予測される。これまでの生活習慣を確認しながら，退院後の新たな生活スタイルにあわせて，どのような工夫ができるかを考えていく必要がある。また，仕事を辞めることで身体を動かす機会が減ることから，適度な運動習慣がもてるとよい。

〈ロコモティブシンドローム〉

光男さんは，膝の痛みを訴えている。現在は生活上の支障はないが，入院を機に行動範囲が狭まり，また，退院後も家で過ごす時間が増えることで，関節の拘縮，筋萎縮などを引き起こしやすくなり，今後，症状が悪化することにより，ロコモティブシンドロームに陥る可能性がある。

②対象者のもっているソーシャルサポートのアセスメント

〈心理的な不安などによる抑うつ傾向〉

光男さんは，青年期から老年期にかけて，仕事中心の生活であったが，入院を機に和菓子屋を閉店する決意をしている。退院後の自宅での生活は，光男さんにとって大きな変化であり，漠然とした戸惑いを感じている。また，疾病に対する不安も抱いている。このような不安に加え，仕事を通じて関わっていた地域の人々との接点が少なくなること，加齢に伴う認知機能の低下の可能性など，複数の要因が重なることで，今後，抑うつ傾向になることも考えられる。

③対象が生活し相互作用している環境のアセスメント

〈社会的孤立〉

妻は数年前から「歩く会」に参加し，仕事以外の場で地域活動に参加しているが，光男さん自身はこうした活動への参加に対して消極的である。店の閉店により，これまでと地域とのつながり方にも変化が生じる。人との関わりが減り，妻も心配しているように，自宅に閉じこもりがちな生活になることで，社会的な孤立に至るリスクがある。

(2) これらを統合したアセスメント

〈フレイルに陥るリスク〉

光男さんは高齢であることに加えて，身体機能が低下しており，また，退院後の生活の変化や疾病に対する心理的な不安も抱えている。さらに，地域とのつながりが希薄となり閉じこもりとなる可能性がある。このことから，光男さんは健康な状態と要介護状態の間である，フレイルに陥っている可能性があると考えられる。

3) 退院支援看護師としての地区状況を踏まえたサービス利用や地域資源の調整の計画

光男さんの入院前の生活と退院後の生活の希望を踏まえ，また，加齢と疾病による心身の変化を予測して，退院後の生活を調整する。光男さんは「何をして過ごそうか」と話しており，身体を動かす機会も減ると思われることから，日中，家以外に過ごせる場所があるとよい。地域活動の参加は，身体機能の維持向上だけでなく，活動を通して地域の人々と知り合い，新たな地域のつながりをもつことができる。そこで，光男さん家族の生活圏の具体的な情報を把握するため，自治体等が発信する情報等をあらかじめ収集をして，光男さんと妻に情報提供を行う。

また，光男さんがフレイルから要介護状態に陥らないためにも，介護予防の活動に参加できるとよい。しかし，光男さんは，これまで地域活動への参加に消極的であったことから，光男さんが住む地域の地域包括支援センターに連絡をし，退院後の活動について相談することにした。地域包括支援センターへの連絡は，光男さんや妻に了解を得たうえで行う。さらに，妻の不安もあることから，退院前に光男さん，妻，地域包括支援センター職員と退院前カンファレンスを開くよう調整する。

[ワーク2 解説]

在宅移行に向けた医療機関と地域との連携

1) 退院支援看護師が地域包括支援センターの保健師に期待すること

地域包括支援センターの保健師は，光男さんが住む地域の社会資源の具体的な情報をもっている。そのため，一般的な介護保険サービスの説明ではなく，佐々木看護師が提供した光男さんの和菓子への熱意などの情報を踏まえて，光男さんが活用できそうな場やサービスの情報提供や利用相談，退院後の光男さんと妻の相談窓口となることが期待される。

特に，今回のカンファレンスの場では，地域で行われているサロン活動や介護予防教室の最近の活動状況や参加状況，会の雰囲気などの情報を地域包括支援センターの保健師から伝えられることで，地域活動に慣れない光男さんも具体的なイメージをもちやすいと考えられる。また，こうしたやり取りのなかで，光男さんと妻が，地域包括支援センターの機能や役割を知り，今後の信頼できる身近な相談先としての関係づくりも期待することである。

2) 退院後の地域でのいきいきとした生活支援のための視点

光男さんが退院後いきいきとした生活を送るというウェルネス課題の達成のため，光男さんの力を活かすことができるように，環境に着目して介入を行う。

光男さんは，長年，和菓子職人として仕事をしてきたが，退院後は急に役割を喪失することで，生活意欲全般の低下が起こることが考えられる。人生の大きな転換点にある光男さんに対し，これまでの生活史や生き方を尊重した支援が重要である。光男さんは和菓子づくりに対する熱意をもち続けていることから，地域で和菓子職人としての経験を活かす場があると，役割をもって参加することができると考えられる。地域活動への参加が前提となるのではなく，光男さんがこれまで大切にしてきたことを一緒に確認しながら，生活への意欲や願いを引き出す看護が重要であり，そうした看護が入院から地域へと継続して展開されることが重要である。

COLUMN ふれあい・いきいきサロン（＋one）

　サロン活動とは，地域住民が気軽に楽しい時間を過ごせる場である「ふれあい・いきいきサロン」として社会福祉協議会が推進している全国的な取り組みである。地域の仲間づくり，出会いづくり，健康づくりの場として，茶話会や季節のイベントなどが行われている。地域住民が主体となって活動しており，高齢者サロンだけでなく，子育てサロン，障がい者サロンへと広がりを見せている[1]。

　介護保険法において，市町村による介護予防事業「介護予防・日常生活支援総合事業（総合事業）」が位置づけられている（p.299参照）。

　総合事業には，健康な高齢者の介護予防を目的にした「地域介護予防活動支援事業」があり，前述のサロン活動やその他の住民が運営的に運営する「通いの場」づくりが大きな柱になっている。COVID-19の流行により，通いの場の活動が制限されるなか，厚生労働省は，コロナ禍での介護予防情報の発信を目的に，「地域がいきいき　集まろう！通いの場」特設Webサイト（https://kayoinoba.mhlw.go.jp/）を開設・運営している。どのような通いの場の活動があるのか，サイトで調べてみよう。

COLUMN ロコモティブシンドロームとフレイル

　ロコモティブシンドロームは，2007（平成19）年に日本整形外科学会が提案した概念である。「運動器の障害によって，立つ，歩くという移動機能の低下をきたした状態」[2]を示している（図2）。

　また，フレイルは，「高齢期に生理的予備能が低下することでストレスに対する脆弱性が亢進し，生活機能障害，要介護状態，死亡などの転帰に陥りやすい状態」[3]である。75歳以上の後期高齢者の多くは，フレイルを経て要介護状態に陥ると考えられている。フレイルの要素は，低栄養，口腔機能低下，ロコモティブシンドロームなどの運動器障害といった身体的問題だけでなく，精神・心理的問題，社会的問題など多次元の領域にわたる（図3）。

図2 ロコモティブシンドロームの概念図

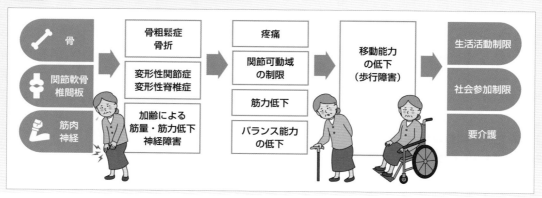

図3 フレイルの概念図

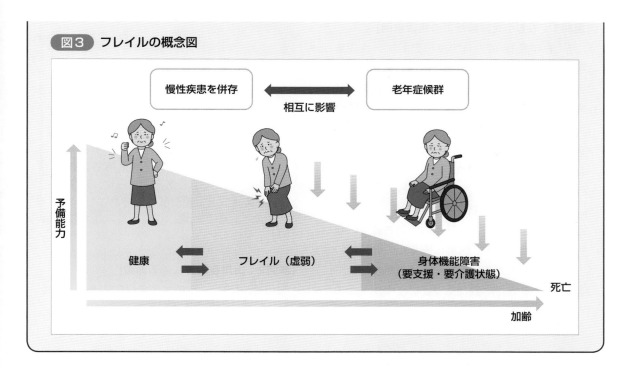

02 潜在ニーズの発見：育てにくさがある家族の子育て支援

【事例紹介】

北有希さん（33歳，女性），夫（36歳），亮くん（1歳7カ月，男児）。N地域在住。

【家族状況】

駅に近い新築の12階建てマンションの10階で3人暮らし。2LDK。

【家族構成】

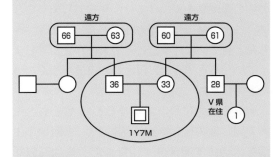

【生活歴】

有希さんは，28歳で結婚。結婚後も大手IT企業に勤務し，帰宅が深夜近くになる仕事をする生活だった。夫も同じIT企業に勤務している。有希さんは，昇進し仕事が楽しくなっていた31歳のときに妊娠がわかり，仕事を続けたいと思ったが，残業の多さと第2子の出産を考えていたため退職した。父方・母方とも実家は遠方であり，母方祖父母とは疎遠である。

【関わっている機関・関係者】

・小児科クリニックの医師，看護師
・保健センターの保健師
・子ども家庭総合支援拠点（すこやかセンター）の保健師

【居住地域の状況】

居住しているマンションは49戸で，管理組合はあるが，入居者の交流ができるような活動はない。駅前は大規模店舗が充実しており，日常生活には便利な地域である。自宅近くにはN児童館や児童公園がある。児童館では幼児をもつ親子が個々に楽しむ姿はあるものの，親同士が交流する様子はあまり見られない。近隣で活動している子育てサークルもない。

【展開1：もも小児診療所での相談場面】

亮くんは生後10カ月頃からアトピー性皮膚炎で近所のもも小児診療所に通院していた。その日は診療時間終了間際に、亮くんが転倒して頭にけがをしたと、受診してきた。亮くんの傷は軽症で、母の説明する受傷経緯にも虐待を疑わせるような不自然な点はなかった。亮くんは落ち着きなく動き回っており、いつも亮くんを制していた有希さんは、声をかける様子もなく、待合室の椅子に肩を落として座っていた。山川看護師は、以前より亮くんの落ち着きのなさが気になっており、医師に亮くんの発達について確認をしたが、今の状況では判断が難しく経過を見ることが必要だろうというのが医師の意見だった。

本日の受診は診療時間終了間際だったため、ちょうど他の患者がいなくなり、亮くんが最後であった。そのため、有希さんの疲れた様子が気になった山川看護師は、有希さんと話をして、状況を確認しようと考えた。

COLUMN

児童虐待のリスク

児童虐待に至る恐れのあるリスク要因は、保護者側の要因、子ども側の要因、養育環境の要因など、さまざまである。具体例では、子育てに対する不安やストレスが強いことや、子育てに手がかかる子や、夫婦関係の問題や配偶者からの暴力（domestic violence：DV）等があり、経済的に不安定であると生活が危機的状況に陥りやすく、また社会的に孤立し、育児の相談相手や協力者がいなかったりすることなどがあげられる。

ワーク 1

この場面で、看護師としてどのような情報を確認することが必要か考えてみましょう

事例を読み解くポイント

子どもの受傷での受診では、子どものけががどのようにして生じたのか、その経緯について虐待のリスクを含めて、観察と聞き取りが必要である。また、親と子の生活情報を確認しながら、子どもの発達状況、親の育児状況や気持ちを確認することが大切である。さらに、親子のアセスメントに重要な情報である。

【展開2：山川看護師による面談】

山川看護師は、有希さんの横に腰かけ、亮くんのけがは心配ないことを再度説明しながら、日々の育児の大変さを尋ねた。有希さんは、「家では動き回っており、外出時も勝手に離れてゆく。言葉では伝わらないので、感情的になって手が出てしまう。初めての子育てでどうやって育てればいいのか、わからない」と話した。山川看護師は、この時期の子どもの対応は難しいことを伝え、有希さんを労った。そして、亮くんに手が出る状況について尋ねると、昨日も食事中に口に入れた食物を床に飛ばして遊び出したため、頭を叩いてしまったと話す。最近、手が出ることが続き、自分が怖くなった。そのようなことを考えていた間に、亮くんはソファのうえで飛び跳ねてバランスを崩し、そばの棚の角に頭をぶつけてけがをしてしまったということであった。手が出てしまうことや、きちんと見ていなかったことで大けがをしてしまっていたらと思うと、親として自信がなくなったと話した。

家族の協力について尋ねると、「もともと夫婦で同じ趣味をもつというよりも、お互いの生活を大切にするスタイルだった。夫は口数が少なく、朝早く出勤し、深夜に帰宅、休日はずっと寝ているといった生活のため会話は少ない。亮くんのこともなかなか相談できず、やっとのことで相談しても、『子どもはそういうもんなんじゃないの？』とあまり問題に思ってい

ないようだ。マンション内に同じくらいの子どもをもつ家族を見かけるが，ママ友とのつきあいは苦手で話をしたことがない」と話し続けた。

また，保健センターや子ども家庭総合支援拠点であるすこやかセンターには相談をしたことがないが，2日後に保健センターに1歳6カ月児健康診査に行く予定だということであった。

山川看護師は，これまでの受診時やワクチン接種時に，泣いたり動き回ったりする亮くんと根気強くつきあっている有希さんの様子を見ていたことを伝え，母の一生懸命さと頑張りを労った。そして，亮くんへの対応について，1歳6カ月児健康診査で保健師に相談をすることをすすめた。また，そのことを保健センターの保健師に，看護師からも伝えておくことについて，有希さんの了解を得た。

山川看護師は保健師に連絡し，亮くんの発達の状況や有希さんの追いつめられた様子，保健師への相談をすすめていることを伝えた。

ワーク 2

山川看護師は，保健師への相談をすすめましたが，保健師にどのようなことを期待したのでしょうか

事例を読み解くポイント

育てにくさの背景には，子どもの発達状況や特性，家族の生活状況，周囲の協力などが相互に関連している。そのような家族への支援では，地域での積極的なアウトリーチを通した継続支援が不可欠である。

【展開3：保健センター保健師の関わり】
〈1歳6カ月児健診場面〉

1歳6カ月児健診では，亮くんはずっと泣き続け，保健師による問診場面において発語や言語理解などの発達の確認ができなかった。有希さんは亮くんの多動な様子や，「3歳の子をもつ人とこに相談したが，『うちではそんなことなかったなぁ』と言われ，さらに自信がなくなった。自分の育て方が間違っているのかもしれないと思う」と気持ちを話した。保健師は自宅で亮くんの様子を見ながらゆっくり相談ができるようにと家庭訪問の提案を行い，2日後の家庭訪問を約束した。

〈家庭訪問の様子〉

家のなかはモデルルームのように片づき，子

市町村の保健センター，子ども家庭総合支援拠点（＋one）

市町村保健センターは，母子保健法に基づき，妊娠期からの切れ目のない母子保健サービスを展開しており，妊娠期の保健指導や母子健康手帳の交付，乳幼児健康診査などのサービスが行われている。母子保健法ではどのような事業が定められているか，調べてみよう。

市町村子ども家庭総合支援拠点は，すべての子どもとその家庭および妊産婦等を対象として，その福祉に関し必要な支援に関わる実情の把握，情報の提供，相談，調査，指導，関係機関との連絡調整その他の必要な支援を行うための拠点である。

アウトリーチ

支援が必要であるにもかかわらず，自ら助けを求めてこない，あるいは求められない

住民の潜在的ニーズを捉え，優先して積極的に手を差し伸べていく機能のこと。

どもの玩具はきちんと分類整理されていた。話を進めていくうちに，有希さんは生育歴を話してくれた。「厳しい家庭に育ち，中学受験から大学進学先まですべて親の決めた通りに進まされた。そのため，仕事だけは自分のやりたい道に進もうと，大学卒業と同時に実家を飛び出した。家を出てからは，人一倍努力してキャリアを積んできた。今も実家とはほとんど連絡をとっていない。仕事は努力すればやり遂げることができたのに，今は正解がわからずつらい」と硬い表情で話を続けた。

「1歳の子どもに片づけを厳しくいうのは早いとは思うけれど，片づけている横で子どもが散らかすのでイライラする。つい怒鳴り，最近は手が出てしまう。それに，他の子どもより言葉が少ないように思う。また，仕事していた頃の同僚が次々に昇進したと聞くと，『なんで自分はこんな毎日なのか』と思ってしまう。子育てを楽しいと思えない。子どもを置いて出かけたくなる。こんなふうに思う自分は母親失格だと思う」と胸のうちを一気に話し，涙を流した。有希さんは一通り話した後，少しすっきりした様子で，「私がこんなふうだから，言葉が伝わらないし，終始動き回っているのでしょうか」と保健師に尋ねた。

保健師は訪問のなかで，亮くんと有希さんの関係の観察や亮くんの発達の評価を行ったが，亮くんは発語と言語理解に遅れが見られ，多動へも影響しているようだった。

有希さんは，言語能力を伸ばすと聞いたので，絵本の読み聞かせをしようとしても，亮くんが勝手にページをめくり，すぐに立ち上がるため，やめてしまったと話した。また，子育て広場に行っても，走り回るため，他の子どもにぶつかるのではと心配になり，行かなくなった。家でアニメのDVDをつけていると，じっとしていてくれるので，自宅で過ごすことが多くなったとのことであった。

周囲に相談できる人はいないが，もも小児診療所の山川看護師は気にかけてくれているようで声をかけてくれ，有希さんも話しがしやすい

ということだった。

〈保健師のアセスメント内容〉

これらの情報から，保健師は有希さん家族の看護課題をアセスメントした。

①養育環境を踏まえた亮くんの発達

有希さんの自宅は，きれいに片づいており，几帳面で完璧主義な面から手抜きができず，それが有希さんと亮くん親子にとってストレスを高めている面があると考えられた。また，亮くんは自宅でDVDを長時間視聴して過ごす状況になっている。亮くんは発語と言語理解の遅れが見られるが，このような養育環境や体験不足が，遅れの要因の1つではないかと考えられた。亮くんの今の発達状況にあわせた遊びの体験を増やしながら，成長発達の経過を見ることが必要と考えられた。

②生育歴，生活歴から対象を理解する

有希さんは，仕事では自分の努力による成功体験をもっており，まじめに努力する面は強みである。しかし逆に，周囲にサポートを求めにくい状況になっている。また，有希さんにとって努力してもうまくいかない経験はこれまであまりなく，育児では自信をなくし，つい手が出るところまで追いつめられていることが考えられた。

③家族関係を捉える

現在の有希さんは，夫や実家のサポートが得られず，1人で育児困難感を抱えていると考えられた。また，有希さんの育児への困難感や自信の喪失に，夫が気づいていないことも考えられる。

〈保健師の対応〉

保健師は，有希さんが1人で育児を担ってきた頑張りを労い，動き回る亮くんとの関わりの難しさと，決して母親失格ではないことを伝えた。そして，保健センターで実施している遊びグループへの参加を提案した。このグループは，1歳6カ月児健康診査の結果，発達についての経過観察が必要な子どもと親を対象とした小集団のフォロー教室である。親子遊びを行いな

がら，発達を促す関わり方を助言し，幼児の健やかな成長の促進を目的としている。有希さんは，亮くんとの関わり方がわかるならと参加を希望した。また亮くんと離れる時間を確保するために，すこやかセンターで実施している一時保育の利用を提案したが，有希さんは，子どもを預けることに罪悪感があるようだった。そして，山川看護師への相談もすすめ，保健師も継続して訪問することの了解を得た。

【展開4：山川看護師と保健師の話し合い】

　家庭訪問後に，保健師はもも小児診療所に立ち寄り，山川看護師に訪問時の状況と保健師のアセスメント内容，対応内容を伝えた。また，保健師は継続訪問をしながら，有希さんの子育ての苦しさや大変さを受け止め，亮くんの成長発達を母とともに見守っていくこと，亮くんの発達の課題について，父にも伝える機会をつくることを計画したいと話した。さらに，有希さんが山川看護師を信頼しているため，山川看護師への相談もすすめたことが伝えられた。

　山川看護師と保健師は，今後も情報交換をしながら，有希さん家族を支えていくことを話し合った（図4）。山川看護師は，有希さんへの関わりの機会をなるべく多くもち，その都度，気持ちを聞くようにすることとした。また，一時保育など，社会資源の利用を，山川看護師からもすすめるようにすることなどを話し合った。

> **ワーク 3**
>
> 保健師との話し合いを踏まえ，山川看護師が，今後の有希さん家族への看護展開にあたって大切にすべき点をあげましょう

> **事例を読み解くポイント**
>
> 　育児支援では，家族史や家族成員の生活史，生活状況などを踏まえて，家族全体を捉えたアセスメントが求められる。対象者がもっている強みに着目し，それらの力の発揮を目指した看護が重要である。

図4　北さん家族を囲む支援の輪

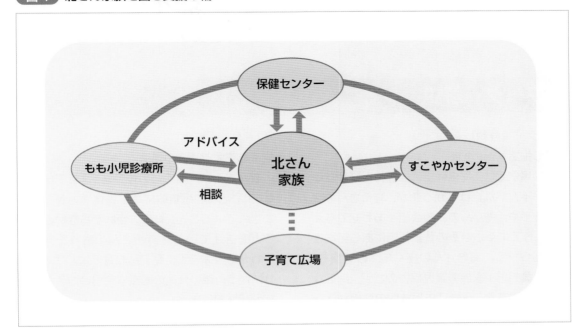

【その後の経過】

　もも小児診療所では，昼休み時間に待合室を使って隔月で山川看護師による「子どもの病気とケア」という学習会を実施している。山川看護師は，亮くんを一時保育に預けて参加してみてはと誘った。有希さんは，これまでも参加したかったが，亮くんを連れてくると迷惑をかけると思い，参加しなかったということであった。子育てのための学習会参加が理由となったことから，一時保育への抵抗感が薄らいだようで，亮くんを預けて参加するようになった。

　山川看護師は有希さんが参加した際には，終了後に声をかけて話をするようにした。有希さんは保健センターでの遊びグループのことや夫とのことを話してくれた。また，一時保育の利用をきっかけに，すこやかセンターの保健師にも相談ができるようになり，亮くんを預けて有希さんが1人で買い物をする時間をもつなど，社会資源を活用しながら子育てができるようになっている。

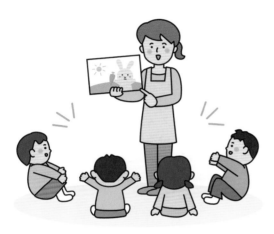

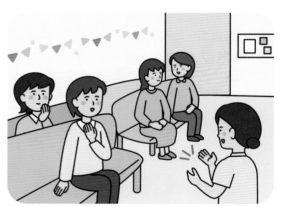

ワーク　解説

[ワーク1　解説]
親子の生活状況の把握

　この事例では，受傷経緯には虐待を疑わせるような不自然な点はなかったが，有希さんの疲れた様子や，亮くんの多動な面をあわせて考えると，育てにくさがその背景要因にある可能性が考えられる。有希さんの亮くんへの気持ち，育児の負担感，家族の育児協力の状況，身近な相談相手の有無，子育て支援機関の利用状況などを確認する。

[ワーク2　解説]
親子を支える看護の連携

　有希さんは，亮くんの多動と「言葉で伝わらない」ことで，感情的になり身体暴力が引き起こされていること，育て方がわからないということを訴えている。有希さんの疲れた様子をあわせて考えると，亮くんの育てにくさと，それに伴う母親の育児の困難感や追いつめられた状況が推測できる。

　亮くんの多動や「言葉では伝わらない」状況

は，医師も経過観察が必要と判断しており，今後の発達経過を養育環境とあわせてアセスメントする必要があると考えられる。さらに，有希さんは育て方がわからないと話しており，夫や祖父母などの家族の育児の協力を得られにくい，気軽に相談できる友人が少ないなどの状況にあることも考えられた。亮くんの育てにくさを1人で抱え込んでしまうことは，育児上の困難や不安が解消されず，児童虐待のリスクにつながる可能性がある。

　これらを踏まえ，山川看護師は，亮くんの養育環境を把握したうえでの発達の継続的な評価，有希さんの育児に関する困難感を捉えた有希さん家族への継続的な支援を，保健師に期待したものと考えられる。

[ワーク3　解説]
家族看護の視点
1）家族全体を視野に置いた看護の展開

　努力してキャリアを積んできた仕事を辞め，

周囲からのサポートがないなかで頑張ってきた有希さんへの労いを忘れてはならない。また，有希さんと亮くんの関係，夫との関係など，家族全体を視野において情報を把握していくことが重要である。

2）育児負担の軽減への支援

　育児は，母親1人で行えるものではなく，家族の協力や社会資源を活用してよいことを伝える。また，育児に完璧はなく，試行錯誤しながらでよいと思えるように支援していくことが大切である。

3）子どもの順調な成長発達への支援

　有希さんの亮くんへの関わりや取り組みのよい点について，肯定的なフィードバックをする。また，亮くんの変化を丁寧に捉えて，有希さんに伝える。それらを通して，子育てに自信をもてるように支援し，亮くんの成長を一緒に見守っていける関係を目指すことが重要である。

03　在宅療養移行への看護：ALS療養者の在宅移行・治療選択の支援

【事例紹介】
　坂東恵さん（45歳・女性），筋萎縮性側索硬化症（amyotrophic lateral sclerosis：ALS）。E地域在住。

【家族状況】
　夫（44歳），長男（10歳），長女（6歳），夫は食品メーカーの事務職で，長男は公立小学校4年生，長女は同小学校1年生。
　夫の両親は遠方に住んでおり，父親は全介助の状態で母親が介護をしている。恵さんの実家は隣市であり，父親はなくなっており，母親（70歳）が1人で生活している。

【家族構成】

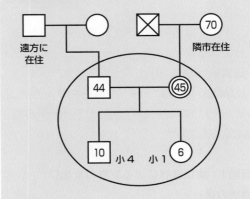

【生活歴】
　恵さんは長男の妊娠を機に，出版社の編集の仕事を辞めたが，長男が3歳のときに退職した職場から声がかかり，パートで勤めはじめた。しかし，ALS発症後，症状の

進行に伴い，1年前に退職した。

【関わっている機関・関係者】

- 大学病院の主治医，病棟看護師，ソーシャルワーカー
- ケアマネジャーである看護師
- 訪問看護師
- 保健所の保健師
- 通所リハビリテーション
- ファミリーサポート

【居住地域の状況】

　駅からはバスで15分くらいかかり，生産緑地の多い地域だが，近年宅地開発が進んでいる。一家は5年前に開発が進むE地域に引っ越してきた。自宅から夫の職場まで1時間程度である。

【経　過】

　3年前（42歳），右手指の脱力感から始まり，次第に上肢のだるさ，歩行時のつまずきや転びやすさを自覚し，市内のE大学病院を受診した。精査入院にてALSと診断された。診断時に恵さん夫婦は，担当医から，進行性神経難病であり，現在は有効な治療法はなく対症療法を行うこと，進行経過，予後についての説明を一緒に受けた。説明を聞き，恵さんは「子どもを置いてはいけない」と治療に対し前向きな様子であった。

　恵さんは退院後，下肢筋力が低下し杖歩行となるなど，ADL（activities of living：日常生活動作）の低下が見られ，パートの仕事は辞め，週に3日ヘルパーを導入した。また，月に1回夫が付き添って，大学病院に通院していた。

【展開1：病状進行による家族の変化】

〈病状の進行〉

　診断2年後（44歳），全身の倦怠感と息苦しさ，歩行時の転倒があり入院となった。入院中に自力歩行不可となり車いすを使用することになった。さらに息苦しさ（動脈血酸素分圧81.4 mmHg，SpO$_2$ 93％）があり，NPPV（non invasive positive pressure ventilation：非侵襲的陽圧換気療法）を導入することになった。現在のADLは次の通りである。

①食事：普通食であるが，食べ物を口にもっていくときにこぼすため一部介助

②排泄：トイレ介助（ポータブルトイレ使用），パンツ式オムツ着用

③清潔：全介助（清拭），口腔ケアの歯ブラシは介助が必要だが，含嗽は水を含ませると自分でできる

④移動：半介助（立位・座位は介助があれば保持可能），車いす使用

⑤コミュニケーション：舌のもつれ，呂律が回らなくなり言語が不明瞭なため，筆談での会話が中心

　病状が安定した時期に，恵さんと夫は主治医から，この先の症状進行によって人工呼吸器を装着するかどうかの選択が必要になることが説明された。恵さんは硬い表情で説明を聞き，「今は考えられない」とのみ筆談で答えた。

　医師からの説明の数日後，病棟担当の小山看護師は，恵さんと夫と改めて面談を行い，それぞれの気持ちを確認した。恵さんは「機械につながって生きている姿を子どもに見せたくない。母親としての役割を果たせず，生きていて意味があるのか」と述べ，「今は考えられない」と話した。夫は恵さんの人生であり，恵さんの意思を尊重したいという意見であった。

〈現在の状況〉

　小山看護師は家族状況や生活状況について聞き取りを行った。家事や育児は恵さんが担ってきた。今回の入院中に，夫は職場に事情を伝え，定時で退勤できる部署への異動となった。さらに，恵さんの母親が週に1日程度料理のつくり置きを持参してくれており，退院後も介護を手伝うといってくれている。

　夫婦はこれまで，家族の大きな問題に直面することがほとんどなく過ごしてきた。子どものことや自宅の購入は，恵さんが中心に決めてきた面がある。恵さんの診断がついてからも，療養生活について夫婦でじっくり話をする機会

がないままここまできたということであった。

〈家族の様子〉

　2人の子どもたちは，学校生活で特に問題はないが，最近は元気がなく気持ちが沈んだ様子が見られる。恵さんの発症後，2人が通っていたスイミングスクールを休んでいることを，恵さんは申し訳ないと感じている。子どもたちは，母親が深刻な病気であり，父も家事と仕事で大変であることは理解しているようである。恵さん夫婦と近所とのつきあいは挨拶程度で，親しい住民はいない。子どもたちの保育園当時の母親同士の友人はいるが，病気のことは伝えていないということであった。

　夫は週末には必ず面会に来ており，子どもたちと一緒に来院することも多い。面会時は恵さんも穏やかな表情で夫や子どもと筆談で話をしている。

······　COLUMN　······

ALS（筋萎縮性側索硬化症）（＋one）

　手足・喉・舌の筋肉や呼吸に必要な筋肉がだんだんやせて力がなくなっていく。しかし，筋肉そのものの病気ではなく，運動を司る神経（運動ニューロン）だけが障がいを受け，脳から「手足を動かせ」という命令が伝わらなくなることにより，力が弱くなり筋肉がやせていく。その一方で，身体の感覚や知能，視力や聴力，内臓機能などはすべて保たれる。原因は不明であり，根治を目指すことが難しいため，進行を遅らせることを目的とした治療が行われる。

　ALSは難病の患者に対する医療等に関する法律（難病法）基づく「指定難病」であるため，医療費助成の対象になっている。「指定難病」の定義を調べてみよう（p.305）。

······　COLUMN　······

NPPV（非侵襲的陽圧換気療法）

　人工呼吸器を必要とする患者に適応となる，気管内挿管や気管内切開をすることなしに鼻マスクや顔マスクを用いて肺胞換気を促す非侵襲的な人工呼吸療法である。

ワーク 1

症状の進行による家族への影響を踏まえ，家族アセスメントの視点を用いて，家族機能の強みと課題についてアセスメントしましょう

事例を読み解くポイント

　家族の健康問題は，家族のもつセルフケア能力に大きく影響する。家族の対応能力，家族の発達課題，健康問題への対応状況などから家族機能をアセスメントする（第2部2, p.155）。

【展開2：在宅療養体制の準備・調整】

　小山看護師は，退院支援看護師と在宅移行に向けての課題を話し合い，退院後の体制整備のための調整を依頼した。

　退院支援看護師の調整により，恵さん，夫，恵さんの母親，主治医，病院ソーシャルワーカー，ケアマネジャーである看護師，訪問介護事業所担当者，訪問看護師，保健所保健師が参加して退院前カンファレンスが行われることになった。ただし，事前に恵さんの夫から，人工呼吸器の話は恵さんの気持ちが落ち込むので，今回は出さないでほしいと，小山看護師に伝えられていた。そのため，今回は退院後の在宅療養体制を中心に話し合った。

　カンファレンスでは，恵さんの母親は当面週に3日，夫の不在時間に恵さん宅に来てくれる

ことが報告された。恵さんは、「子どもたちに本当に申し訳ないと思っている。何とか自分ができることはやってあげたいので、子どもたちがいつも見えるところで療養をしたい」と希望を語った。

········· **ワーク 2** ·········

在宅へ移行するにあたっての「①課題」とそれらの課題解決のために必要な「②支援」の方向性を検討しましょう

事例を読み解くポイント

入院から在宅への移行にあたっては、介護ニーズと同時に家族の受け止め、ケア体制、家族の発達課題を含めた家族機能のアセスメントが必要である。そして、それらのアセスメントに基づき課題と支援の方向性を家族と支援者が共有することが求められる。

【展開3：治療選択に関する意思決定支援】

カンファレンスでの話し合いを受けて、在宅療養の体制を整備し、恵さんは退院となった。恵さんの介護体制は表5の通りである。

恵さんのベッドは、子どもたちが学校から帰ってきた様子がわかるように、リビングに置かれた。恵さんはベッド上か、車いすに座ってリビングで過ごしていた。子どもたちは、帰宅すると恵さんに学校での話を次々とし、時には恵さんのベッドに入り込んで横で寝る様子が見られた。恵さんや家族もサービス利用に慣れて、落ち着いて在宅療養の生活が経過した。

ある日、訪問看護師は、恵さんから人工呼吸器を装着したALSの患者の担当経験について質問された。訪問看護師は、自分の経験を伝えながら、質問の理由を尋ねると、「どんな生活なのか、知りたい」という返答だった。そして訪問看護師の話を聞き、恵さんは「みんな頑張っているんですね」と話した。

訪問看護師はこのエピソードを保健師に伝え、治療選択の話し合いをもつ時期なのではないかと相談した。そこで保健師は、まず夫に今回のエピソードを伝え、話し合いの提案をした。夫は、恵さんからそのような話題が出たこ

表5 恵さん家族のサービス利用

		月	火	水	木	金	土	日
早朝			訪問介護					
午前		訪問看護	通所リハビリテーション	訪問入浴	訪問看護	訪問介護		
昼	訪問介護				訪問介護			
午後				訪問診療（2週間に1回）			訪問介護	
夕方			訪問介護			ファミリーサポート*		
夜間								

＊：ファミリーサポート：子どもたちのスイミングスクールの送迎を担当

とにとても驚いた様子だった。前回，人工呼吸器の装着の説明を聞いた後，恵さんは気分の落ち込みが見られたため，夫は人工呼吸器の話題はタブーだと考え，退院後も触れていないと話した。夫自身もイメージがわかず，まだ先のことだと思っていたとも語った。

・・・・・・・・・・・・・ ワーク 3 ・・・・・・・・・・・・・

恵さんの様子や夫の話から，訪問看護師として人工呼吸器装着に対する恵さんと夫の現在の気持ちをどのように捉えますか

事例を読み解くポイント

　治療選択は生命に直結する内容であり，対象者自身はもちろん，家族にも揺れが生じることは当然である。その揺れを受け止め，対象者が家族と十分なコミュニケーションのもと意思決定できるよう支援することが重要である（第1部5，p.98・99）。

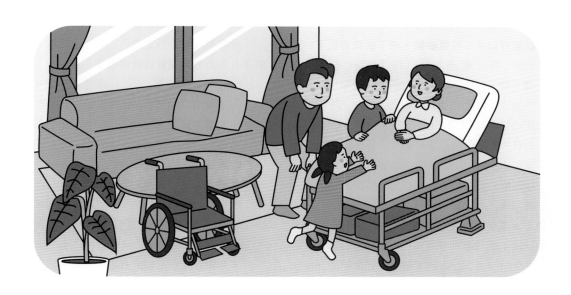

ワーク　解説

[ワーク 1　解説]
家族アセスメント

1）家族の対応能力の強みと課題

　核家族であるが，恵さんの実家の母親とは協力的な関係にある点，恵さん夫婦の関係，恵さん・夫と子どもとの関係が良好であると思われる点，自宅が持ち家である点は強みである。一方で，これまでは家事や育児は，ほとんどを恵さんが担ってきており，役割分担が固定されてい

た面がある。また，家族の意思決定での役割が大きい一方で，重大な問題を夫婦で話し合って取り組んだ経験が乏しいと思われる点は課題である。さらに，近隣とのつきあいは薄く，現時点では協力を得られる状況ではない点も課題である。

2）発達課題

　恵さんの療養生活を維持しながら，小学生の2人の子どもの健やかな成長発達を目指す養育期〜教育期にあたる。

3）現在の問題への対応状況

　子どもの母親としての役割意識が，恵さんの療養を支える大きな要因であったようである。その分，症状の進行に伴い，母親としての役割が果たせないことへの葛藤は大きいと推測される。夫は，恵さんの症状の進行に伴い，職場の調整を行うなど，対処行動が見られている。しかし，夫婦で今後の治療選択についての話し合いはできておらず，家族としての対応力が十分に発揮されていない状況である。また，子どもたちは，恵さんの健康問題の深刻さに気がついており，両親の不安が子どもたちの不安をさらに増すことも危惧される。

[ワーク2　解説]
在宅移行の看護問題と支援

1）病状進行による呼吸機能・嚥下機能の低下

　①課題：病状進行に伴い，呼吸機能の低下や嚥下機能の低下による誤嚥性肺炎のリスクが高まることが予測される。また，呼吸機能の低下に対しては，NPPVが導入されており，呼吸器の管理も必要である。

　②支援：NPPVの管理をはじめとする日常的な医療管理を行えるよう訪問診療と訪問看護の導入が必要である。

2）コミュニケーションの困難さ

　①課題：構音障害が見られ，会話でのコミュニケーションがとれず意思疎通に時間がかかる，うまく伝えられない等の困難がある。現在は筆談が中心になっているが，今後，症状の進行により新たなコミュニケーション方法への移行が求められる。

　②支援：恵さんの身体機能に応じて，コミュニケーションツール（文字盤，各種意志伝達装置）を導入することが必要である。

3）四肢筋力の低下によるADLの低下

　①課題：食事，排泄，清潔，移動のいずれも，介助が必要な状況にあり，今後も進行が予測される。そのため日常生活全般の介護が必要な状況である。

　②支援：家事・介護のための訪問介護，入浴サービスの導入や室内での安全な移動のための手すりの設置，機能評価やリハビリテーションのための訪問リハビリの導入が必要である。

4）家族による介護体制でのケア不足

　①課題：同居家族である夫は仕事で日中は不在となる。恵さんの母の協力が得られることになったが，別居家族であり高齢でもある。夫と母での介護は過重な負担となることが予測される。家族の介護負担は恵さんにとって安全で安心な介護が受けられない状況でもある。特に，夫が不在時間帯の介護体制の整備は在宅移行に向けて不可欠な要素である。

　②支援：恵さんが安心・安全に療養できるように家族不在時間を含めた長時間の訪問介護の導入が必要である。

5）子どもたちの養育機能の低下

　①課題：家族周期では，小学生の子ども2人の養育期にあたる。これまで恵さんが中心に家事や育児を担っていたが，恵さんの生活機能の低下により，家族内での役割分担の調整が求められる。

　②支援：家事や育児においての恵さんと夫との役割分担の調整やサービスの活用について，恵さんと夫との話し合いへの支援が必要である。そして，身体機能に制限はあっても恵さんが母親としての役割を果たせるように，恵さんと子どもたちとの関わりを大切にした支援が求められる。

6）治療選択の意思決定の困難さ

　①課題：人工呼吸器の装着についての選択は，恵さん家族が直面している大きな課題である。しかし，夫婦での話し合いができず，今回のカンファレンスでは取り上げられなかった。このまま症状の進行が進むと，恵さんの意向を尊重した医療の選択が困難となる可能性がある。

　②支援：家族での十分な話し合いができるように家族調整が必要である。そのうえで恵さんの意思決定ができるよう意思決定支援が求められる。

対象者家族の気持ちの推測

　恵さんはこれまで，人工呼吸器の装着については「考えられない」と言い，考えることを避けてきたと思われるが，他の患者の状況への関心は，具体的な情報がほしいというニーズであり，治療選択に向き合いつつあるものと推測される。一方，夫にはまだ躊躇があることが伝わってくる。夫は恵さんの意思の形成を待ちたいという気持ちと，恵さんの病状の進行への不安の間で揺れていた可能性もある。

〈意思決定のための家族支援〉

　そのため，保健師から恵さんに今の気持ちを聞き，家族での話し合いをもつことを提案した。

　恵さんは，「介護度が上がった状況で退院したが，子どもたちは自分を必要としてくれていると感じられたことで気持ちが変化してきている」ということであった。ただ，「夫への負担を考えると夫婦での話し合いをもつことができない。保健師から聞いてほしい」と希望を語った。保健師は，夫婦だけでの話し合いが難しいと思うので，支援チームが入って一緒に話し合うことを提案すると，恵さんは同意した。夫にも同様の提案をして同意を得た。

　その後，恵さん，夫，恵さんの母，大学病院の主治医，ケアマネジャー看護師，訪問看護師，保健師での話し合いを設定した。恵さんは保健師に話してくれたことと同様の内容を語った。夫は，「恵さんに少しでも生きてほしい思っていたが，自分がそれを言うと，恵さんが無理に人工呼吸器を選択してしまうのではと思い話せなかった」と語った。恵さんと夫はお互いの気持ちを初めて確認できた様子であった。また，恵さんの母も「とにかく生きてほしい」と語った。

　しかし，恵さんも家族も，具体的な療養生活をイメージできないことを心配していた。そこで，保健師から，同じ市内で在宅療養をされている同病患者の紹介をすることとなった。

　その後，夫婦と保健師で同病患者宅を訪問した。訪問後，恵さんは，「介護は受ける側も行う側も開き直らないとね」という同病患者の言葉を聞き，「介護を受けることに恥ずかしいという気持ちが自分のなかにあったことに気がついた」と語った。また夫も，「想像以上に大変なことがわかったが，先輩がいることで励まされた」と話した。その後，夫婦で何度も話し合い，恵さんは人工呼吸器装着を決断した。

04　在宅療養継続のための看護

04-1　医療的ケア児と家族へのセルフケア・地域生活の支援

【事例紹介】

　東ゆうちゃん（2歳，女児）。二分脊椎，水頭症，両下肢痙性麻痺，膀胱直腸障害，言語発達遅滞。E地域在住。

【家族状況】

　ゆうちゃん，父（45歳），母（37歳），兄（8歳），姉（6歳），父，母方とも祖父母はすでに他界している。母と母の妹とは時折連絡をとり合うが，他県在住で日常的な交流はない。父は市内の染色工場の技術職で現場リーダー，母は専業主婦。兄は少年野球チームに入っており父はコーチをしている。

　家の間取りは図5の通りである。

【家族構成】

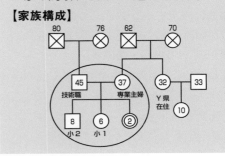

図5 間取り図

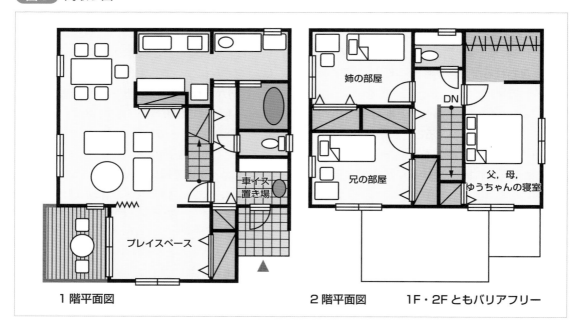

1 階平面図 車イス置き場 プレイスペース

2 階平面図 姉の部屋 DN 兄の部屋 父，母，ゆうちゃんの寝室

1F・2F ともバリアフリー

【生活状況】

食事は経口摂取。室内移動ははいはい，屋外は子ども用車いすを使用している。

排尿は1日5回の導尿（5：30，9：40，14：20，17：30，21：30），排便は浣腸により実施。

【経　過】

妊娠中に，胎児の骨髄髄膜瘤の診断がつき，E大学病院にて帝王切開で出産した。脊髄髄膜瘤閉鎖術，水頭症のシャント手術を施行し，NICU（neonatal intensive care unit：新生児集中治療室）を1歳2カ月で退院となった。入院中，母は毎日午前中に病院に通っていた。父は仕事が多忙ということで，あまり病院に顔を出すことはなかったが，日曜日には上の子どもたちと一緒に面会に来たことが数回あった。母は言葉数が少なく，おとなしい印象である。

【関わっている機関・関係者】

・大学病院の排泄外来看護師，ソーシャルワーカー，医師，理学療法士
・保健所保健師
・訪問介護員

・訪問看護師
・発達センター看護師，相談支援専門員，民生・児童委員，子ども会リーダー

【居住地域の状況】

X駅前からバスで10分ほど離れたE地域の住宅街「くすのきタウン」である。くすのきタウンは6年前に宅地開発された地区で，同時期に転入してきた家族がほとんどである。世代的にも子育て時期の家族が多く，町会活動や子ども会活動が活発である。そばには小規模であるがあんず商店街がある。

【展開1：排泄外来の看護師の支援】

退院後は，E大学病院の小児科，整形外科，泌尿器科に定期通院をし，リハビリテーション科と排泄外来での継続指導を受けている。排泄外来では，排泄管理のケアについて大橋看護師が指導を行っている。大橋看護師は，介護者による清潔間欠導尿（膀胱に溜まった尿を一定時間ごとに導尿により排出する方法）を経て，学童期には自己導尿を確立できるよう支援したいと考えていた。排泄外来で，母は導尿の指導

を受けたが，手技の獲得にかなりの時間を要した。ゆうちゃんは，1日5回の導尿が必要であるが，夕方の実施が夜間の遅い時間帯になる日が頻繁にあるようであった。母の話では，夕方は，上の子どもたちが学校から帰宅し，食事の準備，夫の帰宅後の世話などで時間的に余裕がないということであった。父は，仕事で忙しく帰宅時間もまちまちなので，家事や育児の協力は難しいということであった。そこで，大橋看護師は地域の保健師との連携が必要と考え，主治医，ソーシャルワーカーとも相談をし，保健所の保健師に連絡をとった。

━━━━━━━━ ワーク 1 ━━━━━━━━

これまでのゆうちゃんの情報から，排泄外来の看護師が，地域の保健師と連携が必要と考えた理由について，考えてみましょう

事例を読み解くポイント

慢性疾患であり継続して医療的ケアが必要な場合は，地域や家族の生活状況を踏まえた看護が重要である。そのために，外来看護師と地域の看護職が連携して，ケア情報と生活情報を共有することが大切である。

【展開2：地域と連携した外来での看護】

保健所の保健師は大橋看護師からの依頼を受け，母に連絡し訪問をした。リビングは，衣類や兄や姉の勉強道具などが散乱している様子が見られた。ダイニングのテーブルの上半分ほどは，調理道具や調味料，食材，お菓子などが占めていた。

母は料理をするのは好きだが，掃除が苦手だという。父や子どもも散らかしっぱなしの面があり，母は気になっているが，時間がなく整理整頓ができないということであった。父は

朝7時頃に家を出て，早いと20時，遅いと23時頃に帰宅する。朝食は家族みんなで食べるようにしているが，夕食は父が帰る前に子どもたちと母で済ませている。子どもたちの入浴，宿題の確認，父の夕飯・晩酌の準備，片づけをしていると，22時を過ぎてしまう。もともと，家事や育児は母が1人で担っており，ゆうちゃんのケアも当然，自分が1人で行うものと母は考えているようであった。そのため，母は医師から説明を受けたゆうちゃんの排泄障害やケアについて，父には詳しく話をしていなかった。

訪問中に兄と姉が学校から帰ってきて，母に次々と学校での出来事を楽しそうに話し始めた。母は手を止め穏やかな表情で，相槌をうちながら，聞いていた。

保健師は，大橋看護師に訪問時の様子を伝えた。保健師と大橋看護師は，現在のゆうちゃん家族の看護課題について話し合い，看護計画を検討した。

━━━━━━━━ ワーク 2 ━━━━━━━━

保健師の訪問時の情報を受け，外来看護師としてのアセスメント，看護目標，看護計画を検討しましょう

1 保健師からの情報のうち，どのような情報に着目することが重要でしょうか。
2 ゆうちゃん家族について，排泄外来の看護師としてどのようなアセスメント，看護目標，看護計画を立案しますか。

事例を読み解くポイント

家族全体を見て，その生活情報や家族状況に関する情報から，家族の発達課題，健康問題への家族の対処状況をアセスメントする。アセスメントでは，対象者とその家族の健康な力を見出すことが重要である。

保健師は何度か訪問をしながら，父とも話を
し，主治医の説明を父も一緒に聞く機会をつく
るようにした。そして，保健師は父母の外来に
同行し，主治医，大橋看護師からのゆうちゃん
の現状と今後の治療・ケアについての説明を一
緒に聞いた。病院からの帰り道に，父はこれま
での認識が甘かったと話しつつも，将来のこと
は漠然としていて，心配だと語った。

その後は，患者会の紹介や家事援助のための
訪問介護，導尿の手技確認のための訪問看護の
利用の調整を行った。

【展開3：地域での活動と参加への支援】

1年後（ゆうちゃん3歳），母は導尿の手技に
も慣れ，父も夜間の導尿の実施や兄姉たちと一
緒に入浴するなど，夫婦の協力関係が築かれる
ようになった。さらに，父は患者会の講演会に
も参加し情報を得ていた。ゆうちゃんも順調に
成長し，2語文が出始めた。室内ははいはいで
移動し，外は自走式の車いすを使用している。
月2回の大学病院でのリハビリでは，補装具を
装着して歩行訓練を行っており，市の発達支援
センターの週1回の療育グループにも通ってい
る。ゆうちゃんは，バギー型車いすから自走式
に変更後，自分で動くことができるようになっ
たため，周囲への興味が引き出されてきたよう
である。あんず商店街に母と買い物に行くと，
1人でお店に入り，欲しいものを母にねだる様
子が見られるようになった。ゆうちゃんは人懐
っこく，商店街の人たちとは顔なじみで，あち
こちのお店から声をかけてもらっている。母
は，商店の人たちとゆうちゃんの交流も目的の
1つとなって，毎日ゆうちゃんと商店街に買い
物に行っている。

発達支援センターの有田看護師は，来年度の
通園クラス（毎日通園，9：00～15：00）の入
園申し込みをすすめた。両親は，兄や姉が卒園
した幼稚園への入園を希望していたが，医療ケ
アへの対応や車いすの児の受け入れは難しいと
いわれたということであった。母は「障がいが
あると，健康な子どもたちとは別のコースを行
くのが当然なのでしょうか」とつぶやいた。

有田看護師は，改めて面談日程を設定し，父
母と面談をもった。有田看護師は母に，ゆうち
ゃんにどんな生活を送ってほしいと願っている
かを尋ねた。母は，「兄や姉は，地域の育児サー
クルに参加し，その後も地域の幼稚園に通園し
て，他の子どもたちの家族や地域の人たちにも
見守られて，近所の子どもたちと一緒に成長し
てきた。兄は，その時期からの友だちと一緒
に，父がコーチをする少年野球チームに入って
いる」と話した。父は，「兄が地域の仲間ととも
に育っている姿を見て，ゆうちゃんも地域の子
どもたちのなかで育てたいと思っている」との
ことだった。そして，少なくとも小学校までは
地元の小学校に通学させたいと考えていた。

ワーク 3

**家族の意向やゆうちゃんの生活状況か
ら，現在のゆうちゃんの生活機能をアセ
スメントし，看護問題を考えましょう**

① ICF（International Classification
Functioning, Disability and Health：国
際生活機能分類）の要素である，①心身
機能，②活動，③参加，④環境因子，⑤
個人因子に分けて，肯定的側面，否定的
側面から，ゆうちゃんの生活機能につ
いてアセスメントしましょう。

② ICFモデルによるアセスメントを踏まえ
看護問題をあげましょう。

事例を読み解くポイント

ICFモデルを用いたアセスメントでは，
心身機能のみならず，活動や参加に着目
することが重要である。また，それぞれの
肯定的側面から強みを見出すことも対象
理解の大切なポイントである（p.88参照）。

【展開4：当事者・家族と支援チームによるケア会議】

発達支援センターの有田看護師は，保健師と相談支援専門員に相談をし，今後のゆうちゃんの地域での生活支援を考えるために，ケア会議を開くことにした。保健師は地域のなかで育てたいという両親の願いを話し合ううえで，この地区を担当している近藤民生・児童委員の参加を提案し，両親に了解を得た。ケア会議には，両親，相談支援専門員，有田看護師，E大学病院の理学療法士，排泄外来の大橋看護師，訪問看護師，保健師，近藤民生・児童委員が参加した。

両親は，ゆうちゃんの成長のためにも，「子どもたちとの交流をもちたい」「将来のことを考え，ゆうちゃんを地域の人たちに気にしてもらえる関係になりたい」と願っていた。それらの両親の願いを聞き，「それは幼稚園の入園だけの問題ではないのでは」「地域としても，ゆうちゃんを受け入れていけるようになることが必要だ」と近藤民生・児童委員から発言があった。それを受け，子ども会活動への参加について話し合った。母からは，地域の活動に「自宅リビングとプレイスペースを開放したい」という提案があった。それらの話し合いの結果，次の計画が確認された。

①ゆうちゃんのリハビリ・療育について：定期的な歩行リハビリや言語療法を目的に，週2回の療育グループを継続し，幼稚園の入園が認められない場合は，市発達支援センターの通園クラスに通う。

②幼稚園の入園について：朝の9時の登園後に母がそのまま在園して9：30の導尿を実施して帰ること，室内でははいはいで移動することとして，保健師の支援のもと，両親から入園について再度市の教育委員会および幼稚園に受け入れの相談を行う。

③地域の子どもたちとの交流について：近藤民生・児童委員と母，保健師は子ども会のリーダーに，ゆうちゃんの自宅リビングでの活動の企画を打診する。

【その後の経過】

子ども会リーダーと母は，兄や姉の子育てを通して面識があったため，母と近藤民生・児童委員で相談に行った。すると，「ゆうちゃんのことは気になっていたが，どう声をかければよいかわからずにいた」ということであった。その後，年に数回，ゆうちゃん宅のリビングで子ども会イベントを行うことになった。また，ゆうちゃんの活動の場が増えることに伴い，相談支援専門員と支援計画の見直しを行い，自宅内の清掃を含めて家事の援助のために，訪問介護を増やした。さらに，両親と保健師は，市の教育委員会に幼稚園の受け入れについて繰り返し相談をし，5歳時からの入園が認められ，通園することとなった。

④ 各論③：事例で考える生活の場での看護とそのための制度

相談支援専門員（＋one）

「指定特定相談支援事業者・障害児相談支援事業者」に所属し，ケアマネジメントを行う。具体的には，障がい者が障害福祉サービスを，障がい児が障害児通所支援（児童発達支援・放課後等デイサービスなど）を利用する場合に，サービス利用計画（児童の場合は障害児支援利用計画）を作成し，サービス利用後一定期間ごとにモニタリングを行う等の支援（計画相談支援・障害児計画相談）を行う。2021（令和3）年に医療的ケア児及びその家族に対する支援に関する法律（医療的ケア児支援法）が制定され，相談支援専門員，保健師，看護師が医療的ケア児等コーディネーターとして活躍することが期待されている。医療的ケア児支援法でどのような支援が推進されているか調べてみよう（p.306参照）。

ワーク　解説

［ワーク1　解説］
外来看護と地域での看護の連携ポイント

　児の成長・発達に沿いながら，療養生活の支援，特に排泄管理については間欠的自己導尿の導入が必要である。しかし，病院には父はほとんどあらわれず，母の話では，ケアや家事，育児を母が1人で担っている現状から，母の負担の大きいことが予想される。生活状況の把握と家族のケア力の把握，父のゆうちゃんの疾病や障がいの受け止めの確認や支援の必要性の判断，父母での協力できるように調整が必要と判断した。

［ワーク2　解説］
在宅での排泄管理への支援

1）着目すべき情報

　生活情報や家族関係は，訪問によって得られる情報であり，アセスメントの重要な情報である。室内が整理されていない面はあり，母は片づけが苦手な面があるようである。しかし，母と上の子どもたちの関係はよく，母は子どもに向き合って，子育てをしている。

2）アセスメントと看護計画

（1）アセスメント

　これまでも家事・育児を母が1人で担っており，そこにゆうちゃんの養育やケアが加わったが，母はゆうちゃんのケアまで手が回らない状況にある。ここからは，父母ともに家族内の役割分担を固定して捉えていること，父がゆうちゃんの病状や障がいに関する情報は母経由で得ているのみであり，排泄ケアについては具体的に理解していないことが考えられる。こうした父母の理解や認識の差が，現状の役割分担の固

定にも影響している可能性が考えられる。何らかの事情で母がケアを担えない状況が生じた場合に，適切なケアを受けることができないといった事態が起こりうる。さらに，今後のゆうちゃんの成長に伴う障がいへの家族の対処力にも大きな影響をもたらすと推測される。

（2）看護目標

　ゆうちゃんの排泄管理の必要性やその方法について父母が等しく理解をして，父母で協力して日々の管理を行うことができる。

（3）看護計画

- 父に改めて，主治医からゆうちゃんの現在の状況と治療方針，今後起こりうる障がいとその対処方法について説明を行う。
- 膀胱直腸障害とケア方法を説明し，導尿について父の分担について話し合う。
- ゆうちゃんの成長発達に伴っての排泄の自立を目指して，自己導尿への移行をしていくことを説明する。
- ヘルパーや訪問看護の導入について，保健師と両親で相談をすすめる。

［ワーク3　解説］
ICFによるアセスメント

1）ICF各要素の情報

　ICF各要素別の肯定的側面，否定的側面について，表6に示す。

2）看護問題

①二分脊椎のための排泄管理が必要である。
②継続的なリハビリと療育が必要である。
③地域の子どもたちとの交流の場への参加が制限されている。

表6 ICF各要素の情報

	肯定的側面	否定的側面
心身機能	・室内ははいはいで移動ができる ・屋外は車いすを自走して移動できる ・言語発達は遅れが見られるが，2語文が出てくるようになった ・人懐っこく，支援者の受け入れもよい ・間欠的導尿にて排尿ができている ・排便は，下剤で調整ができる	・両下肢痙性麻痺があり，自力立位，歩行とも困難である ・排泄の管理が必要であり，現在は排尿のための導尿は母や看護師の実施であり，介助が必要な状況にある
活動	・月に2回リハビリで市立病院に通院 ・週1回の療育グループに参加 ・母と買い物に行くと，商店街では積極的に自走で移動している	・同じ年代の子どもたちと一緒に遊ぶ機会がない
参加	・近隣の商店街の人たちとは，顔なじみで，店舗前を通ると店の人たちから声をかけてくれる関係である	・地元の幼稚園からは，車いすと医療的ケアを理由に入園を断られており，地域の子どもたちと一緒に育ってほしいという両親の願いの実現には障壁がある
環境因子	・父母が協力して，養育にあたっている ・兄・姉がいる ・徒歩圏に商店街がある ・自宅のあるY町会は，子ども会活動が盛んである ・父は少年野球コーチをしている ・近くに児童公園や地区集会所がある	・幼稚園に入園を断られた ・子どもたちと交流する機会が週に1回の療育グループのみである
個人因子	・自分で動けるようになり，周囲への関心が広がってきた ・人懐っこい面がある	・二分脊椎のため，以下のケアや療育が必要である 　排泄管理，言語療法，歩行リハビリ

04-2 統合失調症のある人への地域生活支援

【事例紹介】

　桂広志さん（30歳，男性）。統合失調症。N地域在住。

　市内のN精神科病院（精神科専門病院）に4週間間隔で通院している。就労継続支援A型事業所に週5日で通所。

【家族状況】

　1人暮らし。父（60歳，銀行員）はX市内に居住。母は広志さんが中学生の頃にがんで他界。他県に弟（29歳）がおり，昨年結婚をした。

【家族構成】

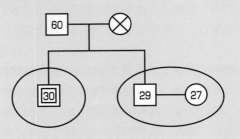

【生活歴】

　22歳で大学卒業後，X市内にある農協（農業協同組合）の金融部門に就職し，市内で1人暮らしを始めた。24歳頃，職場でのストレスが重なるなか，体調を崩し，夜間不眠や被害的言動が出現した。広志さんの

変化に気がついた父が保健所に相談，保健師との相談を経てN精神科病院に入院となった。1年後，広志さんは1人暮らしを希望し，病院のそばに新しい部屋を借りて退院となった。生計は，父からの家賃分の支援と入院中に受給開始となった障害年金で賄うこととなった。

また，退院と同時に，就労継続支援A型事業所（わらび事業所）に週5日の通所を開始する。事業所への通所やN精神科病院への通院は継続し，安定した生活を送っていた。

【関わっている機関・関係者】
・就労継続支援A型事業所の精神保健福祉士
・保健所の保健師
・病院の医師，訪問看護師，ソーシャルワーカー
・音楽鑑賞サークル

【居住地域の状況】
　広志さんの暮らす集合住宅は，駅から離れたN地域内の国道から1本入った住宅街にある。X駅まではバスで20分くらいかかる。周辺に商店街はないが，食料品は国道沿いに業務用スーパーがある。多くの量を安く販売しているため，少し離れたところからも車で購入に来る客でいつもにぎわっている。また，近所にはコンビニエンスストアがある。わらび事業所は同じN地域にあり，自転車で15分くらいである。

【展開1：隣人とのトラブルによる生活の崩れ】

　わらび事業所への通所開始から2年が過ぎた頃，広志さんの通所が滞るようになった。事業所には，毎回，部屋の片づけが終わらないので休みたいと連絡が入った。退院後，落ち着いて生活している様子だったため，広志さんの説明を不審に思った事業所の担当者（精神保健福祉士）は，保健師に連絡をした。

〈保健師の訪問〉

　事業所からの連絡を受け，保健所の保健師と事業所の担当者が広志さんの自宅を訪問する

と，室内は散乱した様子であった。保健師は広志さんに，最近の生活の困りごとについて尋ねた。

　広志さんはクラシック音楽の鑑賞が趣味で，数週間前に自室でクラシックのCDを聴いていたところ，隣室に新しく入居した人からうるさいと苦情が入った。広志さんの部屋は1階の真ん中の部屋のため（図6），両隣と向かいの部屋にも音が聞こえるのではと気になるようになった。防音対策をしようとして，家具の配置を変えたり，防音のための材料を買ったりしたが不安がぬぐえず，室内が散乱してしまった。「片づけようとしてもうまくいかず，頭のなかが混線しているようになった。他の人も迷惑だったと思うので，アパートを追い出されるのではと心配だ」と話した。

　また，わらび事業所では，以前からのメンバーが徐々に一般就労に移行しているなかで，自分は就労に踏み切れないことが気になるようになった。他の人の視線が気になって，公共交通機関を利用することが苦手で，事業所には自転車で通っているが，交通機関に乗れないことで就労への自信がもてないということであった。

　事業所でのストレスに騒音の苦情が重なり，不眠になり，生活リズムが乱れるようになったという。また，自炊をしていたが，食事も近くのコンビニエンスストアでカップ麺やパンを購入して済ますようになり，時々，食事をとらないことで服薬も不規則になっているということがわかった。

〈保健師の対応〉

　そこで保健師は，広志さんの外来受診に同行し，不眠や生活状況について，広志さんと一緒に主治医に相談をした。主治医からM病院の訪問看護の利用をすすめられ，広志さんも「定期的に訪問してくれて，いろいろと相談ができるのであれば」と了解した。

図6　広志さんのアパートの間取りと配置

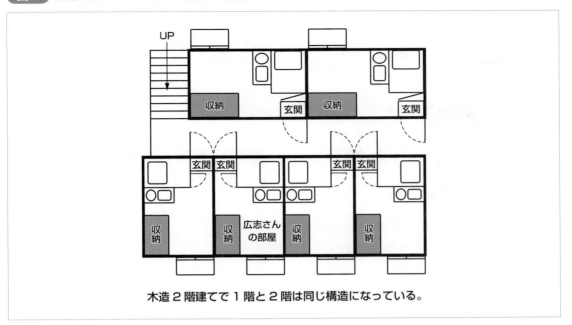

木造2階建てで1階と2階は同じ構造になっている。

ワーク 1

広志さんの現在の症状や生活上の支障（困りごと）はどのようなことか考えてみましょう

事例を読み解くポイント

　対象者の生活での課題は，疾病による病状のみから考えるのではなく，生活に着目して生活との関連から捉える必要がある。そのために，対象者にとって生活の支障になっていること，困っていることを生活との関わりから，具体的に検討することが大切である。

【展開2：対象者の願いや強み，困りごとを確認する】

　受診から1週間後に，広志さん，父，保健師，相談事業所担当者，わらび事業所担当者，土屋訪問看護師，通院医療機関（N精神科病院）の

ソーシャルワーカーで今後の生活について話し合いをもった。

〈広志さんの願い〉

　広志さんは，1人暮らしを継続しながら一般就労をして，自分で生活費を稼げるようになりたいと話した。その理由を尋ねると，父も60歳になるため，これ以上負担をかけることへの気兼ねがある，ということであった。ただ，それが広志さんの望む生活なのかを考えるため，質問を変え，これまでの生活で楽しかったことを尋ねた。広志さんは，中学・高校時代に入っていた合唱部の活動がとてもよい思い出で，みんなの声が重なりハーモニーができるのが，とても楽しかったという。今は自分で歌うよりは，クラシック音楽を聴くことが好きで，大きな音量で聴くと，合唱のときに感じたような満たされた気分になる。嫌なことがあり落ち込んだときも，音楽を聴いていると自然に気持ちが元気になる。実はそれが，広志さんの1人暮らしをしたい理由でもあったと話を続けた。

　広志さんは普段は無口であるが，音楽の話になると饒舌となり，同席した支援チームのメン

バーも驚くほどであった。広志さんは，自室での音楽鑑賞について，ヘッドホンやイヤホンを使うと頭に響きすぎて気分が悪くなるという。自宅以外でも音楽が聴ける場所があれば利用したい，と話した。

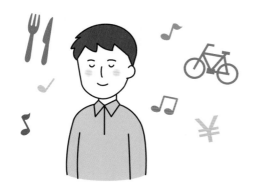

〈広志さんの強み〉

わらび事業所の職員は，広志さんの作業はとても丁寧であることや，時間がかかっている利用者の作業を自然に手伝うなどの気配りができ，自信がつけば一般就労ができると思っていると話した。広志さん自身は，事業所での作業は慣れてきたが，他のメンバーのように一般就労に挑戦しないといけないと思うと，不安が出てくる。また，本当は自分が父を養わなければいけない年齢なのに，一般就労もできず情けないと話した。父は広志さんの話を聞き，今年60歳ではあるが，65歳まで仕事を続ける予定であること，焦って一般就労をしなくて大丈夫だと話し，広志さんが無理をせず，自分なりに人生を楽しめることを願っていると伝えてくれた。

〈広志さんの困りごと〉

次に現在の困りごとを確認した。広志さんは，騒音を出したこと，室内が散らかっていることで，アパートを退去になると心配していた。また，食事は，無駄遣いをせず自炊をしなくてはと思い，自宅近くの業務用スーパーを利用しているが，つい買いすぎてしまうこと，そのため，生活費の管理がうまくできず，月末にはお金が足りなくなることがよくあるということもわかった。

··············· ワーク 2 ···············

広志さんの状況をストレングスモデルで捉え，希望，大切な経験，過去に活用してきた強み，現在の強みを整理しましょう

事例を読み解くポイント

ストレングスモデルでは，対象者自身の熱望や愛，希望を大切にする。そして，望む生活，これまでの大切な経験（楽しかったこと），過去に利用してきた強み（困ったときに乗り越えてきた方法），対象者の強み（能力や対処経験），対象者を取り巻く環境の強みを確認する。これらは，対象者と話し合いながら，一緒に見出していくことが重要である（p.92参照）。

【展開3：支援目標と計画の話し合い】

広志さんの希望する生活を実現できることを目指し，話し合いを進め，支援目標を広志さんと一緒に確認した。また，必ず一般就労しなければいけないと考える必要はなく，広志さんの望む生活のスタイルをつくっていけばよいこと，今の事業所を継続してよいことなどを確認し合った。事業所を継続できると聞き，広志さんからは笑顔が見られた。

経済的な困りごとについては，ソーシャルワーカーから，生活保護制度の説明を受けた。それについても広志さんは関心をもったようであった。父は少し躊躇したが，広志さんの負担感が減るのであればと了承してくれ，後日，広志さんは保健師と一緒に市役所の障害福祉課に相談に行くこととなった。

また，事業所への通所を週4日にし，週1日は訪問看護を利用することとなった。訪問看護師には，部屋の片づけと生活リズムの調整を一緒に行い，その後も生活全体の支援を受けることを決めた。

ワーク 3

訪問看護師として，今後の生活支援について何に注目し，どのような目標と看護を計画しますか

事例を読み解くポイント

　ストレングスモデルでは，対象者の希望や強みを大切にして支援を検討する。また，支援内容は，対象者や環境の強みを活用したプランにすることが重要である。

【その後の経過】

　週1回の訪問看護にも慣れ，週4日の通所のペースが安定した。自ら食材の買い物予定のメモをつくり，計画的に購入できるようになり金銭管理にも慣れてきた。ただ，自室での音楽鑑賞には，広志さんの望む音量まで上げることは難しかったため，広志さんと土屋訪問看護師，保健師は，気兼ねなく音楽を楽しめる場がないか検討した。市の公会堂には防音設備のある視聴覚室があったため，保健師が調べたが，1人で借りるには利用料金が高額であった。しかし，公会堂職員から，視聴覚室で定期的に行われている音楽鑑賞サークルの情報を得た。広志さんにその音楽サークルの紹介をすると，1カ月ほど考えた後，保健師が同行し見学に行くこととなった。サークルメンバーは広志さんより年上の人たちであったが，音楽の話ができ，広志さんは嬉しそうに参加していた。その後，広志さんは週1回のサークルに欠かさず参加するようになり，今では，サークルメンバーと一緒にバスに乗れるようにもなっていた。

ワーク　解説

[ワーク1　解説]
生活問題のアセスメント
1）現在の症状
　広志さんは現在，夜間の不眠，生活リズムの乱れ，アパート退去の不安，室内が片づけられないことでの混乱などが出現している。
2）生活上の支障（困りごと）
　広志さんは，隣人からの苦情をきっかけに，これまでの生活スタイルを維持できなくなっている。具体的には，以下のような生活しづらさが生じている。
　①音がうるさいとの苦情が心配になって，好きな音楽が聴けなくなった。
　②音が漏れないように防音しようとしたが，うまくできない。室内は散乱して片づけられなくなっている。

　③音の問題が解決できないと，このアパートを追い出されるのではと不安になっている。
　④一般就労をしなければという思いが，不安や焦りとなっている。公共交通機関に乗れないことが一般就労に踏み切れない要因の1つになっている。
　⑤食生活が不規則となり，それに伴い服薬も不規則になり，睡眠が十分とれていない。

[ワーク2　解説]
ストレングスに着目したアセスメント
　広志さんの話や事業所での様子から，以下のように整理された。
1）広志さんの希望・望み
　音楽を楽しめる1人暮らしを続けていくこ

と。

2)大切な経験（楽しかったこと）

①中学・高校時代の合唱部でみんなと一緒に活動したこと。

②クラシックの音楽を大音量で聴いていると，音楽のなかに入っていくようで，とても満たされた気分になること。

3)活用してきたストレングス

何か困ったときに周りの人に相談するのは苦手であるが，音楽が好きで，落ち込んだときも，音楽を聴いていると自然に気持ちが盛り上がる。

4)広志さん自身の強み

①アパートを借りて1人暮らしをしている

②父親に迷惑をかけず，自立したいという気持ちがある。

③事業所での作業は丁寧であり，慣れて自信ももてるようになっている。

④周囲の人に気をつかうことができる。

⑤クラシック音楽鑑賞という趣味があり，ストレスの解消方法になっている。

5)環境の強み

①父が仕事の収入が安定しており，経済的な余裕がある。

②障害年金の受給ができている。

③近隣に業務用スーパーがあり，食材の買い物に便利である。

［ワーク3 解説］
対象者の熱意・強みを活かした看護目標と計画

1)着目点

広志さんの希望は，1人暮らしを継続しながら，音楽を楽しめる生活をしたいということである。自宅で自由に音楽を楽しめる生活は，広志さんにとって，生活上の困難を乗り越えていくうえでも，とても大切なことであると考えられる。この希望を実現することに着目して，看護計画を検討する。

2)看護目標

音楽を楽しめる1人暮らしを継続できるように，騒音トラブルを回避し，生活のペースを回復できる。

3)看護計画

①自室で音楽を聴くときの音量についての相談：外部に音が漏れない音量について，訪問看護師と一緒に確認をする。

②自室の片づけや生活のリズムを整える：広志さんのペースで，室内の片づけを行う。服薬の確認と生活のリズムを整えるようにして，事業所への通所を再開する。

③食材の購入や調理と金銭管理：お金の使い方については簡単な家計簿をつけ，何が必要か不必要か，1日いくら使えるのかなどを広志さんと一緒に考える。また，総菜食品などをうまく活用する。

④気兼ねなく音楽が聴ける環境の確保：自室以外で音楽を気兼ねなく聴ける場が地域にないかを，広志さんと一緒に探す。

---

05 在宅療養の定着のための看護：後遺症をもつ療養者の地域生活支援

【事例紹介】

小池良夫さん（78歳，男性）。脳梗塞。W地域在住。

【家族状況】

妻（76歳）との2人暮らし。長男（48歳）は遠方に住んでおり，連絡をとり合うくらいだった。次男（46歳）は近所に住んでおり，結婚して2人の孫（17歳・高校2年生，15歳・中学3年生）がいる。次男夫婦は共働きであるが，休日には，良夫さんの自宅に訪れ一緒に食事をするなど，関係性は良好であった。

【家族構成】

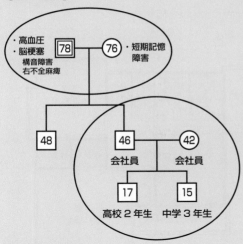

【既往歴】

高血圧。ただし，市の健康診査にて指摘されたのみで病院受診はしていない。

【生活歴】

良夫さんは，もともと生まれも育ちも同じところで，町の繊維工場に就職し，定年まで勤め上げた。性格はまじめで，定年後は自治会活動にも積極的に参加し，地域住民との交流もあった。妻は専業主婦で，料理が得意である。最近，短期記憶障害が出現してきており，言われたことをすぐに忘れてしまうようになった。しかし，日常生活を送るうえで問題になるようなことはなかった。

自宅は2階建てで，良夫さんが繊維工場で働いていた，48年前に建てられたものである。良夫さんは自宅での庭いじりをするのが楽しみになっていた。1階がリビングと生活周り（お風呂やトイレ），2階が寝室となっており，リビングのソファから庭を見ていることが多かった（図7）。

良夫さんは元来健康体であり，かぜをひいたときくらいしか病院を受診することはなかった。味つけの濃い食事が好みであり，市の健康診査で高血圧を指摘されていたが，今まで健康体であったがゆえに，「自分には何も起こらないだろう」と思って，受診することはなかった。

【関わっている機関・関係者】

・市立病院の医師，看護師，退院支援看護師，理学療法士，言語聴覚士，管理栄養士
・地域包括支援センターの保健師
・X市介護保険課の社会福祉士
・在宅介護支援事業所の介護支援専門員（ケアマネジャー）
・在宅療養診療所の医師
・訪問看護ステーションの看護師，理学療法士，言語聴覚士
・通所リハビリテーションセンターの理学療法士

【居住地域の状況】

W地域では，古くからの住民が多く居住するエリアと，新しく宅地開発されたエリアが混在している。良夫さんの自宅は前者のエリアにあり，近隣住民とは40年来のつきあいがある。自治会の集会場で介護予防の体操を行っていることは知っており，誘われたこともあったが，健康推進員も参加者も女性が多く，参加することをためらっていた。Z川の河川敷そばを通って繊維工場に通勤していたため，毎年桜が咲くのを楽しみにしていた。

【展開1：発症～入院，退院先を決定するための支援】

その日，良夫さんは自宅の2階で掃除をしていた。1階にいた妻が，何かが倒れるような音がしたのに気づき2階へ上がると，寝室で倒れている良夫さんを発見した。休日であったため，近所に住んでいる次男に妻が連絡して，駆けつけた次男が救急車を呼び，市立病院に搬送された。

MRIにて，中大脳動脈の脳梗塞が発見された。軽度の構音障害と右不全片麻痺が出現しており，そのまま緊急入院となった。

入院中は妻が毎日面会に来て，休日は次男家族も一緒に来て面倒を見ていた。

治療は終了したが，軽度の構音障害と右不全片麻痺は残存していたため，リハビリを開始し

図7 間取り図

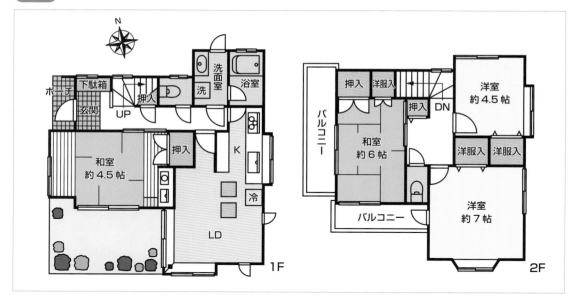

た。また，誤嚥があり，経鼻経管栄養が投与されていたため，市立病院の緑川言語聴覚士，内海管理栄養士とも相談しながら，嚥下訓練も同時に開始することになった。当初，良夫さんは「こんなのやっても意味がない」と後ろ向きであった。しかし，担当の伊藤看護師が「良夫さんは家では何していたの？」「好きなことは何？」「退院したらどんなことがしたい？」などと毎日話しかけ，最初は「そんなものないよ」と言っていた良夫さんだったが，次第に「庭いじりしたいなぁ」と話し始めるようになっていき，リハビリにも積極的に取り組むようになった。

担当の伊藤看護師は，そろそろ退院に向けて動き出そうと考え，退院支援の栗山看護師，主治医の藤野医師と情報を共有し，良夫さんと妻，次男と面談を行った。

良夫さんからは，「突然，身体が動かなくなってつらい。でも自分が生まれて育ってきた街だから，ここで暮らしたい。今の家も自分が頑張って建てた家だから，そこになんとしてでも帰りたい」という言葉が聞かれた。

一方で妻からは，「帰って来られても介護が大変」と言われ，次男からも「自分たちも共働きしているからあまり介護を手伝えないし，お母さんが大変になってしまう」という言葉があり，いったんは施設への転院方向となった。

ワーク1

病気と向き合いはじめたばかりの良夫さんの気持ち，看護師の関わりについて考えてみましょう

1. 良夫さんの気持ちの移り変わりはどのようなものだったのでしょうか。そして，伊藤看護師の関わりは良夫さんにどのような変化をもたらしたのでしょうか。

2. 良夫さんと家族の意見が割れています。退院支援の栗山看護師は家族に対してどのような関わりが必要なのでしょうか。

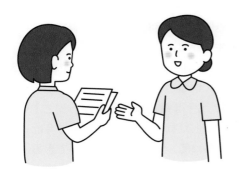

対象者は，脳梗塞に伴い障がいを抱えることとなった。「生活機能モデル」（ICFモデル），「障がい受容のプロセス」に関する知識を参考にしながら，対象者の生活の様子を想像し，気持ちの変化を考えてみよう。

【展開2：退院のための支援】

担当の伊藤看護師が，良夫さんと妻・次男との話し合いを何度か繰り返していくうちに，妻と次男からは「自宅でこんなに介護のサービスが使えるなんて知らなかった」という言葉が聞かれるようになった。そして，「やっぱり家で過ごさせてあげたい」と妻・次男が思うようになり，自宅への退院が決まった。その頃良夫さんは，市立病院の森田理学療法士と取り組んだリハビリのおかげで，少しではあるがADLが向上し，ほぼベッド上で過ごしていたのが，車いすへ軽介助で移乗できるようになった。さらに，経鼻経管栄養を投与されていたが，「全粥・刻み食・とろみあり」なら摂取できるようになっており，経鼻胃管は抜去されていた。

伊藤看護師から情報提供を受けた退院支援の栗山看護師は，介護保険の申請が必須であり，地域での療養生活を支えるうえで地域包括支援センターの支援も必要であると考え，自宅退院が決まった翌日，次男に対し，良夫さんが住んでいる地域を管轄する地域包括支援センターに手続きの進め方について相談に行くよう促した。相談に行った翌日，地域包括支援センターから受けた説明を踏まえ，次男がX市介護保険課に介護保険を申請し，入院中に介護の認定調査も行われた。

要介護認定は確実とのことで，市介護保険課の梅沢社会福祉士と地域包括支援センターの山口保健師は，家族と相談しながらケアマネジャーの調整を開始し，ケアマネジャーは「ケアプラン華」の本島さんに決定した。

栗山看護師と本島ケアマネジャーは，良夫さん，妻，次男と相談しながら居宅サービス計画書（ケアプラン）の原案の作成を始めた。良夫さんの退院後，市立病院まで通院するのは大変だろうと考え，訪問診療と訪問看護を調整し，「けやき在宅療養診療所」および連携先でもある「さくら訪問看護ステーション」が担当と決定した。さらに「さくら訪問看護ステーション」は，訪問リハビリテーション事業を行っているため，同ステーションのリハビリでの介入も決定した。決定直後，「さくら訪問看護ステーション」の大倉看護師は，市立病院の栗山看護師から情報共有を受けていたため，「自宅での介護は大丈夫かな？　本人と家族の希望は何だろう？」と考えるようになり，退院前カンファレンスを開いてほしいと栗山看護師に伝えた。

一方，退院が近づくにつれ，良夫さんは「どんな生活になるのだろう」と不安を漏らすようになった。同様に，妻も「どんな人たちが何を

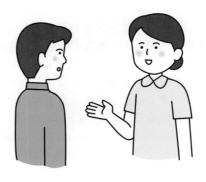

してくれるのかイメージがつかない」と不安な顔で訴えるようになっていた。栗山看護師は，やはり自宅での支援者を集めての退院前カンファレンスはしたほうがよいだろうとの思いで，日程の調整を行った。

··········· COLUMN ···········

介護保険とは（+one）

社会全体で介護サービスをさせる仕組みとして，2000（平成12）年に施行された。要介護認定（要支援認定）を受けることで，区分に応じた保険給付（サービス）を受けることができる。詳細については調べてみよう（p.297参照）。

··········· ワーク 2 ···········

良夫さんの退院後の様子を想像し，どのような退院前カンファレンスを開催すればよいのか考えてみましょう

1 良夫さんの退院後に予測される病状の変化や介護の問題はどのようなものがあるでしょうか。
2 栗山看護師は，どのような内容のカンファレンスを開けばよいと思いますか。

事例を読み解くポイント

対象者が自宅で暮らす際に生じるニーズは何なのか，疾病や障がい，治療，生活，生きがい等，多角的に考えてみよう。また，それらのニーズを充足できる場・資源はどこで，人は誰なのかも考えてみよう。1人の力では難しいことも，多くの力を合わせることができれば乗り越えることができる。どうすれば力を合わせることができるのか，考えてみよう。

【展開3：退院後の生活】

退院前カンファレンスが終了し，要介護2と認定されたことに伴い，本島ケアマネジャーは介護サービスの調整に入った。訪問看護の大倉看護師とも相談し，次のようなサービスで決定した。退院後1カ月間は，基本的に訪問による居宅サービスの利用とし，その後，本人と相談しながら，通所リハビリ（デイケア）として，「けやき在宅療養診療所」に併設の「けやきリハビリテーションセンター」の利用も検討することとした。

〈退院後1カ月間〉
・訪問診療：2週間に1回
・訪問看護：週2回
・訪問リハビリ：週2回（うち1回は理学療法士によるADL向上目的，うち1回は言語聴覚士による嚥下訓練）

〈退院1カ月経過後に導入予定〉
・通所リハビリ（デイケア）：週2回

また，退院前に家屋調査を行い，福祉用具（介護用ベッド，手すり，夜間用の尿器，車いす，車いす用のスロープ）の手配も完了した。介護用ベッドは1階に設置し，寝ていても庭が見える位置に置いたことで，本人も自宅に戻るのが楽しみになっていた。

妻も物忘れこそあるものの，日常的に行う車いすへの移乗とリハビリパンツの交換はできるようになり，市立病院の内海管理栄養士から栄養指導も受けて，「自宅での食事づくりが楽しみだ」と言うようになっていた。

さらに，退院前に試験外泊を行い，良夫さんも妻も，自宅での生活がイメージできるようになった。

退院後，伊藤看護師と栗山看護師は良夫さんの生活が気になり，藤野医師と相談のうえ，退院後訪問指導を行った。自宅での良夫さんは病院にいるときとは表情が違い，明るくなっていた。「今は毎日庭を見ながら過ごしている。ちょっと荒れてきちゃったから，今はリハビリを頑張って，少しでも手入れができるようにしていきたいと思っている」と話していた。妻も

「みんなが協力してくれるから，何とかやっていけている。最初は不安でどうしようもなかったけど，こんなふうに生活できるんだって驚いてます。主人も表情が明るくなったし，あのとき自宅に戻って来られてよかったと思っている」と前向きな発言が聞かれた。

【アセスメントの視点】

本事例では，良夫さんは突然の脳梗塞の発症で，精神的にかなりのダメージを受けていた。そこから本人が病気を受け入れ，希望をもって生きていくためにはどうしたらよいかということに焦点をあてた。

また，初めての介護という漠然とした不安に対して，どのようにしたらそれが軽減できるのか，どのような調整をしたら自宅で生活ができ

るのかを考える必要がある。病院側の看護師がその患者さんの生活に目を向けて，なるべく病院と自宅のギャップがないように調整ができることが望まれる。

良夫さん一家のエコマップを図8に示す。

.... **COLUMN** ....

エコマップ

エコマップ（ecomap）は，家族の生態図などと訳される。コミュニティのサービスを含むもので，家族とその周辺にあるサポート資源とその関係性を描くものである。線が太いほど，親しい（強い）関係を示す。

図8 良夫さん一家のエコマップ

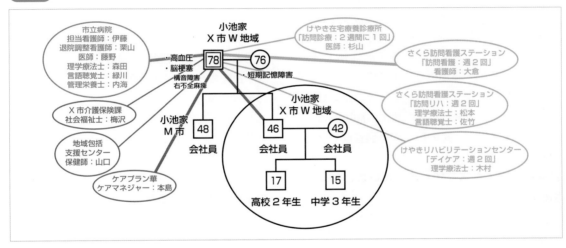

ワーク 解説

[ワーク 1 解説]
患者・家族の意思決定における看護師の関わり

入院当初は，突然の脳梗塞の発症により片麻痺になったことで，強い衝撃を受けている状態であった。急激な身体変化や障がいを受け入れられず，ボディイメージが混乱していて，何に対しても「これ以上よくなるはずがない」と後ろ向きになっていたのであろう。しかし，伊

藤看護師が毎日，良夫さんへの問いかけを行うことで，良夫さんに「今まで自分はどう生きてきたのだろう」と思い出させるきっかけになったと考えられる。その結果，「やっぱり自分の家に帰りたい，そこで暮らしたい」と思うようになり，リハビリを頑張り，自宅退院を希望するまでの気持ちの変化が起こっていったのだと思われる。

本事例の場合，妻や次男は自宅での介護を大変だと思っている。もともと家族共々健康で，介護の経験がない家族がそう思ってしまうことも無理はない。そのようなときは，やはりきちんと情報提供を行う必要がある。介護保険の申請，使えるサービス，自宅と施設の費用の違い，病状悪化時の対応など，看護師は家族が意思決定できるだけの情報を伝え，そのうえでもう一度考えてもらうようにしていく必要がある。

[ワーク2　解説]
住み慣れた地域で暮らし続けるための退院支援

1) 誤嚥性肺炎の発症

良夫さんは，脳梗塞の発症で嚥下障害が出現している。嚥下訓練で食事は食べられるようになったものの，誤嚥のリスクは極めて高い。また，自宅に戻った際に病院と同じような食事が出せるとは限らないことから，さらにリスクを高める要因になってしまう可能性がある。自宅でも看護師やリハビリによる嚥下訓練を行い，誤嚥を起こさないようにすることが必要である。また，早期発見するためにも訪問診療と訪問看護で，良夫さんの日々の体調管理も必要であると考えられる。

2) 服薬管理・食事管理ができないことによる脳梗塞の再発

良夫さんの場合，脳梗塞の再発のリスクを高める要因は2つ考えられる。

1つ目は，服薬管理である。今まで健康体で服薬習慣がまったくない。また，妻も軽度の短期記憶障害があるため，妻の服薬管理にも不安が残る。今後，脳梗塞の再発を防ぐためにも服薬管理は必須と思われる。訪問看護が入るため，服薬管理指導をしてもらえるよう調整することが望ましい。また，服薬カレンダーを使用し，その日内服したかどうかが一目でわかるように工夫するのも1つの手段である。

2つ目は，食生活の問題である。もともと味つけの濃いものを好んで食べる習慣があることから，自宅に戻り，食形態は変わったとしても，

味つけがそのままである可能性は高いため，塩分を控えた食事ができるかどうかにかかってくると思われる。

3) 自宅の構造

2階建ての一軒家であり，今まで寝室が2階にあった。麻痺によって，階段の上り下りはできず，生活周りが1階に集約されていることから，自宅での生活スタイルを変える必要があるだろう。ただ，生活スタイルの変化は，良夫さん本人にとっても多少なりとも苦痛が生じることである。良夫さんは庭いじりが好きで，1階のリビングから庭を見ていることが多かったというエピソードから，大好きな庭が見られる位置にベッドを設置するなど，退院後からの楽しみが1つでも増えるような調整ができるとよい。

4) ADLの維持，向上

脳梗塞の麻痺は残存しているため，身体機能の維持向上のためにリハビリの継続は必須と考えられる。また，伊藤看護師が問いかけ続けた結果，良夫さん本人から「庭いじりがしたい」という希望が聞かれていることから，それを目標にしたリハビリ計画を組むことがよいと思われる。本事例においては，栗山看護師が訪問看護を手配しているため，自宅でのリハビリが継続できるように，訪問看護側と調整が必要になるだろう。

5) 退院前カンファレンス

本事例における退院前カンファレンスの目的は2つある。1つ目は，良夫さんと妻の不安の軽減である。今まで介護の経験がなく，これから実際に自宅に支援に訪れる人たちの顔もわからない状況では，不安が募っていく一方であろう。カンファレンスにて顔合わせを行うことで，在宅支援チームから改めて説明を入れるというのは，良夫さんと妻にとっては不安を軽減するために意義のあることである。

2つ目は，病院側と在宅支援チーム側の病状やケア内容の引き継ぎである。現在の病状，今後起こる可能性のある病状の変化など，必要な医療情報は医師と看護師それぞれで引き継ぎをする必要がある。また，看護師はその人の生活

を見ているので，今のADLであれば自宅ではこのような生活になるだろうということを予測して，情報提供を行う必要がある。それだけではなく，入院中に出てきた本人の希望や楽しみにしていることなど，その人らしさがわかるような情報を提供することも，意義のあるものだと思われる。良夫さんは今後もこの病気と向き合い続けていかなければならないことから，つらいときでも希望がもてるような関わりを自宅でも継続できるように情報提供を行う必要がある。

以上のことを踏まえて，退院前カンファレンスを開催できれば，良夫さんと妻，在宅支援チーム側の両者にとって，意義のあるカンファレンスだといえるだろう。

06 終末期の看護：がんの看取り・家族へのグリーフケア

【事例紹介】

西公夫さん（67歳，男性），下行結腸がん，肝臓・脳転移。W地域在住。

【家族状況】

同居家族は，実母（90歳），妻（60歳），次女（30歳）。実母は膝が悪く簡易歩行器を使用しているが，日常生活はほぼ自立している。次女は独身で他区の中学校教師をしている。自宅の間取りは図9の通りである。

別居家族として，弟（65歳・独身，車で5分程度のところに住んでいる），長男（27歳）夫婦（駅の近く，車で15分ぐらいのところに住んでいる。妻は2人目を妊娠中），長女（31歳・結婚し隣県在住，専業主婦）がいる。

【家族構成】

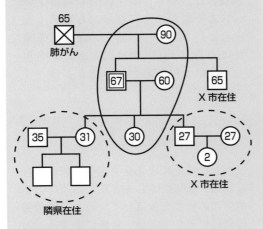

【生活歴】

高校在学中から家業を手伝っていた。28歳のときに高校の後輩と結婚。夫婦仲はとてもよい。20年前に父親（65歳）が肺がんで死去後，3代目として工場を引き継ぎ，弟と一緒に近くの繊維工場の下請けの仕事をしてきた。長男も結婚を機に，工場を手伝うようになった。

【関わっている機関・関係者】

・在宅療養診療所の主治医
・訪問看護ステーションの看護師
・ケアマネジャーである看護師

【居住地域の状況】

市のはずれ，旧街道とZ川に挟まれた地域の一角に自宅と公夫さんが経営する町工場がある。この地域は下請けを担う小さな工場が多い地域であり，公夫さんと仕事やライフスタイルが同様の住民が多く，住民同士のつながりも深い。

最近は，Z川沿いの整備も進み，宅地開発が進んでいる。

【経　過】

65歳のときに市立病院で下行結腸がんと診断され，切除・人工肛門造設術を受けた。翌年の定期健診時に肝臓への転移が見つかり（ステージⅣ），肝切除術を行ったが，残った肝臓に再発，脳転移も見つかった。抗がん剤投与による治療を行ったが，芳しい効果は得られなかった。主治医からは「手術で摘出することは困難な状態。余命は1カ月ぐらいだと思うので，公夫さんがやりたいことや会いたい人などがいた

図9 間取り図（2階建ての1階部分）

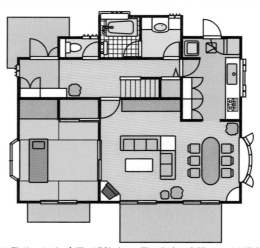

寝室は2階だったが，今回の退院時に1階の和室に介護ベッドを導入した。

ら，早目に対処するほうがよい」と説明されている。公夫さんは自宅での生活を希望し，家族も同意したため，2月中旬に退院することとなった。腹水貯留による腹部膨隆感があり，定期的な腹水穿刺（血性），背部痛がありオキシコドン塩酸塩徐放性製剤でコントロールしている。全身倦怠感も強く，少し動くだけで息切れがある。

【展開1：退院への本人と妻の思い】

(1)本人の思い

父親も肺がんで死んだから，自分も死ぬときはがんだろうと思っていた。自分もがんになったってことは父親のように死ぬってことだと思う。肝臓に再発したって聞いたときに，死の覚悟はできている。こんな状態で家に帰っても，迷惑をかけることはわかっているけど，生まれたときから住んでいる家で死にたい。背中の痛みだけでもしんどいけど，腹水が溜まってくると，寝ていられなくなるからかなりしんどい。トイレにも1人でいけなくなって，自分が情けない。

仕事は弟と息子がやってくれているから，あんまり心配していない。自分が死んだら，母や妻はどうなるのかって考えるときもある。

(2)妻の思い

本人が望むようにしてあげたいと思っている。家で死ぬ人なんて見たことも経験もないから，どうしたら良いのか不安はある。義母や子どもたち，弟が近くにいるからいろんな意味で助けてもらっている。

ワーク1

退院日が近づき，関係者間でカンファレンスを開くことになりました。①出席者と話し合いの内容，②在宅療養開始にあたり，訪問看護師が確認すべき点について考えてみましょう

事例を読み解くポイント

がんの進行による全身性のさまざまな症状は，退院後の公夫さんと家族の日常や生活に影響を及ぼしてくる。在宅療養の開始にあたっては，疾病に関することだけでなく，「生活者」としての視点でアセスメントしていくことが大切である。

図10 全人的苦痛（トータルペイン）をもたらす背景

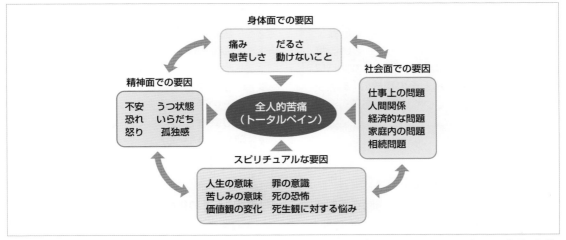

（Saunder, C. et al.：The management of terminal malignant disease, 3rd edition, pp.6-9, Edward Arnold, 1993. を参考に作成）

ワーク2

公夫さんが感じている「痛み」を「身体的」「精神的」「社会的」「スピリチュアルペイン」の各側面から考えてみましょう

事例を読み解くポイント

がん患者の「痛み」は疾病による身体的なものだけでなく，精神的や社会的，スピリチュアル等も含めて，全人的に捉えていくことが大切である[4]（図10）。これらは互いに影響し合って「痛み」を形成しているため，そのケアは重要である。

【展開2：ケアマネジャーの支援】

退院直後から，定期的な訪問診療や訪問看護が導入された。退院を聞きつけ，近所の人々や下請け工場関係の人々，同級生らが頻繁に来てくれていたが，症状が強い時間帯もあり，公夫さんは来客に戸惑っている様子であった。家族に対しても「大丈夫，このままでいい」が口癖になっていて，"何をしたい" "誰に会いたい"等の希望を口にすることはなく，ベッドに臥床している時間が増えていった。

家族は，公夫さんが「このままでいい」としか言わず，状態が悪化していく様子を見ていて，「このまま死んでしまうのではないか」と焦りや不安が募り，「お父さんのために自分たちは何もできない」と無力感を感じていた。

妻は，自分の生活よりも公夫さんを中心とした生活を送っており，訪問看護師やケアマネジャーには疲れた表情を見せながらも，「できるだけ夫のそばにいたい」と話し，公夫さんの世話をしていた。ケアマネジャーは公夫さん家族の苦悩や不安に共感的な態度をとりながら，公夫さんと何度も話をする機会をつくり，意思を確認していった。

3月下旬に入ったある日，公夫さんが「桜はまだ，咲かないかな」とつぶやき，「妻も子どもたちも，4月生まれで，毎年，河川敷に桜を見に行っていた」と話した。そこで，ケアマネジャーは"家族で花見に行くこと"を家族，訪問看護師，訪問診療医に相談してみてはどうかと提案した。

ワーク3

公夫さんの在宅療養が困難になる「①原因」と「②支援」について検討してみましょう

【展開3：訪問看護師の支援】

　花見には，ケアマネジャーと訪問看護師が同行した。河川敷までは長男が車いすを押し，「昔，自分が骨折したとき，親父が車いすを押してくれたな」と，懐かしそうに話をしていた。公夫さんは遊歩道をジョギングする近所の人や友人とも笑顔で挨拶を交わしながら，何度も「ありがとう」とつぶやいていた。花見は天気にも恵まれ，公夫さんの痛みや症状の悪化も見られず，無事に終了した。

　河川敷から帰ると，妻が訪問看護師に「私がもっと早く病気に気づいていたら，こんなことにはならなかった。夜になると1人で泣いてしまって」と，泣きながら気持ちを訴えた。

　翌週から，公夫さんはほとんどの時間を眠って過ごすようになった。目を開けていてもうなずく程度で，経口摂取もほとんどできなくなった。訪問診療医から特別訪問看護指示書[※1]を出してもらい，死につながる呼吸や意識状態の変化等の過程や対処方法について説明し，家族の不安が軽減された。この頃には，長女も嫁ぎ先から一時帰宅し，長男夫婦も泊まり込んで，公夫さんの様子を見守っていた。

【展開4：その後の経過】

　1週間後の朝，公夫さんの呼吸が止まったようだと家族から連絡が入り，訪問診療医，訪問看護師，ケアマネジャーが集まった。

　長男からは「お父さんは，家族の"いつも"のなかにいたかった。自然な形でお父さんを送ってあげることができて，自分たちもよかったと思うし，お父さんも満足していると思う」と，妻からは「家族の話す声を聞きながら，夫は亡くなりました。夫も私も頑張ったと思います」という言葉が聞かれた。

> **ワーク　5**
>
> 公夫さんの家族の心理状態について，各展開場面を振り返って，それぞれの時期で家族へのケアを考えてみましょう

> **ワーク　4**
>
> 現在の公夫さんの病状や状態を踏まえ，訪問看護師として支援目標と看護を計画してみましょう

※1 ✎特別訪問看護指示書　退院直後や急性増悪期等で頻回の訪問看護が必要な場合，主治医によって交付され，14日間に限り，基本的な制限を受けずに「医療保険」での訪問看護が可能になる。

ワーク　解説

［ワーク1　解説］
在宅療養移行への準備

1）退院時（前）カンファレンス

　退院時（前）カンファレンスは，在宅での療養環境の整備や，関係する多職種との連携・協働のための情報共有や調整のために開かれる。また，公夫さんと家族への「安心」を提供する機会にもなる。

〈出席者〉
- 公夫さん，妻（同居・別居問わず家族）
- 病院（主治医，看護師，医療ソーシャルワーカー）
- 在宅ケアのコーディネーター（ケアマネジャー看護師）
- 訪問診療医（かかりつけ医）
- 訪問看護ステーションの訪問看護師
- 薬局の訪問薬剤師

〈話し合いの内容〉
- 病状や検査所見
- 使用中の医療機器の説明
- 退院後の注意点
- 今後の方針
- 在宅側からの確認事項（緊急時の対応，病院でのフォロー体制等）
- 公夫さん，家族からの確認事項（退院日，退院後の生活での注意，在宅での諸費用等）

2）在宅療養開始時に確認すべき点

　住み慣れた自宅で家族と一緒の時間を過ごしながら療養を選択する人は増えている。在宅療養を開始する前に，訪問看護師が確認しておくべき項目としては以下の3点が考えられる。

　①公夫さん，家族ともに在宅療養を希望している。
　②公夫さん，家族ともに疾患・現在の状態について納得・理解している。
　③在宅療養に伴う介護力がある。

［ワーク2　解説］
公夫さんの感じている「痛み」

　「痛み」は主観的な症状であるため，公夫さんが苦痛を言えるような環境や関係性を築き，痛みの開始時間，場所，程度，持続時間，性質を聞いていくことがアセスメントにつながっていく。

1）身体的な側面
- 背部痛
- 腹部膨隆，腹部膨満感（腹水）
- トイレへの歩行不可
- 全身倦怠感
- 食欲低下，経口摂取量の減少

2）精神的な側面
- 自分もがんになったってことは父のように死ぬってことだと思う（不安）
- 死の覚悟はできている（あきらめ）
- こんな状態で家に帰っても，迷惑をかけることはわかっている（不安）

3）社会的な側面
- 母や妻は自分が死んだらどうなるのかなって考えるときもある（不安）
- 父親，家長という家庭内での役割が果たせない（無力感）
- 経済的な心配

4）スピリチュアルペイン（霊的苦痛）

　スピリチュアルペインとは，死の否認や受容する過程に起こる苦痛をいい，在宅では訪問看護師に打ち明けられることも多い。

- 自分もがんになったってことは父親のように死ぬってことだと思う。覚悟はできている（死の恐怖）
- こんな状態で家に帰っても，迷惑をかけることはわかっている（家族との関係）
- トイレにも1人で行けなくなって，自分が情けない（存在価値）
- 自分が死んだら，母や妻がどうなるのかって考えることもある（死の受け止め）

公夫さんの在宅療養で生じる困難への支援

在宅療養が困難になる原因として，公夫さんの健康問題，療養環境の不整備，公夫さんと家族による意思決定の相違等があげられる。

1）公夫さんの健康問題から起こる困難

①原因：病状の進行に伴い，症状の出現や状態の変化に対応しきれない。療養生活の長期化によってストレス等への対処能力の低下が起こる。

②支援：24時間のサポート体制がある訪問診療・訪問看護の導入や訪問回数の増加等により，公夫さんの状態変化を見据えた関わりや指導をしていく。また，公夫さんや家族の病状理解の程度，医療機器の取り扱い方，薬剤の適切な使用等在宅での療養経験値を看護師が見極めていくことも大切である。

2）療養環境の不整備から起こる困難

①原因：退院前にイメージしていた生活と実際の療養生活とのギャップ，疾病や症状，介護の方法などに対する知識不足，介護体制の不十分による介護負担の増加，療養環境の変化（主治医や医療施設が変わること）への戸惑い。

②支援：公夫さんの身体状況は，日々変化していくため，その変化を予測的にアセスメントし，日常生活を組み立てていくことが重要になる。さらに，公夫さんや家族の状態や状況を見ながら，支援時期のタイミングを計っていくことも大切である。

3）意思決定内容の相違から起こる困難

①原因：公夫さんの状態悪化前の準備不十分，家族間のコミュニケーション不足，ケアチーム間の連絡・連携の不足。

②支援：公夫さんが在宅での死を迎えるときまで，穏やかな経過をたどるとは限らず，看取り（死）の時期が近くなると，傾眠が多くなるなど意思確認も難しくなってくる。公夫さんと家族間の思いや理解度を確認し，必要であれば看護師が代弁者や調整役

を担っていく。また，状態の変化に伴う介護負担の増強や状況の変化に応じて家族の考えも変化してくることもあるため，療養場所の選択，治療継続等医療の選択，日常生活上の選択（介護サービスの導入等），QOLの選択（公夫さんの価値観の最終目的）については，確認していくことが大切である。さらに，公夫さんに関わる多職種との情報共有，サポート体制を整えていくことで，公夫さんと家族が望む最期を過ごす支援につながる。このような支援は，QOD（quality of death/dying：死の質）を実現する意思決定支援ともいえる。

終末期にある公夫さんへの看護目標・看護計画

1）着目点

がん末期では，病状や状態の急激な変化が予測され，介護量にも影響があるため，その都度，アセスメントしていく。

2）目標

- 公夫さんの苦痛を緩和し，最期までその人らしく生きることができる
- 公夫さんの状態を「自然の過程」と家族が受け止めることができる
- 公夫さんと家族が，安心して最期を迎えることができる

3）看護計画

①公夫さんの状態把握：訪問日時以外でも，適宜，確認しておく。
- 公夫さんの状態や症状
- 薬の使用や効果
- 介護の状況

②症状のコントロール
- レスキューなど頓服薬の使用や使い方の説明

③病状の悪化によって出現する症状（吐血や下血，黄疸，イレウス等）の説明や対処方法の家族指導

④医療処置のコントロール

⑤死までの過程について家族へ説明

・意識レベルの低下により唾液や痰が声帯付近にとどまり，死前喘鳴が起こる。他にも，苦しそうに喘ぎながら行う呼吸(下顎呼吸，チェーンストークス呼吸)等がある
・公夫さんが苦しさは感じていないこと
・意識レベルが低下しても，聴覚機能は最後まで残る
・ベッドサイドでのコミュニケーションや声かけの必要性
・非言語的コミュニケーションの有効性
⑥家族の理解度の確認
⑦家族の心理的な状態へのフォロー

[ワーク5 解説]
家族の心理面へのケア

〈展開1：意思決定に関わる支援・時期〉

『本人が望むようにしてあげたいと思っている』という公夫さんの意思を尊重したい気持ちと，『家で死ぬ人なんて見たことも経験もない』という未知なことへの不安・戸惑いによる葛藤がある。家族には，公夫さんの状態やこれからの変化等，家族の不安が解消されるような情報を提供し，公夫さんが最期に向かっていることを家族が受け止め，準備できるように支援していく。「本音を言わない」または「言えない」背景，公夫さんの配慮，遠慮，負い目，羞恥心，秘密等を察知し，可能な限り，公夫さんの意思の実現を支援していくことが大切である。

〈展開2：予期悲嘆に配慮した支援・時期〉

公夫さんの言動や状態から，自分たちが公夫さんのためにできる何かを模索している状態である。また「父親の死」が迫っていることも感じており，感情のコントロールが難しい状態である。

妻は疲れた表情を見せながらも，『できるだけ夫のそばにいたい』と，今までの良好な夫婦関係や夫への愛着の深さから自分がやれること

はやっておきたいという気持ちが感じられる。「夫の死」が近づいていることを意識していると思われる状態である。家族の役割や介護分担を理解しながら，なるべく多くの時間，家族と公夫さんが関われるように配慮していく。終末期に向かうほど，家族の介護量が増え身体的・精神的にも負担が募るため，家族の疲労や健康状態にも気を配っていく。

〈展開3：最期を迎えるまでの過程を共有する支援・時期〉

長男は公夫さんと過ごした温かい時間を振り返り，公夫さんとの関わりを大事に思い，近づいている公夫さんの「死」を乗り越えようとしていると推測できる。また，妻の『私がもっと早く病気に気づいていたら，こんなことにはならなかった』という訴えからは，現在の状態や状況を自分のせいだと思っている。家族の悲嘆は公夫さんが亡くなる前から始まっており，がんの罹患や病状の変化など死を予見させるエピソードをきっかけにして予期悲嘆として経験する。また，献身的に介護していても，家族の死によって後悔や自責の念が生じてくることが多いため，「十分にやってあげられた」と思えるような関わりが大切になる。苦痛の緩和や公夫さんの身体上の変化や状態を説明し，家族の気持ちに寄り添った声かけを心がける。

〈展開4：遺族へのケア(グリーフケア)・時期〉

公夫さんの死後，達成感と満足感を感じている家族からの言動がある。これは，それまでの家族間の関係性やケアマネジャー，訪問看護師による支援が大きく作用していると考えられる。身近な大切な公夫さんとの死別を経験し，深い悲しみがあるのは当然のことである。死後も思い出を語り合う場をつくり，家族のケアを労うことで癒しにつながることもある。また，自助グループへの参加やグリーフケアの専門家等に頼ることも効果がある。

【居住地域の状況】

W地域にあるわかば公営団地（以下，わかば団地）は，45年前に入居が始まった大規模公営団地で，5年前に建て替えを終えたところである。建て替えに伴い，それまで2～4階建ての低層住宅であったのが，11階建てになった。建て替え後，入居者の居室は部屋のタイプ別に抽選で決定されたため，隣近所の住民が変わってしまった。また，建て替えに伴い，新たな入居者が増え，団地内のつながりが大きく変化した。

建て替え後の居室数は795戸，入居世帯762世帯，うち独居世帯346世帯，入居者数1,923人，高齢化率48％，後期高齢者の割合は29％を占める。

建て替え時に，団地内にコミュニティ会館が新設され，団地の自治会が管理をしている。団地内には小学校が1校あり，中学校は隣接地域にある。

団地に隣接しているさくら商店街の店舗は，店主の高齢化に伴い徐々に閉店している。

また団地の最寄りには看護小規模多機能型居宅介護事業所「ヒマワリかんたき」がある。

事例1【事例紹介】

中西周三さん（84歳，男性），アルツハイマー型認知症，高血圧，両変形性膝関節症。わかば団地居住。

事例1【日常生活の状況】

要介護度3，認知症高齢者の日常生活自立度：Ⅲ。ADLは「移動：見守り，食事：自立，排泄：見守り，入浴：一部介助，着替え：一部介助」である。

事例1【家族状況】

長男（56歳，食品会社勤務）とわかば団地に

て同居。妻は4年前に他界。長女，次女は他県在住。

1年前から周三さんの認知症による記憶障害や見当識障害が目立つようになり，隣市で生活していた長男が同居となった。長男は1時間かけて市外の職場に通勤している。長女・次女は嫁ぎ先の姑の介護をしているため，介護の協力は難しい。

事例1【生活歴】

周三さん家族は，40年前にわかば団地に入居した。周三さんは，60歳までX市内の染色工場に勤務していた。定年退職後から10年ほど前まで，団地自治会の役員を引き受けていた。そのため，団地内の知人は多いが，建て替えで居住棟がバラバラとなったことや互いに高齢であることから，建て替え後は以前のようなつきあいはなくなった。

長男は，近隣とは挨拶程度のつきあいである。

事例1【利用サービス】

看護小規模多機能型居宅介護を利用。現在のプランは，通い週3日，訪問介護週2日（1時間），訪問看護週1回である。通いの日に入浴介護を受け，訪問介護では食事の準備と介助を受けている。訪問看護では服薬管理を行っていた。

事例1【展開1：生活問題の浮上】

2カ月前から，通いのお迎えや訪問介護の訪問時に，施錠しないまま周三さんが外出し，不在であることが時々見られるようになった。長男は出勤のため，8時頃には自宅を出る。通いのお迎えは9時頃で，その間に出かけてしまうようである。そのたびに，長男が帰宅し探すことになった。周三さんは，たいてい団地敷地内で見つかったが，離れた棟の上階の階段に座り込んでいることもあり，数時間見つからないときもあった。

長男は，仕事中の呼び出しにイライラする様

子が見られた。また，玄関ドアの内側に，「外出禁止」と張り紙をし，周三さんに張り紙を指さしながら，声を荒らげ外出をとがめる場面や，乱暴に腕を引っ張る様子も見られた。

ヒマワリかんたきの沢田看護師は，長男とサービス計画の見直しを行った。長男は，団地内で迷子になっている周三さんの様子を見た近隣の入居者から，日中1人で火元は大丈夫かと心配する声が寄せられていることを自治会長から聞かされたということであった。また，室内に「外出禁止」の張り紙をし，言い聞かせても効果がないため，周三さんの寝室のドアに外からの鍵をつけることにしたと話した。そして，「父のためには，仕事を辞めるしかないのか……」とつぶやいた。

·················· **ワーク 1** ··················
周三さん家族の状況をアセスメントし，
支援の目標を検討しましょう

事例を読み解くポイント

生活課題のアセスメントには，対象者のみならず，ともに生活をしている家族の負担や困難感を含めて，家族の生活全体を視野に置くことが必要である。そして，支援にあたっては，介護を担っている家族の頑張りを，まずは労い，その大変さを理解しようとする姿勢を忘れてはならない。

事例1【展開2：サービスの変更と地域の見守りへの働きかけ】

サービス計画を変更し，訪問介護を毎日朝8時とし，泊りも週に1日入れることとした。また，長男には，団地内の交番と自治会長に事情を伝えておくことをすすめた。その後，朝の訪問介護に入っている横山ヘルパーは，周三さんとの会話から，周三さんの朝の外出は，自治会

役員時代の習慣で，団地内の見回りや小学生の通学のための交通整理をしようとしていることがわかった。外出したものの，建て替えで様子が変わった敷地内で迷子になってしまうようであった。

そこで，横山ヘルパーは，周三さんが外出しようとしたら一緒に出かけて，小学校まで団地内の「見回り」をするようにした。「見回り」から帰宅すると，周三さんも落ち着いて1日を過ごせるようになった。通いの日は，朝の見回り後にお迎え時間を変更して通所するようにした。長男にも周三さんの外出理由を伝えると，周三さんが自治会活動に責任感をもって担っていたことを実感したようであった。そして，「『どうして？』と思うことでも，父なりの理由のある行動なんですね」と話した。

事例2【事例紹介】

西条鈴子さん（82歳，女性）。糖尿病のためインスリンの自己注射を行っている。わかば団地居住。

事例2【家族状況】

一人暮らし。夫は2年前に膵臓がんで他界。診断時には病状が進んでおり，半年の闘病生活であった。最期は自宅でと退院し，10日後に亡くなった。

長女（51歳）は遠方の他県で家族と暮らしている。週に数回は電話がある。

事例2【生活歴】

鈴子さんは，建て替え前は団地内の花壇で野菜を育てていた。近隣の人におすそ分けすることを楽しみに育てていたが，建て替え後は，家庭菜園のスペースがなくなってしまった。また，近隣の人に誘われて，Wコミュニティセンターの太極拳のサークルに参加していたが，夫の介護がきっかけで中断し，サークル内の友人も施設に入所してしまったことから行かなくなった。

事例2【利用サービス】

看護小規模多機能型居宅介護（訪問看護，訪問介護）。

事例2【展開1：糖尿病の自己注射が必要な1人暮らし認知症高齢者の訪問看護】

　ヒマワリかんたきの道川看護師は，事務所の所長と話をしている。話の内容は次の通りである。

　道川看護師は，糖尿病の管理の目的で，鈴子さんを週1回の頻度で訪問している。鈴子さんは，最近物忘れがひどくなったようで，訪問日を忘れていることもあった。自己注射や食事の管理も難しくなり，低血糖発作の心配もあるため，主治医に相談をした。その結果，注射薬を週に1回の長時間作用型に切り替え，注射は訪問看護師が訪問時に実施することになった。そのため，薬局や長男と相談をし，処方された注射薬をヒマワリかんたきで保管することとした。そして，訪問看護の回数を週3回にし，訪問介護を週に1回導入した。これらの結果，糖尿病は治療薬の変更により管理ができるようになったが，疾病の管理以外の生活上の問題が次々に起こっている。

　先月は家の鍵を紛失し，盗難にあったと大騒ぎになった。その後，鍵は鈴子さんのコートのポケットから出てきた。また，前回の訪問介護時には，鍋が空焚きになっていた。さらに，鈴子さんは同じものをいくつも購入しているようだが，本人にはその自覚がない。道川看護師は通いの利用や訪問介護を増やすことを提案したが，鈴子さんは不要だという。

　道川看護師は，定期的に長女に鈴子さんの状況を伝えていた。長女は社交的だった鈴子さんが，閉じこもりがちで孤立した生活となることを心配していた。長女宅に引き取ったほうがよいのだろうか，引き取って環境が変わることで認知症が進むだろうかと相談があった。

> ·········· **ワーク 2** ··········
>
> 1人暮らしの鈴子さんが，住み慣れた地域で安心して生活できるために，地域にどのような資源があるとよいか，考えてみましょう

> **事例を読み解くポイント**
>
> 　高齢者の生活の支援は，これまでのその人の人生の歴史に敬意を払い，その人らしい生活を維持できるように，生活者としての力が引き出せるような支援が重要である。そのためには，フォーマルな資源のみならず，インフォーマルな資源にも目をやり，不足している資源を検討する必要がある。

事例1・2【展開2：わかば団地の高齢者と家族の課題】

　ヒマワリかんたき事業所では，道川看護師と所長の話に沢田看護師が加わり，周三さん（事例1），鈴子さん（事例2）の支援の難しさを話し合っている。

　ヒマワリかんたきはわかば団地の近くにあり，団地の利用者も多い。鈴子さんや周三さんのことを話し合うなかで，今後，わかば団地では，鈴子さんや周三さんのような事例がさらに増えることが考えられ，地域全体の取り組みが必要だという意見が出された。

> ·········· **ワーク 3** ··········
>
> **周三さんや鈴子さんの事例を踏まえ，わかば団地の今後の課題やそれに対する取り組みについて考えてみましょう**
>
> ① 周三さんや鈴子さんの事例やわかば団地の状況から，わかば団地では今後どのようなことが問題になるでしょうか。
> ② わかば団地の課題に対し，地域全体でどのような取り組みができるとよいでしょうか。また，取り組みを始めるためには，どのような機関と連携できるとよいでしょうか。

　個別の事例の課題には，地域の課題が示されている場合が少なくない。事例の課題と地域の状況をあわせて考え，地域の課題を検討する。また，その解決のために，個人への看護のみならず，地域に必要な資源や活動を，同じ地域の支援者や住民とともに考えていくことが重要である。そのようなプロセスが，地域への働きかけとなり，個別の事例への効果的な支援の展開となる（第3部3，p.208〜211）。

【その後の経過：地域ケア会議での地域課題の検討】

〈地域ケア会議の開催〉

　X市高齢者支援課とW地域包括支援センターが地域の支援者や住民に声をかけ，W地域ケア会議が開催されることになった。W地域では，定期的に地域の支援者が集まる地域ケア会議が開催されていたが，今回は，支援者以外に，地域で活動している住民や介護者，療養者にも声をかけ，高齢者に関するW地域の健康課題を話し合うこととした。参加者は，W地域包括支援センター，保健センター，市高齢者支援課，ヒマワリかんたき，さくら訪問看護ステーション，訪問診療所，市立病院（退院支援看護師），調剤薬局などのW地域で活動している支援機関，自治会長，民生委員などである。

〈現状の共有〉

　まず，W地域包括支援センターの保健師から，地域の情報として，W地域はX市の地元産業である繊維工場地帯を含んでおり，かつては市の中心地域であったが，近年は南北の駅前に中心市街地が発展する一方で，W地域は高齢化が加速していることが提示された。

　支援機関からは，地域内の在宅でのがんの看取り，脳血管疾患後の後遺症への地域リハビリテーション，孤立や閉じこもりの予防，認知症高齢者への見守りなど，多様な課題を抱える事例についての紹介がされた。また，保健センターの保健師からは，W地域でも，西部地域に行くと賃貸住宅も多く，子育て世帯が増えてきていること，わかば団地からも，若年の子育て家族やひとり親家族，外国人家族の相談事例が多く見られることが話された。道川看護師は，わかば団地の認知症の課題について話をした。

〈課題の検討〉

　これらの話し合いから，X市内で高齢化率の最も高いW地域であるが，高齢者の支援について，健康増進から看取りまで切れ目なく提供される地域包括ケアシステムの構築には，地域住民の参加が重要であること，高齢者のみならず，子育て家族も含めた相互支援が醸成される場や機会が必要であることが参加者のなかで共有された。特に，認知症の課題については，地域の人々が認知症の当事者や介護者（家族）と出会い，ともに過ごすことができる機会や，就労している介護者が自らの気持ちを語れる場が，この地域にもつくれないだろうかという意見が出された。

　そのため，次回は小学校PTAや保育園，障害者支援事業所など，W地域の多様な立場の人に声をかけ，ケアミーティングをもつこととなった。

〈わかば団地での取り組み〉

　これらのケアミーティングで出された情報や話し合いをきっかけに，ヒマワリかんたきでは，W地域包括支援センターと協働して，わかば団地の集会所で月に1回，平日の午後に介護者や認知症当事者がともに集える「オレンジカフェ」を，また，月に1回，土曜日にはヒマワリかんたき事業所内にて「働く介護者の会」を開催することになった。

[ワーク1　解説]
生活課題のアセスメント

1）周三さん家族の生活課題のアセスメント

　周三さんは認知症のため，記銘力の低下や見当識の障がいが見られている。そのため，通所や介護サービスが入る前の時間に1人で外出し，団地敷地内で迷子になるなど，周辺症状（behavior and psychological symptoms of dementia：BPSD）への発展が気になる状況になっている。主たる介護者は，同居の就労している長男のみである。長男は，近隣の周三さんの日中独居への不安の声や仕事中に呼び出されることなどから，周三さんの行動を管理しようとするが，うまくいかず，イライラが募っている状況にあり，周三さんへの攻撃的な行動がエスカレートする兆しも見られている。周三さんの行動への対処と同時に，長男の介護の負担の軽減が必要な状況にある。

2）看護の目標

　長男が仕事と介護を両立でき，周三さんが安心して落ち着いた生活が送れることを看護の目標とした。

　周三さんの行動の背景を探って対応することと，長男も周三さんの行動の理由を理解できるようになることは，対応方法を考えることへとつながり，長男のストレスを軽減するうえでも重要である。さらに，家族や支援者のみならず，地域の人が周三さんの行動を理解してくれ，見守りの目が増えることは，周三さんの生活の安心と安全を支えるうえで不可欠である。

[ワーク2　解説]
必要な地域資源の検討

　鈴子さんは，糖尿病薬の変更によって，訪問看護師による接種での管理が可能となった。しかし，鈴子さんの状態は落ち着かず，医学的アプローチのみでは，生活問題は解決しない状況であった。生活を支えていくためには，介護保険サービスの活用が不可欠であるが，鈴子さんのように介護サービスを増やすことを対象者自身が拒み，その必要性への理解を得られないことも少なくない。また，介護サービスだけでは，生活全般の見守りにはならない。鈴子さんはこれまで地域の人々と交流をしながら生活してきた。その生活史を尊重し，地域の人たちとの関わりをもちながら生活できるように，支援を考えていく必要がある。そのためには，鈴子さんの状況を理解し，見守りやサポートをしてくれるような身近な地域の人の関わりが必要である。地域サロンや声かけ訪問など，住民の人たちの見守りの仕組みがあれば，鈴子さんもこの地域で安心して生活できるだろう。

[ワーク3　解説]
地域課題の把握

　わかば団地は，市内でも高齢化率が非常に高く，単身高齢者も増加している。今後，認知症の人の増加が予測される。一方，団地の建て替えによる住民のつながりの希薄化から，地域のケア力が低下していると考えられた。

　周三さんや鈴子さんの事例でも，地域の人々の認知症への理解や見守ってくれる地域のつながりがあれば，周三さんや鈴子さん，そしてその家族も，安心した生活ができるものと考えられる。すなわち，地域での認知症に関する普及啓発や見守りネットワークの必要性が感じられる。また，核家族化のなか，就労している介護者が，孤立と介護負担から介護離職にいたるケースも考えられる。介護離職は，経済基盤の不安定さから家族の孤立に拍車をかけやすく，就労している介護者が追いつめられないように，介護者への支援も求められる。

　これらの課題については，W地域で支援を行っている他の支援機関や地域包括支援センター，市の高齢者福祉部署などの行政機関，地域住民を含めた話し合いが必要である（図11）。

図11　W地域ケアネットワーク概念図

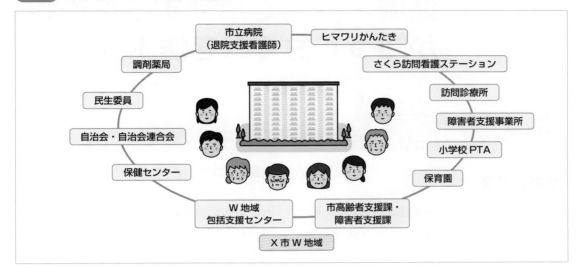

引用文献

1) 全国社会福祉協議会ホームページ
   https://www.shakyo.or.jp/（最終アクセス/2022.1.17）
2) 日本整形外科学会, 日本運動器科学会監：ロコモティブシンドローム診療ガイド2021, p.2, 文光堂, 2021.
3) 荒井秀典：フレイルの意義, 日本老年医学会雑誌, 51（6）, 497-501, 2014.
4) 恒藤暁, 内布敦子編：系統看護学講座別巻―緩和ケア, p.5, 医学書院, 2019.

参考文献

・神崎恒一：加齢に伴う認知機能の低下と認知症, 日本内科学会雑誌, 107（12）, 2461-2468, 2018.
・厚生労働省：2019年国民生活基礎調査の概況.
   https://www.mhlw.go.jp/toukei/saikin/hw/k-tyosa/k-tyosa19/index.html（最終アクセス/2022.1.17）
・厚生労働統計協会編：国民衛生の動向2020/2021, pp.243-250, 厚生労働統計協会, 2020.
・Rapp, Charles A., Goscha, Richard J., 田中英樹監訳：ストレングスモデル―リカバリー志向の精神保健福祉サービス, 第3版, 金剛出版, 2014.
・全国訪問看護事業協会編：訪問看護師が支える　がんの在宅ターミナルケア, 日本看護協会出版会, 2021.
・日本在宅ケア学会編：エンド・オブ・ライフと在宅ケア―在宅ケア学　第6巻, ワールドプランニング, 2015.
・厚生労働省人生の最終段階における医療の普及・啓発の在り方に関する検討会：人生の最終段階における医療・ケアの決定プロセスに関するガイドライン解説編, 2018.
   https://www.mhlw.go.jp/file/04-Houdouhappyou-10802000-Iseikyoku-Shidouka/0000197702.pdf（最終アクセス/2022.1.17）
・平山朝子他：公衆衛生看護学総論1, 第2版, 日本看護協会出版会, 1998.
・小林奈美：実践力を高める家族アセスメントPart I―ジェノグラム, エコマップの描き方と使い方, pp.54-66, 医歯薬出版, 2009.

4

各論③：事例で考える生活の場での看護とそのための制度

2 地域・在宅で活動する看護職が知っておくべき法制度

01 地域保健

地域保健法

　地域保健法は，地域保健対策の推進に関する基本指針，保健所の設置その他地域保健対策の推進に関し基本となる事項を定めることにより，母子保健法その他の地域保健対策に関する法律による対策が地域において総合的に推進されることを確保し，もって地域住民の健康の保持及び増進に寄与することを目的としている（図1）。

　地域保健対策の推進に関する基本的な指針（基本指針）では，①地域保健対策の推進の基本的な方向，②保健所及び市町村保健センターの整備及び運営に関する基本的事項，③地域保健対策に係る人材の確保及び資質の向上並びに町村の人材確保支援計画の策定に関する基本的事項，④地域保健に関する調査及び研究に関する基本的事項，⑤社会福祉等の関連施策との連携に関する基本的事項，⑥その他地域保健対策の推進に関する重要事項について，厚生労働大臣が定めて公表することとなっている。

　2022（令和4）年1月現在の基本指針では，「地域のソーシャル・キャピタルの活用を通じた健康なまちづくりの推進」が掲げられている（図2）。

図1　地域保健法に基づく保健所の業務について

保健所が実施する事業
地域保健法第六条（事業） 保健所は，次に掲げる事項につき，企画，調整，指導及びこれらに必要な事業を行う。 　一　地域保健に関する思想の普及及び向上に関する事項 　二　人口動態統計その他地域保健に係る統計に関する事項 　三　栄養の改善及び食品衛生に関する事項 　四　住宅，水道，下水道，廃棄物の処理，清掃その他の環境の衛生に関する事項 　五　医事及び薬事に関する事項 　六　保健師に関する事項 　七　公共医療事業の向上及び増進に関する事項 　八　母性及び乳幼児並びに老人の保健に関する事項 　九　歯科保健に関する事項 　十　精神保健に関する事項 　十一　治療方法が確立していない疾病その他の特殊の疾病により長期に療養を必要とする者の保健に関する事項 　十二　エイズ，結核，性病，伝染病その他の疾病の予防に関する事項 　十三　衛生上の試験及び検査に関する事項 　十四　その他地域住民の健康の保持及び増進に関する事項

（次頁へつづく）

保健所の判断で実施が可能な事業

○地域保健法第七条

　保健所は，前条に定めるもののほか，地域住民の健康の保持及び増進を図るために必要があるときは，次に掲げる事業を行うことができる。
　一　所管区域に係る地域保健に関する地域保健に関する情報を収集し，整理し，及び活用すること。
　二　所管区域に係る地域保健に関する調査及び研究を行うこと。
　三　歯科疾患その他厚生労働大臣の指定する疾患の治療を行うこと。
　四　試験及び検査を行い，並びに医師，歯科医師，薬剤師その他の者に試験及び検査に関する施設を利用させること。

市町村の求めに応じ実施が可能

○地域保健法第八条（都道府県の設置する保健所の業務）

　都道府県の設置する保健所は，前二条に定めるもののほか，所管区域の市町村の地域保健対策の実施に関し，市町村相互間の連絡調整を行い，市町村の求めに応じ，技術的助言，市町村職員の研修その他必要な援助を行うことができる。

（厚生労働省資料）

図2　今後の地域保健対策のあり方～地域のソーシャル・キャピタルの活用を通じた健康なまちづくりの推進～

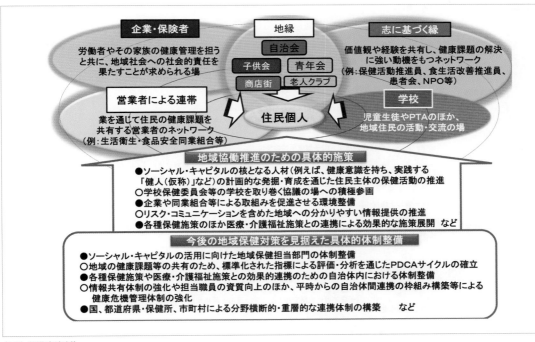

（厚生労働省資料）

02　母子保健・児童福祉

母子保健法

　母子保健法の概要は，図3の通りである。また同法では，「母性の尊重」「乳幼児の健康の保持増進」「母性及び保護者の努力」「国及び地方公共団体の責務」などが明記されており，そのための母子保健施策が推進されている（図4）。

図3 **母子保健法の概要**

1. 目 的

母性並びに乳児及び幼児の健康の保持及び増進を図るため，母子保健に関する原理を明らかにするとともに，母性並びに乳児及び幼児に対する保健指導，健康診査，医療その他の措置を講じ，もって国民保健の向上に寄与することを目的とする。

2. 定 義

妊産婦‥‥妊娠中又は出産後1年以内の女子　　　　　　乳　児‥‥1歳に満たない者
幼　児‥‥満1歳から小学校就学の始期に達するまでの者　　新生児‥‥出生後28日を経過しない乳児

3. 主な規定

1. 保健指導（第10条）
市町村は，妊産婦等に対して，妊娠，出産又は育児に関し，必要な保健指導を行い，又は保健指導を受けることを勧奨しなければならない。

2. 健康診査（第12条，第13条）
・市町村は1歳6か月児及び3歳児に対して健康診査を行わなければならない。
・上記のほか，市町村は，必要に応じ，妊産婦又は乳児若しくは幼児に対して，健康診査を行い，又は健康診査を受けることを勧奨しなければならない。

3. 妊娠の届出（第15条）
妊娠した者は，速やかに市町村長に妊娠の届出をしなければならない。

4. 母子健康手帳（第16条）
市町村は，妊娠の届出をした者に対して，母子健康手帳を交付しなければならない。

5. 低出生体重児の届出（第18条）
体重が2,500g未満の乳児が出生したときは，その保護者は，速やかに，その旨をその乳児の現在地の都道府県等に届け出なければならない。

6. 養育医療（第20条）
都道府県等は，未熟児に対し，養育医療の給付を行い，又はこれに代えて養育医療に要する費用を支給することができる。

（厚生労働省資料）

図4 **母子保健対策の体系**

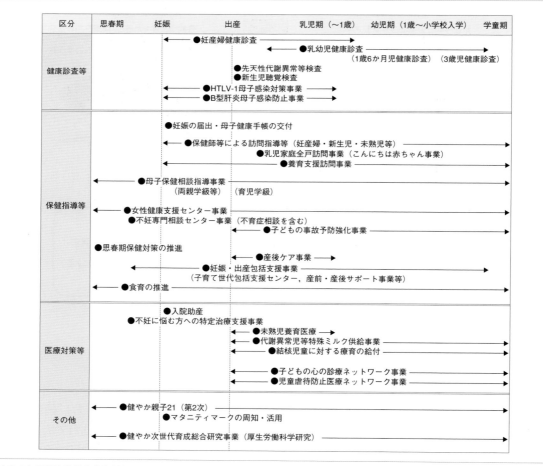

（令和3年版厚生労働白書資料編，p.192，2021.より）

児童福祉法

児童福祉法において，すべての児童は，児童の権利に関する条約の精神に則り，適切に養育されること，その生活を保障されること，愛され，保護されること，その心身の健やかな成長および発達ならびにその自立が図られること，その他の福祉を等しく保障される権利を有するとされている。また，国および地方公共団体は，児童の保護者とともに，児童を心身ともに健やかに育成する責任を負うものとされる。児童相談所や児童福祉施設（表1）などが定められている。

表1 児童福祉施設一覧

施設の種類	目的・対象者
助産施設 （児童福祉法第36条）	保健上必要があるにもかかわらず経済的理由により入院助産を受けることができない妊産婦を入所させて助産を受けさせる。
乳児院 （児童福祉法第37条）	乳児（保健上，安定した生活環境の確保その他の理由により特に必要のある場合には，幼児を含む）を入院させて，これを養育し，あわせて退院した者について相談その他の援助を行う。
児童養護施設 （児童福祉法第41条）	保護者のない児童（乳児を除く。ただし，安定した生活環境の確保その他の理由により特に必要のある場合には，乳児を含む），虐待されている児童その他環境上養護を要する児童を入所させて，これを養護し，あわせて退所した者に対する相談その他の自立のための援助を行う。
福祉型障害児入所施設 （児童福祉法第42条）	障がい児を入所させて保護するとともに日常生活の指導および独立自活に必要な知識技能を与える。
医療型障害児入所施設 （児童福祉法第42条）	障がい児を入所させて保護するとともに日常生活の指導および独立自活に必要な知識技能を与え，治療も行う。
福祉型児童発達支援センター （児童福祉法第43条）	障がい児を日々保護者のもとから通わせて，日常生活における基本的動作の指導，独立自活に必要な知識技能の付与または集団生活への適応のための訓練を行う。
医療型児童発達支援センター （児童福祉法第43条）	障がい児を日々保護者のもとから通わせて，日常生活における基本的動作の指導，独立自活に必要な知識技能の付与または集団生活への適応のための訓練および治療を行う。
児童心理治療施設 （児童福祉法第43条の2）	家族環境，交友関係等環境上の理由により社会生活が困難となった児童を短期間入所または保護者のもとから通わせて社会生活に必要な心理に関する治療および生活指導を行い，あわせて退所した者について相談その他の援助を行う。
児童自立支援施設 （児童福祉法第44条）	不良行為をなし，またはなすおそれのある児童および家庭環境その他の環境上の理由により生活指導等を要する児童を入所させ，または保護者のもとから通わせて，個々の児童の状況に応じて必要な指導を行い，その自立を支援し，あわせて退所した者について相談その他の援助を行う。
母子生活支援施設 （児童福祉法第38条）	配偶者のない女子またはこれに準ずる事情にある女子およびその者の監護すべき児童を入所させて，これらの者を保護する。
保育所 （児童福祉法第39条）	日々保護者のもとから通わせて保育を必要とする乳児または幼児を保育する。
幼保連携型認定こども園 （児童福祉法第39条の2）	小学校就学前の子どもに対する教育および保育ならびに保護者に対する子育て支援を総合的に提供する。

（次頁へつづく）

4 各論③：事例で考える生活の場での看護とそのための制度

施設の種類	目的・対象者
児童家庭支援センター（児童福祉法第44条の2）	地域の児童の福祉に関する各般の問題につき，児童に関する家庭その他からの相談のうち，専門的な知識および技術を必要とするものに応じ，必要な助言を行うとともに，市町村の求めに応じ，技術的助言その他必要な援助を行うほか，保護を要する児童またはその保護者に対する指導および児童相談所，児童福祉施設等との連絡調整等を総合的に行い，地域の児童，家庭の福祉の向上を図る。
児童館（児童福祉法第40条）	児童に健全な遊びを与えて，その健康を増進し，または情操を豊かにする。
児童遊園（児童福祉法第40条）	児童に健全な遊びを与えて，その健康を増進し，または情操を豊かにする。

児童虐待防止法

児童虐待の防止等に関する法律（児童虐待防止法）は，児童虐待が児童の人権を著しく侵害し，その心身の成長および人格の形成に重大な影響を与えるとともに，わが国における将来の世代の育成にも懸念を及ぼすことに鑑み，児童に対する虐待の禁止，児童虐待の予防および早期発見その他の児童虐待の防止に関する国および地方公共団体の責務，児童虐待を受けた児童の保護および自立の支援のための措置等を定めることにより，児童虐待の防止等に関する施策を促進し，もって児童の権利利益の擁護に資することを目的とする（図5，表2）。

図5　地域での児童虐待防止のシステム

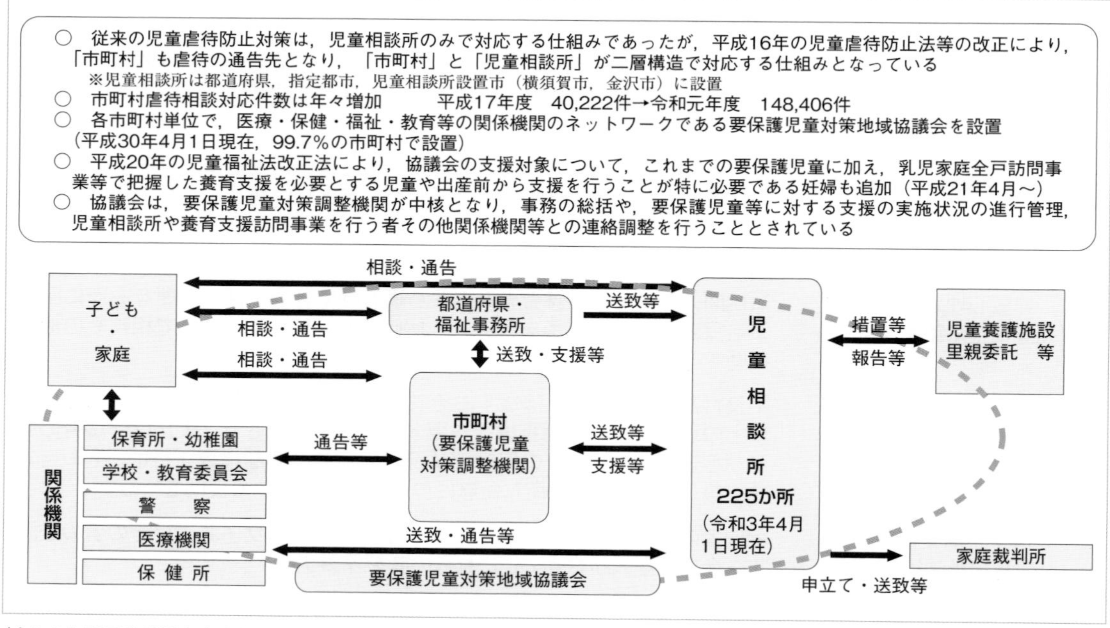
○　従来の児童虐待防止対策は，児童相談所のみで対応する仕組みであったが，平成16年の児童虐待防止法等の改正により，「市町村」も虐待の通告先となり，「市町村」と「児童相談所」が二層構造で対応する仕組みとなっている
※児童相談所は都道府県，指定都市，児童相談所設置市（横須賀市，金沢市）に設置
○　市町村虐待相談対応件数は年々増加　平成17年度　40,222件→令和元年度　148,406件
○　各市町村単位で，医療・保健・福祉・教育等の関係機関のネットワークである要保護児童対策地域協議会を設置（平成30年4月1日現在，99.7％の市町村で設置）
○　平成20年の児童福祉法改正法により，協議会の支援対象について，これまでの要保護児童に加え，乳児家庭全戸訪問事業等で把握した養育支援を必要とする児童や出産前から支援を行うことが特に必要である妊婦も追加（平成21年4月～）
○　協議会は，要保護児童対策調整機関が中核となり，事務の総括や，要保護児童等に対する支援の実施状況の進行管理，児童相談所や養育支援訪問事業を行う者その他関係機関等との連絡調整を行うこととされている
相談・通告
子ども・家庭
相談・通告
相談・通告
都道府県・福祉事務所
送致等
送致・支援等
児童相談所
225か所
（令和3年4月1日現在）
措置等
報告等
児童養護施設
里親委託　等
関係機関
保育所・幼稚園
学校・教育委員会
警　察
医療機関
保 健 所
通告等
市町村
（要保護児童対策調整機関）
送致等
支援等
送致・通告等
要保護児童対策地域協議会
家庭裁判所
申立て・送致等

（令和3年版厚生労働白書資料編，p.189，2021.より）

表2　児童虐待の定義

「児童虐待」とは，保護者（親権を行う者，未成年後見人その他の者で，児童を現に監護するものをいう）が，その監護する児童（18歳に満たない者をいう）について行う次に掲げる行為をいう（児童虐待防止法第2条）。
●身体的虐待：児童の身体に外傷が生じ，または生じるおそれのある暴行を加えること
●性的虐待：児童にわいせつな行為をすること等
●ネグレクト：保護者としての監護を著しく怠ること（同居人による虐待の放置も含む）
●心理的虐待：児童に著しい心理的外傷を与える言動を行うこと（DVを含む）

DV防止法

　配偶者からの暴力の防止及び被害者の保護等に関する法律（DV防止法）は，配偶者からの暴力にかかる通報，相談，保護，自立支援等の体制を整備し，配偶者からの暴力の防止および被害者の保護を図ることを目的とするものである。都道府県は婦人相談所等が配偶者暴力相談支援センターとしての機能を果たすようにする。また，婦人相談員による相談，婦人保護施設における被害者の保護などが規定されている（図6）。

図6　婦人保護事業の概要

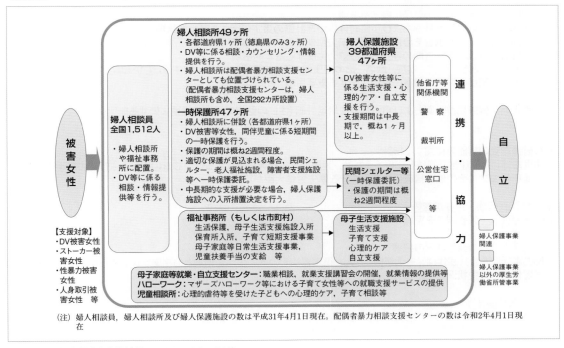

（令和3年版厚生労働白書資料編，p.188，2021.より）

03 成人保健

健康増進法

　健康増進法は，健康日本21を具体化するために定められた法律で，2003（平成15）年に施行された。同年に廃止となった栄養改善法の内容も引き継いでいる。生活習慣病を防ぐための健康改善，運動，喫煙等の生活習慣の改善を通した健康増進に関する概念を取り入れている（表3）。

表3 健康増進法の概要

第1章 総則
（1）目的
　　国民の健康の増進の総合的な推進に関し基本的な事項を定めるとともに，国民の健康の増進を図るための措置を
　　講じ，国民保健の向上を図る。

（2）責務
　　①国民　健康な生活習慣の重要性に対し関心と理解を深め，生涯にわたり，自らの健康状態を自覚するとともに，
　　　健康の増進に努める。
　　②国および地方公共団体　健康の増進に関する正しい知識の普及，情報の収集・整理・分析・提供，研究の推進，
　　　人材の養成・資質の向上を図るとともに，関係者に対し，必要な技術的援助を与えることに努める。
　　③健康増進事業実施者（保険者，事業者，市町村，学校等）　健康教育健康相談等，国民の健康の増進のための
　　　事業を積極的に推進するよう努める。

（3）国，地方公共団体，健康増進事業実施者，医療機関その他の関係者の連携，および協力

第2章 基本方針等（「健康日本21」の法制化）
（1）基本方針
　　国民の健康の増進の総合的な推進を図るための基本方針を厚生労働大臣が策定。
　　　①国民の健康の増進の推進に関する基本的な方向
　　　②国民の健康の増進の目標に関する事項
　　　③都道府県健康増進計画および市町村健康増進計画の策定に関する基本的事項
　　　④国民健康・栄養調査その他の調査・研究に関する基本的事項
　　　⑤健康増進事業実施者間の連携および協力に関する基本的事項
　　　⑥食生活，運動，休養，喫煙，飲酒，歯の健康保持その他の生活習慣に関する正しい知識の普及に関する事項
　　　⑦その他国民の健康の増進の推進に関する重要事項

（2）都道府県健康増進計画および市町村健康増進計画（住民の健康の増進の推進に関する施策についての計画）の
　　策定。

（3）健康診査の実施等に関する指針
　　生涯を通じた健康自己管理を支援するため，健康増進事業実施者による健康診査の実施およびその結果の通知，
　　健康手帳の交付その他の措置に関する指針を厚生労働大臣が策定。

第3章 国民健康・栄養調査等
（1）国民健康・栄養調査を実施

（2）生活習慣病の発生状況の把握
　　国および地方公共団体は，生活習慣とがん，循環器病その他の生活習慣病との相関関係を明らかにするため，生
　　活習慣病の発生状況の把握に努める。

第4章 保健指導等
　　市町村　栄養改善その他の生活習慣の改善に関する事項についての相談・保健指導
　　都道府県等　特に専門的な知識・技術を必要とする栄養指導等の保健指導

第5章 特定給食施設等
　　特定給食施設における栄養管理

第6章 受動喫煙防止
　　国および地方公共団体は，望まない受動喫煙が生じないよう，受動喫煙に関する知識の普及，意識の啓発，必要
　　な環境の整備その他の受動喫煙を防止するための措置を総合的かつ効果的に推進する。

第7章 特別用途表示等
　　特別用途表示をしようとする者は，内閣総理大臣の許可を受けなければならない。

（厚生労働省資料を一部改変）

健康日本21（第2次）

　日本における健康づくり対策は，1964（昭和39）年の東京オリンピックを契機に始まった。国は，1978（昭和53）年の第1次国民健康づくり対策を皮切りに，現在まで，4次にわたる健康づくり対策を定めている（表4）。現在は第4次国民健康づくり対策として，「21世紀における第2次国民健康づくり運動（健康日本21（第2次））」が策定されている（図7）。

表4　健康づくり対策の変遷

	【基本的考え方】	【施策の概要】	【指針等】
第1次国民健康づくり対策（S.53年〜63年度）	1. 生涯を通じる健康づくりの推進［成人病予防のための1次予防の推進］ 2. 健康づくりの3要素（栄養，運動，休養）の健康増進事業の推進（栄養に重点）	①生涯を通じる健康づくりの推進 ・乳幼児から老人に至るまでの健康診査・保健指導体制の確立 ②健康づくりの基盤整備等 ・健康増進センター，市町村保健センター等の整備 ・保健婦，栄養士等のマンパワーの確保 ③健康づくりの啓発・普及 ・市町村健康づくり推進協議会の設置 ・栄養所要量の普及 ・加工食品の栄養成分表示 ・健康づくりに関する研究の実施 　　　　　　　　　　　　　等	・健康づくりのための食生活指針（昭和60年） ・加工食品の栄養成分表示に関する報告（昭和61年） ・肥満とやせの判定表・図の発表（昭和61年） ・喫煙と健康問題に関する報告書（昭和62年）
第2次国民健康づくり対策（S.63年度〜H.11年度）アクティブ80ヘルスプラン	1. 生涯を通じる健康づくりの推進 2. 栄養，運動，休養のうち遅れていた運動習慣の普及に重点を置いた，健康増進事業の推進	①生涯を通じる健康づくりの推進 ・乳幼児から老人に至るまでの健康診査・保健指導体制の充実 ②健康づくりの基盤整備等 ・健康科学センター，市町村保健センター，健康増進施設等の整備 ・健康運動指導者，管理栄養士，保健婦等のマンパワーの確保 ③健康づくりの啓発・普及 ・栄養所要量の普及・改定 ・運動所要量の普及 ・健康増進施設認定制度の普及 ・たばこ行動計画の普及 ・外食栄養成分表示の普及 ・健康文化都市及び健康保養地の推進 ・健康づくりに関する研究の実施 　　　　　　　　　　　　　等	・健康づくりのための食生活指針（対象特性別：平成2年） ・外食栄養成分表示ガイドライン策定（平成2年） ・喫煙と健康問題に関する報告書（改定）（平成5年） ・健康づくりのための運動指針（平成5年） ・健康づくりのための休養指針（平成6年） ・たばこ行動計画検討会報告書（平成7年） ・公共の場所における分煙のあり方検討会報告書（平成8年） ・年齢対象別身体活動指針（平成9年）
第3次国民健康づくり対策（H.12年度〜H.24年度）21世紀における国民健康づくり運動（健康日本21）	1. 生涯を通じる健康づくりの推進［「一次予防」の重視と健康寿命の延伸，生活の質の向上］ 2. 国民の保健医療水準の指標となる具体的目標の設定及び評価に基づく健康増進事業の推進 3. 個人の健康づくりを支援する社会環境づくり	①健康づくりの国民運動化 ・効果的なプログラムやツールの普及啓発，定期的な見直し ・メタボリックシンドロームに着目した，運動習慣の定着，食生活の改善等に向けた普及啓発の徹底 ②効果的な健診・保健指導の実施 ・医療保険者による40歳以上の被保険者・被扶養者に対するメタボリックシンドロームに着目した健診・保健指導の着実な実施（2008年度より） ③産業界との連携 ・産業界の自主的取組との一層の連携 ④人材育成（医療関係者の資質向上） ・国，都道府県，医療関係者団体，医療保険者団体等が連携した人材育成のための研修等の充実	・食生活指針（平成12年） ・分煙効果判定基準策定検討会報告書（平成14年） ・健康づくりのための睡眠指針（平成15年） ・健康診査の実施等に関する指針（平成16年） ・日本人の食事摂取基準（2005年版）（平成16年） ・食事バランスガイド（平成17年） ・禁煙支援マニュアル（平成18年） ・健康づくりのための運動基準2006（平成18年） ・健康づくりのための運動指針2006

（次頁へつづく）

第3次国民健康づくり対策（H.12年度～H.24年度）21世紀における国民健康づくり運動（健康日本21）		⑤エビデンスに基づいた施策の展開 ・アウトカム評価を可能とするデータの把握手法の見直し 　　　　　　　　　　　　　　　　　　等	〈エクササイズガイド2006〉（平成18年） ・日本人の食事摂取基準（2010年版）（平成21年）
第4次国民健康づくり対策（H.25年度～）21世紀における国民健康づくり運動（健康日本21（第二次））	【基本的考え方】 1. 健康寿命の延伸・健康格差の縮小 2. 生涯を通じる健康づくりの推進〔生活習慣病の発症予防・重症化予防，社会生活機能の維持・向上，社会環境の整備〕 3. 生活習慣病の改善とともに社会環境の改善 4. 国民の保健医療水準の指標となる具体的な数値目標の設定及び評価に基づく健康増進事業の推進	【施策の概要】 ①健康寿命の延伸と健康格差の縮小 ・生活習慣病予防対策の総合的な推進，医療や介護などの分野における支援等の取組を推進 ②生活習慣病の発症予防と重症化予防の徹底（NCD（非感染性疾患）の予防） ・がん，循環器疾患，糖尿病，COPDの一次予防とともに重症化予防に重点を置いた対策を推進 ③社会生活を営むために必要な機能の維持及び向上 ・こころの健康，次世代の健康，高齢者の健康を推進 ④健康を支え，守るための社会環境の整備 ・健康づくりに自発的に取り組む企業等の活動に対する情報提供や，当該取組の評価等を推進 ⑤栄養・食生活，身体活動・運動，休養，飲酒，喫煙，歯・口腔の健康に関する生活習慣の改善及び社会環境の改善 ・上記項目に関する基準や指針の策定・見直し，正しい知識の普及啓発，企業や民間団体との協働による体制整備を推進 　　　　　　　　　　　　　　　　　　等	【指針等】 ・健康づくりのための身体活動基準2013（平成25年） ・アクティブガイド—健康づくりのための身体活動指針—（平成25年） ・健康づくりのための睡眠指針2014（平成26年） ・日本人の食事摂取基準（2020年版）（令和2年） ・喫煙の健康影響に関する検討会報告書（平成28年） ・禁煙支援マニュアル（第二版）（増補改訂）（平成30年）

（令和3年版厚生労働白書資料編，p.58，2021.より）

図7 健康日本21（第二次）の概念図

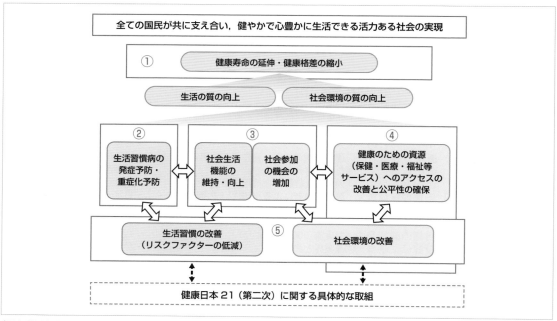

（厚生労働省資料）

特定健診・特定保健指導

特定健康診査（特定診療）・特定保健指導は，図8のような流れで進められる。

図8　特定健診・保健指導計画の流れ（イメージ）

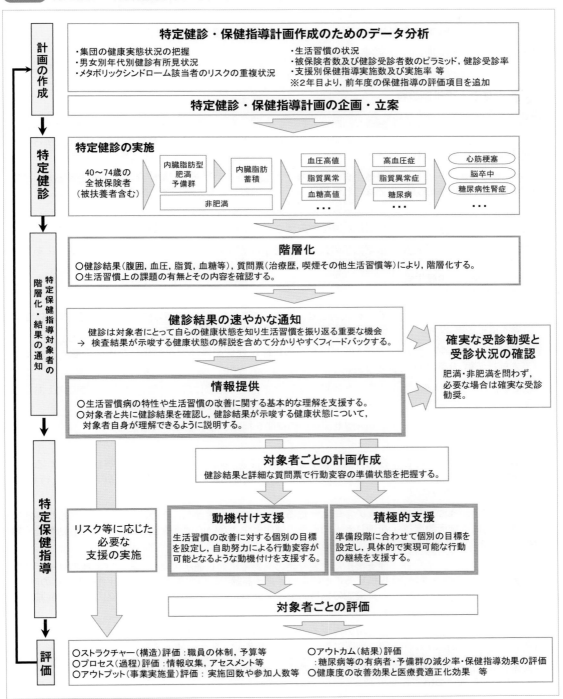

（厚生労働省健康局：標準的な健診・保健指導プログラム【平成30年度版】を一部改変）

老人福祉法・高齢者医療確保法

高齢者を支える法制度はさまざまあるが，代表的な法律として，老人福祉法，高齢者の医療の確保に関する法律（高齢者医療確保法），介護保険法，高齢者虐待の防止，高齢者の養護者に対する支援等に関する法律（高齢者虐待防止法）などがある。

老人福祉法では老人福祉施設等が定められており（表5），高齢者医療確保法では後期高齢者医療制度が定められている。

表5 主な老人福祉施設等

施設の種類	目的・対象者
養護老人ホーム （老人福祉法第20条の4）	環境上の理由および経済的な理由により居宅養護の困難な者を入所させ養護する。
特別養護老人ホーム （老人福祉法第20条の5）	身体上または精神上著しい障がいがあり，常時介護を必要とするが，家庭ではこれを受けることが困難な者を入所させ，養護する。
軽費老人ホーム （老人福祉法第20条の6）	高齢等のため独立して生活するには不安が認められる者等に対し，無料または低額な料金で入所させ，食事の提供その他日常生活上の便宜を供与する。
都市型軽費老人ホーム（「軽費老人ホームの設備及び運営に関する基準」平20.5.9厚生労働省令第107号）	居室面積の最低基準を下げる等により，地価の高い都市部の事情にあわせた軽費老人ホーム。入所定員は20人以下。
有料老人ホーム （老人福祉法第29条）	老人を入居させ，入浴，排泄もしくは食事の介護，食事の提供またはその他の日常生活上必要な便宜を供与する。
老人福祉センター（特A型） （老人福祉法第20条の7）	下記A型センターの機能に保健関係部門を強化した大型の老人福祉センター。
老人福祉センター（A型） （老人福祉法第20条の7）	無料または低額な料金で各種の相談に応じ健康の増進，教養の向上およびレクリエーションのための便宜を総合的に供与する。
老人福祉センター（B型） （老人福祉法第20条の7）	上記A型センターの機能を補完する小型の老人福祉センター
老人介護支援センター（在宅介護支援センター） （老人福祉法第20条の7の2）	在宅介護に関する各種の相談，助言，必要なサービス等が受けられるよう市町村等との連絡調整等，福祉用具の展示および使用法の指導等を行う。
老人福祉施設付設作業所（「老人福祉施設付設作業所設置運営要綱」昭52.8.1社老第48号）	老人の多年にわたる経験と知識を生かし，その希望と能力に応じた作業等を通じ老人の心身の健康と生きがいの増進を図るための社会活動を行う場所を提供する。
老人デイサービスセンター （老人福祉法第20条の2の2）	要支援または要介護の高齢者に対し通所により，入浴等各種のサービスを提供することによって当該高齢者の自立生活の助長，社会的孤立感の解消，心身機能の維持向上等を図るとともにその家族の身体的な労苦の軽減を図る。
老人短期入所施設 （老人福祉法第20条の3）	養護者の疾病その他の理由により，居宅において介護を受けることが一時的に困難になったものを短期間入所させ擁護する。
老人休養ホーム（「老人休養ホームの設置運営について」昭40.4.5社老第87号）	老人に対し低廉で健全な保健休養のための便宜を供与する。

（次頁へつづく）

施設の種類	目的・対象者
老人憩の家（「老人憩の家の設置運営について」昭40.4.5社老第88号）	老人に対して，教養の向上，レクリエーション等のための便宜を供与する。
認知症高齢者グループホーム（老人福祉法第5条の2・認知症対応型老人共同生活援助事業）	認知症高齢者に小規模な生活の場において，食事の支度，掃除，洗濯等を含めた共同生活の場を提供し，家庭的な環境のなかで介護職員等による生活上の指導，援助を行う。
生活支援ハウス（高齢者生活福祉センター）（「生活支援ハウス（高齢者生活福祉センター）運営事業の実施について」平12.9.27老発第655条）	小規模複合施設で介護支援機能，居住機能および地域交流機能を総合的に有し，心身の虚弱化がある程度進んでも，地域のなかで生活が続けられるように福祉サービスを提供する。

介護保険法

　介護保険法は，加齢に伴って生ずる心身の変化に起因する疾病等により要介護状態となり，入浴，排泄，食事等の介護，機能訓練ならびに看護および療養上の管理その他の医療を要する者等について，これらの者が尊厳を保持し，その有する能力に応じ自立した日常生活を営むことができるよう，必要な保健医療サービスおよび福祉サービスにかかる給付を行うため，国民の共同連帯の理念に基づき介護保険制度を設け，その行う保険給付等に関して必要な事項を定め，もって国民の保健医療の向上および福祉の増進を図ることを目的としている。

　保険者は市町村・特別区。40歳以上の者が被保険者で，65歳以上の第1号被保険者と，40歳以上65歳未満の第2号被保険者に区分される（図9〜13）。

図9　介護保険制度の体系図

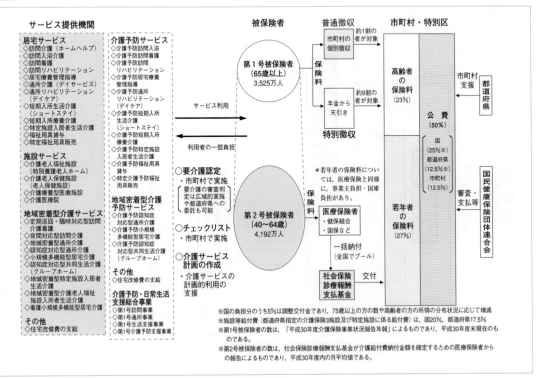

（令和3年版厚生労働白書資料編, p.230, 2021.より）

図10 介護サービスの種類

	都道府県・政令市・中核市が指定・監督を行うサービス	市町村が指定・監督を行うサービス
介護給付を行うサービス	◎居宅介護サービス 【訪問サービス】 ○訪問介護(ホームヘルプサービス) ○訪問入浴介護 ○訪問看護 ○訪問リハビリテーション ○居宅療養管理指導 ○特定施設入居者生活介護 ○福祉用具貸与 ○特定福祉用具販売 【通所サービス】 ○通所介護(デイサービス) ○通所リハビリテーション 【短期入所サービス】 ○短期入所生活介護(ショートステイ) ○短期入所療養介護 ◎施設サービス ○介護老人福祉施設　　○介護療養型医療施設 ○介護老人保健施設　　○介護医療院	◎地域密着型介護サービス ○定期巡回・随時対応型訪問介護看護 ○夜間対応型訪問介護 ○地域密着型通所介護 ○認知症対応型通所介護 ○小規模多機能型居宅介護 ○認知症対応型共同生活介護(グループホーム) ○地域密着型特定施設入居者生活介護 ○地域密着型介護老人福祉施設入所者生活介護 ○複合型サービス(看護小規模多機能型居宅介護) ◎居宅介護支援
予防給付を行うサービス	◎介護予防サービス 【訪問サービス】 ○介護予防訪問入浴介護 ○介護予防訪問看護 ○介護予防訪問リハビリテーション ○介護予防居宅療養管理指導 ○介護予防特定施設入居者生活介護 ○介護予防福祉用具貸与 ○特定介護予防福祉用具販売 【通所サービス】 ○介護予防通所リハビリテーション 【短期入所サービス】 ○介護予防短期入所生活介護 　(ショートステイ) ○介護予防短期入所療養介護	◎地域密着型介護予防サービス ○介護予防認知症対応型通所介護 ○介護予防小規模多機能型居宅介護 ○介護予防認知症対応型共同生活介護 　(グループホーム) ◎介護予防支援

この他，居宅介護(介護予防)住宅改修，介護予防・日常生活支援総合事業がある。

(厚生労働省：公的介護保険制度の現状と今後の役割, p.19, 2018.より)

図11 介護サービスの利用手続き

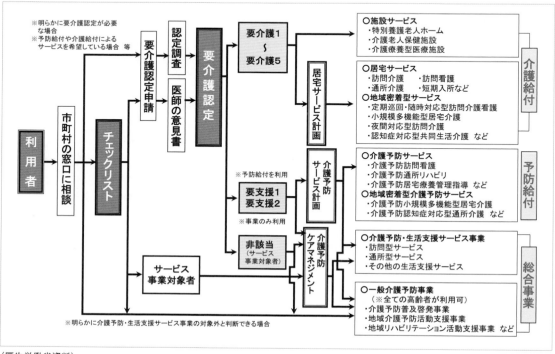

(厚生労働省資料)

図12 地域支援事業の全体像

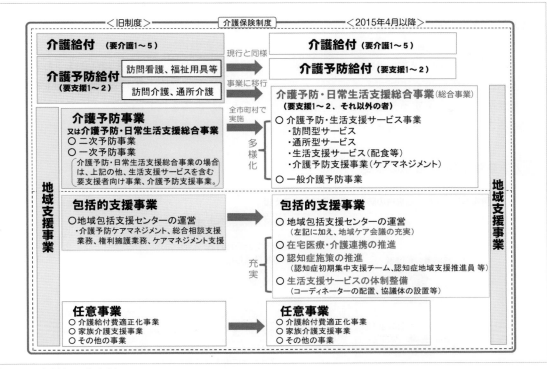

（厚生労働省資料を一部改変）

図13 地域包括支援センターの業務

地域包括支援センターは、市町村が設置主体となり、保健師・社会福祉士・主任介護支援専門員等を配置して、3職種のチームアプローチにより、住民の健康の保持及び生活の安定のために必要な援助を行うことにより、その保健医療の向上及び福祉の増進を包括的に支援することを目的とする施設である。（介護保険法第115条の46第1項）
主な業務は、介護予防支援及び包括的支援事業（①介護予防ケアマネジメント業務、②総合相談支援業務、③権利擁護業務、④包括的・継続的ケアマネジメント支援業務）で、制度横断的な連携ネットワークを構築して実施する。

総合相談支援業務
住民の各種相談を幅広く受け付けて、制度横断的な支援を実施

多面的（制度横断的）支援の展開
行政機関、保健所、医療機関、児童相談所など必要なサービスにつなぐ

介護サービス　ボランティア
ヘルスサービス　成年後見制度
地域権利擁護　民生委員
医療サービス　虐待防止
介護相談員

権利擁護業務
・成年後見制度の活用促進、高齢者虐待への対応など

社会福祉士等

主任ケアマネジャー等　保健師等

チームアプローチ

包括的・継続的ケアマネジメント支援業務
・「地域ケア会議」等を通じた自立支援型ケアマネジメントの支援
・ケアマネジャーへの日常的個別指導・相談
・支援困難事例等への指導・助言

介護予防ケアマネジメント業務
二次予防事業対象者（旧特定高齢者）に対する介護予防ケアプランの作成など

介護予防支援
要支援者に対するケアプラン作成
※ケアマネ事業所への委託が可能

：包括的支援事業（地域支援事業の一部）
：介護予防支援（保険給付の対象）

（厚生労働省資料）

高齢者虐待防止法

高齢者虐待防止法は，高齢者虐待の防止等に関する国等の責務，高齢者虐待を受けた高齢者に対する保護のための措置，養護者の負担の軽減を図ること等の養護者に対する養護者による高齢者虐待の防止に資する支援のための措置等を定めることにより，高齢者虐待の防止，養護者に対する支援等に関する施策を促進し，もって高齢者の権利利益の擁護に資することを目的とする（図14）。

高齢者虐待は，家庭における養護者または施設等の職員による，①身体的虐待，②ネグレクト，③心理的虐待，④性的虐待，⑤経済的虐待の5つが定義されている。

図14 高齢者虐待防止法の概要

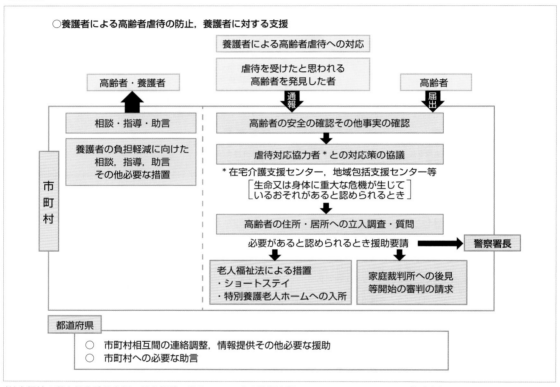

（社会福祉の動向編集委員会編：社会福祉の動向2013，中央法規出版，p.221，222，2013.を一部改変）

障害者総合支援法

　障害者の日常生活及び社会生活を総合的に支援するための法律（障害者支援法）は，障がい者および障がい児が基本的人権を享有する個人としての尊厳にふさわしい日常生活または社会生活を営むことができるよう，必要な障害福祉サービスにかかる給付，地域生活支援事業その他の支援を総合的に行い，もって障がい者および障がい児の福祉の増進を図るとともに，障害の有無にかかわらず国民が相互に人格と個性を尊重し安心して暮らすことのできる地域社会の実現に寄与することを目的とする。

　障害福祉サービスは，自立支援給付（介護給付・訓練等給付等）と地域生活支援事業に大きく分かれる（図15，表6・7）。

図15 障害者総合支援法の給付・事業

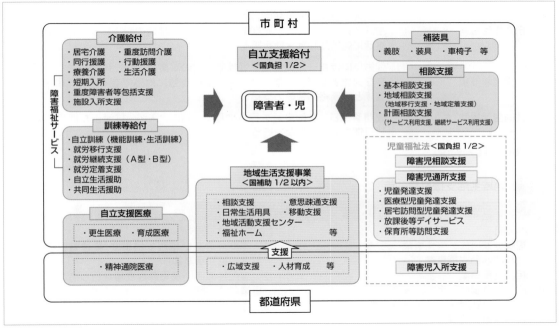

（厚生労働省資料）

表6 介護給付と訓練等給付の種類

介護給付	居宅介護（ホームヘルプ）	自宅で，入浴，排泄，食事の介護等を行う
	重度訪問介護	重度の肢体不自由者その他の障がい者で常に介護を必要とする人に，自宅で，入浴，排泄，食事の介護，外出時における移動支援などを総合的に行う
	同行援護	視覚障害者の外出時に同行し，移動に必要な情報を提供するとともに，移動の援護，排泄，食事の介護等を行う
	行動援護	自己判断能力が制限されている人が行動するときに，危険を回避するために必要な支援，外出支援を行う
	重度障害者等包括支援	介護の必要性がとても高い人に，居宅介護等複数のサービスを包括的に行う

（次頁へつづく）

各論③：事例で考える生活の場での看護とそのための制度　**4**

介護給付	短期入所（ショートステイ）	自宅で介護する人が病気の場合などに，短期間，夜間も含め施設で，入浴，排泄，食事の介護等を行う
	療養介護	医療と常時介護を必要とする人に，医療機関で機能訓練，療養上の管理，看護，介護および日常生活の世話を行う
	生活介護	常に介護を必要とする人に，昼間，入浴，排泄，食事の介護等を行うとともに，創作的活動または生産活動の機会を提供する
	障害者支援施設での夜間ケア等（施設入所支援）	施設に入所する人に，夜間や休日，入浴，排泄，食事の介護等を行う
訓練等給付	自立訓練（機能訓練・生活訓練）	自立した日常生活または社会生活ができるよう，一定期間，身体機能または生活能力の向上のために必要な訓練を行う
	就労移行支援	一般企業等への就労を希望する人に，一定期間，就労に必要な知識および能力の向上のために必要な訓練を行う
	就労継続支援（A型（雇用型），B型（非雇用型））	一般企業等での就労が困難な人に，働く場を提供するとともに，知識および能力の向上のために必要な訓練を行う
	自立生活援助	施設入所支援や共同生活援助を利用していた障がい者が居宅において日常生活を送れるように，定期的な巡回訪問や随時の対応により，円滑な地域生活に向けた相談・助言等を行う
	就労定着支援	就労に向けた一定の支援を受けて通常の事業所に新たに雇用された障がい者を対象として，就業に伴う生活面の課題に対応できるよう，事業所，家族等との連絡調整等の支援を行う
	共同生活援助（グループホーム）	夜間や休日，共同生活を行う住居で，相談，入浴，排泄または食事の介護や日常生活上の援助を行う

（厚生労働省資料を一部改変）

表7 地域生活支援事業一覧

市町村事業	都道府県事業
【必須事業】 1 理解促進研修・啓発事業 2 自発的活動支援事業 3 相談支援事業 4 成年後見制度利用支援事業 5 成年後見制度法人後見支援事業 6 意思疎通支援事業 7 日常生活用具給付等事業 8 手話奉仕員養成研修事業 9 移動支援事業 10 地域活動支援センター機能強化事業 【任意事業の例】 1 日常生活支援（福祉ホームの運営，訪問入浴サービス，巡回支援専門員整備等） 2 社会参加支援（レクリエーション活動等支援，文化芸術活動振興，点字・声の広報等発行等） 3 就業・就労支援（盲人ホームの運営，知的障害者職親委託）	【必須事業】 1 専門性の高い相談支援事業（発達障害者支援センター運営事業等） 2 専門性の高い意思疎通支援を行う者の養成研修事業（手話通訳者・要約筆記者養成研修事業等） 3 専門性の高い意思疎通支援を行う者の派遣事業 4 意思疎通支援を行う者の派遣にかかる市町村相互間の連絡調整事業 5 広域的な支援事業 【サービス・相談支援者，指導者育成事業】 1 障害支援区分認定調査員等研修事業 2 相談支援従事者研修事業 3 サービス管理責任者研修事業 4 居宅介護従事者等養成研修事業 5 身体障害者・知的障害者相談員活動強化事業等 【任意事業】 1 日常生活支援 2 社会参加支援 3 就業・就労支援
特別支援事業	

（厚生労働省資料を一部改変）

精神保健福祉法

　精神障がい者を支える制度を代表するものに，精神保健及び精神障害者福祉に関する法律（精神保健福祉法）がある。精神保健福祉法は，精神障がい者の医療および保護を行い，障害者総合支援法と相まってその社会復帰の促進およ

びその自立と社会経済活動への参加の促進のために必要な援助を行い，ならびにその発生の予防その他国民の精神的健康の保持および増進に努めることによって，精神障がい者の福祉の増進および国民の精神保健の向上を図ることを目的とする（図16）。

図16　精神保健医療福祉制度の概要

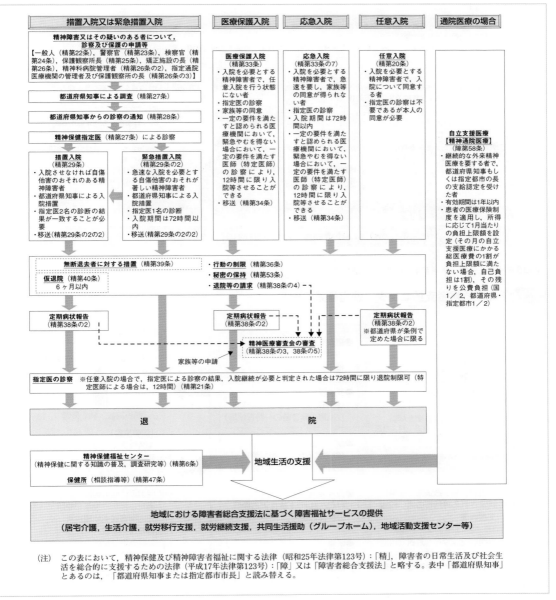

（注）　この表において，精神保健及び精神障害者福祉に関する法律（昭和25年法律第123号）：「精」，障害者の日常生活及び社会生活を総合的に支援するための法律（平成17年法律第123号）：「障」又は「障害者総合支援法」と略する。表中「都道府県知事」とあるのは，「都道府県知事または指定都市市長」と読み替える。

（令和3年版厚生労働白書資料編，p.227，2021．より）

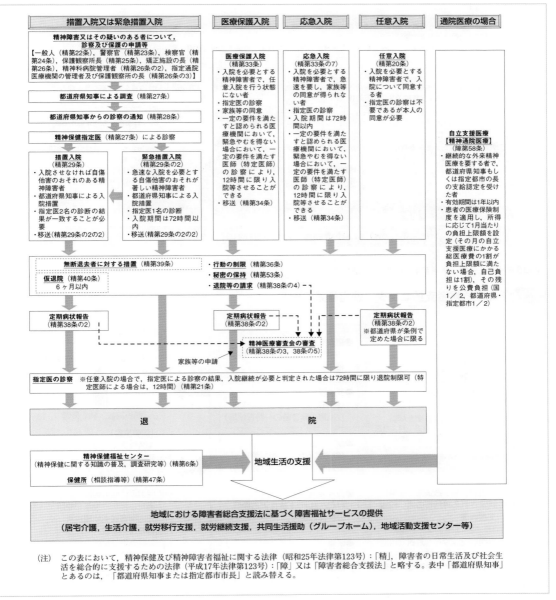の図中テキスト:

措置入院又は緊急措置入院

精神障害又はその疑いのある者について，診察及び保護の申請等
【一般人（精第22条），警察官（精第23条），検察官（精第24条），保護観察所長（精第25条），矯正施設の長（精第26条），精神科病院管理者（精第26条の2），指定通院医療機関の管理者及び保護観察所の長（精第26条の3）】

都道府県知事による調査（精第27条）

都道府県知事からの診察の通知（精第28条）

精神保健指定医（精第27条）による診察

措置入院（精第29条）
・入院させなければ自傷他害のおそれのある精神障害者
・都道府県知事による入院措置
・指定医2名の診断の結果が一致することが必要
・移送（精第29条の2の2）

緊急措置入院（精第29条の2）
・急速な入院を必要とする自傷他害のおそれが著しい精神障害者
・都道府県知事による入院措置
・指定医1名の診断
・入院期間は72時間以内
・移送（精第29条の2の2）

医療保護入院

医療保護入院（精第33条）
・入院を必要とする精神障害者で，任意入院を行う状態にない者
・指定医の診察
・家族等の同意
・一定の要件を満たすと認められる医療機関において，緊急やむを得ない場合において，一定の要件を満たす医師の診察により，12時間に限り入院等させることができる
・移送（精第34条）

応急入院

応急入院（精第33条の7）
・入院を必要とする精神障害者で，急速を要し，家族等の同意が得られない者
・指定医の診察
・入院期間は72時間以内
・一定の要件を満たすと認められる医療機関において，緊急やむを得ない場合において，一定の要件を満たす医師（特定医師）の診察により，12時間に限り入院等させることができる
・移送（精第34条）

任意入院

任意入院（精第20条）
・入院を必要とする精神障害者で，入院について同意する者
・指定医の診察は不要であるが本人の同意が必要

通院医療の場合

自立支援医療【精神通院医療】（障第58条）
・継続的な外来精神医療を要する者で，都道府県知事もしくは指定都市の長の支給認定を受けた者
・有効期間は1年以内
・患者の医療保険制度を適用し，所得に応じて1月当たりの負担上限額を設定（その月の自立支援医療にかかる総医療費の1割が負担上限額に満たない場合，自己負担は1割），その残りを公費負担（国1／2，都道府県・指定都市1／2）

無断退去者に対する措置（精第39条）
仮退院（精第40条）6ヶ月以内

・行動の制限（精第36条）
・秘密の保持（精第53条）
・退院等の請求（精第38条の4）

定期病状報告（精第38条の2）

定期病状報告（精第38条の2）

定期病状報告（精第38条の2）
※都道府県が条例で定めた場合に限る

精神医療審査会の審査（精第38条の3，38条の5）
家族等の申請

指定医の診察　※任意入院の場合で，指定医による診察の結果，入院継続が必要と判定された場合は72時間に限り退院制限可（特定医師による場合は，12時間）（精第21条）

退　　　院

精神保健福祉センター（精神保健に関する知識の普及，調査研究等）（精第6条）
保健所（相談指導等）（精第47条）

地域生活の支援

地域における障害者総合支援法に基づく障害福祉サービスの提供
（居宅介護，生活介護，就労移行支援，就労継続支援，共同生活援助（グループホーム），地域活動支援センター等）

発達障害者支援法

　発達障害者支援法は，発達障がい者が基本的人権を享有する個人としての尊厳にふさわしい日常生活または社会生活を営むことができるよう，発達障がいを早期に発見し，発達支援を行うことに関する国および地方公共団体の責務を明らかにするとともに，学校教育における発達

障がい者への支援，発達障がい者の就労の支援，発達障害者支援センターの指定等について定めることにより，発達障がい者の自立および社会参加のためのその生活全般にわたる支援を図り，もってすべての国民が，障がいの有無によって分け隔てられることなく，相互に人格と個性を尊重し合いながら共生する社会の実現に資することを目的とする（図17・18）。

図17 発達障害者支援法のねらいと概要

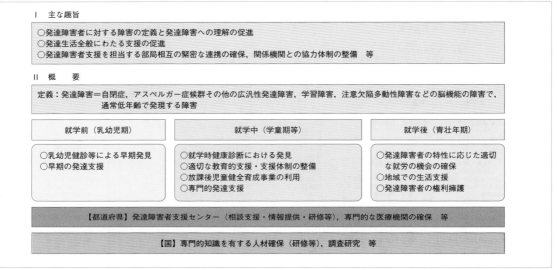

（令和3年版厚生労働白書資料編, p.229, 2021.より）

図18 発達障害者支援センター運営事業の概要

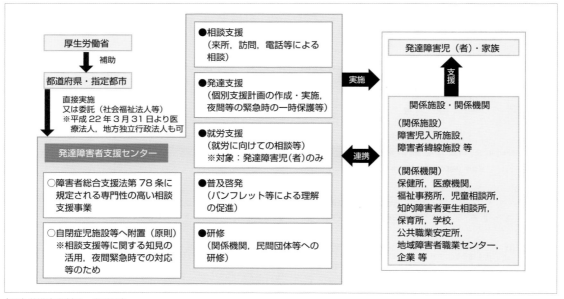

（厚生労働省資料を一部改変）

06 難病支援

難病法

　難病の患者に対する医療等に関する法律（難病法）は，難病（発病の機構が明らかでなく，かつ，治療方法が確立していない希少な疾病であって，当該疾病にかかることにより長期にわたり療養を必要とすることとなるものをいう）の患者に対する医療その他難病に関する施策に関し必要な事項を定めることにより，難病の患者に対する良質かつ適切な医療の確保および難病の患者の療養生活の質の維持向上を図り，もって国民保健の向上を図ることを目的とする（図19・20）。

図19　難病対策の概要

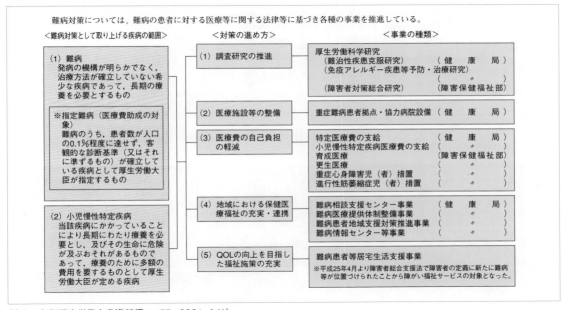

（令和3年版厚生労働白書資料編，p.75，2021.より）

図20　難治性疾患政策研究事業等

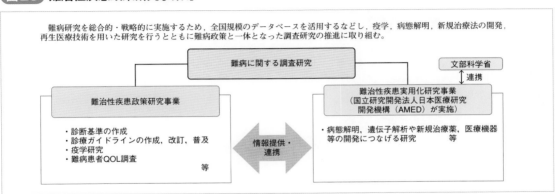

（令和3年版厚生労働白書資料編，p.75，2021.より）

4　各論③：事例で考える生活の場での看護とそのための制度

医療的ケア児支援法

医療的ケア児及びその家族に対する支援に関する法律(医療的ケア児支援法)は,基本理念を定め,国,地方公共団体等の責務を明らかにするとともに,保育および教育の拡充にかかる施策その他必要な施策ならびに医療的ケア児支援センターの指定等について定めることにより,医療的ケア児の健やかな成長を図るとともに,その家族の離職の防止に資し,もって安心して子どもを生み,育てることができる社会の実現に寄与することを目的とする(図21・22)。

図21 医療的ケア児支援法の全体像

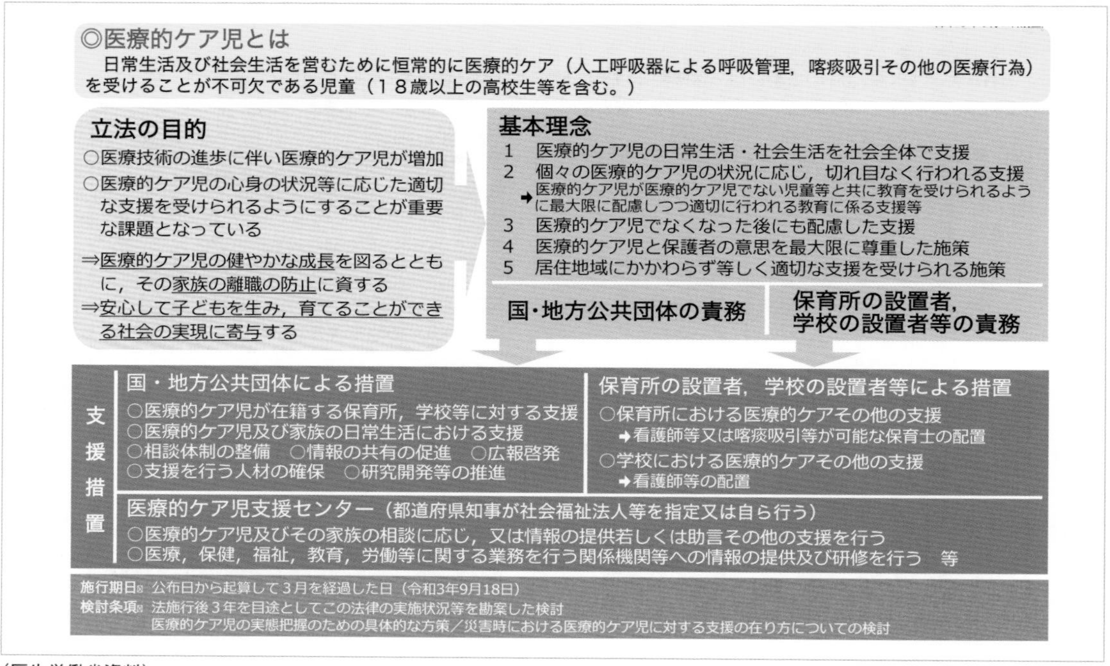

◎医療的ケア児とは
　日常生活及び社会生活を営むために恒常的に医療的ケア(人工呼吸器による呼吸管理,喀痰吸引その他の医療行為)を受けることが不可欠である児童(18歳以上の高校生等を含む。)

立法の目的
○医療技術の進歩に伴い医療的ケア児が増加
○医療的ケア児の心身の状況等に応じた適切な支援を受けられるようにすることが重要な課題となっている
⇒医療的ケア児の健やかな成長を図るとともに,その家族の離職の防止に資する
⇒安心して子どもを生み,育てることができる社会の実現に寄与する

基本理念
1　医療的ケア児の日常生活・社会生活を社会全体で支援
2　個々の医療的ケア児の状況に応じ,切れ目なく行われる支援
　医療的ケア児が医療的ケア児でない児童等と共に教育を受けられるよう最大限に配慮しつつ適切に行われる教育に係る支援等
3　医療的ケア児でなくなった後にも配慮した支援
4　医療的ケア児と保護者の意思を最大限に尊重した施策
5　居住地域にかかわらず等しく適切な支援を受けられる施策

国・地方公共団体の責務　　**保育所の設置者,学校の設置者等の責務**

支援措置

国・地方公共団体による措置	保育所の設置者,学校の設置者等による措置
○医療的ケア児が在籍する保育所,学校等に対する支援 ○医療的ケア児及び家族の日常生活における支援 ○相談体制の整備　○情報の共有の促進　○広報啓発 ○支援を行う人材の確保　○研究開発等の推進	○保育所における医療的ケアその他の支援 　➡看護師等又は喀痰吸引等が可能な保育士の配置 ○学校における医療的ケアその他の支援 　➡看護師等の配置

医療的ケア児支援センター(都道府県知事が社会福祉法人等を指定又は自ら行う)
○医療的ケア児及びその家族の相談に応じ,又は情報の提供若しくは助言その他の支援を行う
○医療,保健,福祉,教育,労働等に関する業務を行う関係機関等への情報の提供及び研修を行う　等

施行期日　公布日から起算して3月を経過した日(令和3年9月18日)
検討条項　法施行後3年を目途としてこの法律の実施状況等を勘案した検討
　　医療的ケア児の実態把握のための具体的な方策/災害時における医療的ケア児に対する支援の在り方についての検討

(厚生労働省資料)

図22 在宅の医療的ケア児とその家族の支援に向けた主な取組

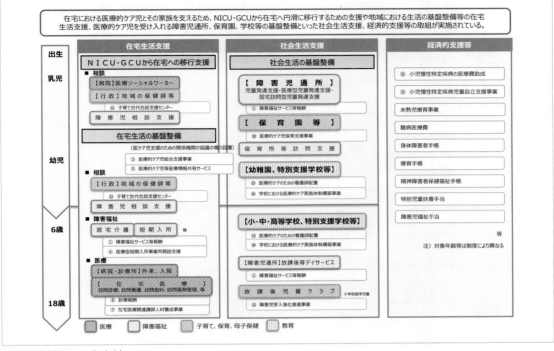

（厚生労働省資料を一部改変）

 感染症対策

感染症法

　感染症の予防及び感染症の患者に対する医療に関する法律（感染症法）は，感染症の予防および感染症の患者に対する医療に関し必要な措置を定めることにより，感染症の発生を予防し，およびそのまん延の防止を図り，もって公衆衛生の向上および増進を図ることを目的とする（図23）。

図23 感染症法の概要

感染症の発生・拡大に備えた事前対応型行政の構築

○ 感染症発生動向調査体制の整備・確立
○ 国，都道府県における総合的な取組みの推進
　（関係各方面の連携を図るため，国が感染症予防の基本指針，都道府県が予防計画を予め策定，公表）

○ インフルエンザ，性感染症，エイズ，結核，麻しん，風しん，蚊媒介感染症に関する特定感染症予防指針の策定
　（特に総合的に予防のための施策を推進する必要がある感染症について，国が原因の究明，発生の予防，まん延の防止，医療の提供，研究開発の推進，国際的な連携に関する指針を策定，公表）

（次頁へつづく）

感染症類型と医療体制

感染症類型	主な対応	医療体制	医療費負担
新感染症	入院	特定感染症指定医療機関（国が指定，全国に数か所）	全額公費（医療保険の適用なし）
1類感染症（ペスト，エボラ出血熱，南米出血熱等）	入院	第1種感染症指定医療機関［都道府県知事が指定。各都道府県に1か所］	医療保険適用残額は公費で負担（入院について）
2類感染症（特定インフルエンザ，結核，MERS等）		第2種感染症指定医療機関［都道府県知事が指定。各2次医療圏に1か所］	
3類感染症（コレラ，腸管出血性大腸菌感染症等）	特定業務への就業制限	一般の医療機関	医療保険適用（自己負担あり）
4類感染症（鳥インフルエンザ（特定鳥インフルエンザを除く），ジカウイルス感染症等）	消毒等の対物措置		
5類感染症（インフルエンザ（鳥インフルエンザ及び新型インフルエンザ等感染症を除く），エイズ，ウイルス性肝炎（E型肝炎及びA型肝炎を除く）等）	発生動向の把握・提供		
新型インフルエンザ等感染症（新型インフルエンザ，新型コロナウイルス感染症等）	入院 ※新型コロナウイルス感染症（COVID-19）については，宿泊療養・自宅療養による対応も可。	特定感染症指定医療機関・第1種感染症指定医療機関・第2種感染症指定医療機関	医療保険適用残額は公費で負担（入院について）

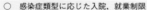

※　1～3類感染症以外で緊急の対応の必要が生じた感染症についても，「指定感染症」として，政令で指定し，原則1年限りで1～3類の感染症に準じた対応を行う。

患者等の人権を尊重した入院手続の整備

- ○　感染症類型に応じた入院，就業制限
- ○　患者の意思に基づく入院を促す入院勧告制度の導入
- ○　都道府県知事（保健所長）による72時間を限度とする入院
- ○　保健所に設置する感染症の診査に関する協議会の意見を聴いた上での10日（結核については30日）ごとの入院
- ○　都道府県知事に対する，入院時の処遇についての苦情の申出
- ○　30日を超える長期入院患者からの行政不服審査請求に対し，5日以内に裁決を行う手続の特例を規定
- ○　緊急時に，国の責任において患者の入院等について都道府県等に対し必要な指示を行う

感染症のまん延防止に資する必要十分な消毒等の措置の整備

- ○　1～4類感染症及び新型インフルエンザ等感染症のまん延防止のための消毒等の措置
- ○　1類感染症のまん延防止のための建物に対する立入制限等の措置
- ○　緊急時に，国の責任において消毒等の措置について都道府県等に対し必要な指示を行う

動物由来感染症対策の整備

- ○　サルの輸入禁止及び輸入検疫制度
- ○　ハクビシン，コウモリ，ヤワゲネズミ，プレーリードッグ等の輸入禁止
- ○　獣医師の届出対象となる感染症としてエボラ出血熱等11疾病を指定
- ○　哺乳類，鳥類，げっ歯目又はうさぎ目に属する動物等を輸入する者は厚生労働大臣（検疫所）に輸出国政府機関が発行する衛生証明書を添付の上，必要事項を届け出なければならないこととする「動物の輸入届出制度」

病原体等の所持等の規制の整備

- ○1～4種病原体等の分類に応じた，所持等の禁止，許可，届出，施設等の基準の遵守による規制
- ○病原体等の分類に応じた施設等の基準の設定
- ○感染症発生予防規程の整備，病原体等取扱主任者の選任，教育訓練の実施，運搬の届出等の所持者等の義務
- ○病原体等取扱施設への立入検査，滅菌譲渡の方法の変更等の措置を命じること等厚生労働大臣等が当該施設等を監督

新型インフルエンザ対策の整備

- ○入院等の措置を実施するとともに，政令により1類感染症相当の措置も可能とする
- ○感染したおそれのある者に対する健康状況報告要請・外出自粛要請
- ○発生及び実施する措置等に関する情報の公表
- ○都道府県知事からの経過の報告
- ○都道府県知事と検疫所長との連携強化

新型コロナウイルス感染症対策の整備

- ○新型コロナウイルス感染症を「新型インフルエンザ等感染症」に位置づけ，同感染者に係る措置も可能とする。
- ○感染したおそれのある等の健康状況報告義務
- ○入院，宿泊療養，自宅療養，積極的疫学調査等の実効性確保
- ○国・地方自治体間の情報連携の強化
- ○緊急時に，国又は都道府県知事等による医療関係者（医療機関を含む）・検査機関に協力・要請等
- ○都道府県知事による入院等に関する総合調整

（令和3年版厚生労働白書資料編, p.78, 2021.より）

災害対策・災害救助のための法律として，主に，災害基本法と災害救助法がある（表8，図24・25）。

表8 災害対策基本法の概要

国土並びに国民の生命，身体及び財産を災害から保護し，もって，社会の秩序の維持と公共の福祉の確保に資することを目的とする

1．防災に関する理念・責務 〇災害対策の基本理念－「減災」の考え方等，災害対策の基本理念 〇国，都道府県，市町村，指定公共機関等の責務－防災に関する計画の作成・実施，相互協力等 〇住民等の責務－自らの災害への備え，生活必需品の備蓄，自発的な防災活動への参加等

2．防災に関する組織－総合的防災行政の整備・推進 〇国：中央防災会議，特定・非常・緊急災害対策本部 〇都道府県・市町村：地方防災会議，災害対策本部	3．防災計画－計画的防災対策の整備・推進 〇中央防災会議：防災基本計画 〇指定行政機関・指定公共機関：防災業務計画 〇都道府県・市町村：地域防災計画　〇市町村の居住者等：地区防災計画

4．災害対策の推進 〇災害予防，災害応急対策，災害復旧という段階ごとに，各実施責任主体の果たすべき役割や権限を規定 〇市町村長による一義的な災害応急対策（避難指示等）の実施，大規模災害時における都道府県・指定行政機関による応急措置の代行

5．被災者保護対策 〇避難行動要支援者名簿及び個別避難計画の事前作成 〇災害時における，避難所，避難施設に係る基準	〇広域避難，物資輸送の枠組み 〇罹災証明書，被災者台帳の作成を通した被災者支援策

6．財政金融措置 〇法の実施に係る費用は実施責任者負担	〇激甚な災害に関する，国による財政上の措置

7．災害緊急事態 〇災害緊急事態の布告⇒政府の方針（対処基本方針）の閣議決定 〇緊急措置（生活必需物資の配給等の制限，金銭債務の支払猶予，海外からの支援受入れに係る緊急政令の制定，特定非常災害法の自動発動 等）

（内閣府資料）

図24 災害救助法の概要

＜法の目的＞

○災害に対して，国が地方公共団体，日本赤十字社その他の団体及び国民の協力の下に，応急的に，必要な**救助を行い，被災者の保護と社会秩序の保全を図ること。**

＜実施体制＞

○法に基づく救助は，都道府県知事が，現に救助を必要とする者に行う。（法定受託事務）
○必要に応じて，**救助の実施に関する事務の一部を市町村長へ委任できる。**
○広域的な大規模災害に備えて，あらかじめ他の都道府県と協定を締結したり，発災後に速やかに応援要請できる体制を整えておくことが望ましい。（応援に要した費用については，被災県に全額求償可能）

＜救助の種類＞

■災害が発生した段階の救助（法第４条第１項）

○避難所及び応急仮設住宅の供与
○炊き出しその他による食品の給与及び飲料水の供給
○被服，寝具その他生活必需品の給与及び貸与
○医療及び助産
○被災者の救出
○被災した住宅の応急修理
○学用品の給与
○埋葬，死体の捜索及び処理
○障害物の除去（災害によって住居又はその周辺に運ばれた土石，竹木等で日常生活に著しい支障を及ぼしているものの除去

■災害が発生するおそれ段階の救助（法第４条第２項）

○避難所の供与　※要配慮者等の避難のための輸送・賃金職員等雇上げを含む

＜適用要件・基準＞

■災害が発生した段階の適用（法第２条第１項）

○災害により市町村等の人口に応じた一定数以上の住家の滅失（全壊）がある場合（令第1条第1項第1号～第3号）
○多数の者が生命又は身体に危害を受け，又は受けるおそれが生じた場合であって，避難して継続的に救助を必要とする場合等（令第1条第1項第4号）

■災害が発生するおそれ段階の適用（法第２条第２項）

○災害が発生するおそれがある段階で，国が災害対策本部を設置し，その所管区域となり，当該区域内で被害を受けるおそれがある場合

＜救助の程度，方法及び期間＞

○一般基準（令第３条第１項）
救助の程度，方法及び期間は，応急救助に必要な範囲内において，**内閣総理大臣が定める基準 に従い，あらかじめ，都道府県知事等が，これを定める。**（※平成25年内閣府告示第228号）

○特別基準（令第３条第２項）
一般基準では救助の適切な実施が困難な場合には，都道府県知事等は，内閣総理大臣に協議し，その同意を得た上で，**特別基準を定める**ことができる。

（内閣府資料）

図25 災害対策法制上の位置づけ

○我が国の災害対策法制は，災害の予防，発災後の応急期の対応及び災害からの復旧・復興の各ステージを網羅的にカバーする「災害対策基本法」を中心に，各ステージにおいて，災害類型に応じて各々の個別法によって対応する仕組みとなっており，「災害救助法」は，発災後の応急期における応急救助に対応する主要な法律である。

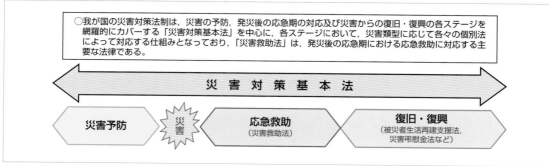

（内閣府資料を一部改変）

10 公的扶助

生活保護法

生活保護法は，国が生活に困窮するすべての国民に対し，その困窮の程度に応じ，必要な保護を行い，その最低限度の生活を保障するとともに，その自立を助長することを目的とする。この法律により保障される最低限度の生活は，健康で文化的な生活水準を維持することができるものでなければならない（表9〜12，図26）。

表9　基本原理

国家責任による最低生活保障の原理（法第1条）	国が生活に困窮するすべての国民に対し，その困窮の程度に応じ，必要な保護を行い，その最低限度の生活を保障するとともに，その自立を助長することを目的とするもので，この制度の実施に対する究極的責任は国がもつ。
無差別平等の原理（法第2条）	国民はすべてこの法律の定める要件を満たす限り，この法律による保護請求権を無差別平等に与えられる。
最低生活保障の原理（法第3条）	この法律により保障される最低限度の生活は，健康で文化的な生活水準を維持することのできるものでなければならない。
補足性の原理（法第4条）	保護は，生活に困窮する者が，その利用し得る資産，能力，その他あらゆるものを，その最低限度の生活の維持のために活用することを要件として行われ，民法上の扶養や他の法律による扶助は，保護に優先して行われなければならない。

表10　生活保護実施上の原則

申請保護の原則（法第7条）	保護は，要保護者等の申請に基づいて開始する。なお，急迫の場合には，職権により必要な保護を行う。
基準及び程度の原則（法第8条）	保護の程度は，厚生労働大臣の定める基準によって測定した需要を基とし，要保護者の金銭等で満たし得ない不足分を補う程度とする。この基準は，要保護者の年齢，性別，世帯構成その他必要な事情を考慮した最低限度の生活の需要を十分満たすとともに，これをこえないものでなければならない。
必要即応の原則（法第9条）	保護は，要保護者の年齢，健康状態等その個人または世帯の実際の必要の相違を考慮して，適切に行うものとする。
世帯単位の原則（法第10条）	保護の要否及び程度は，世帯単位によって定める。ただし，これによりがたいときは，個人を単位とすることができる。

表11　保護の実施機関等

実施機関	要保護者の居住地（または現在地）を管轄する福祉事務所
補助機関等	・福祉事務所を設置しない町村の長 　申請書の受理，保護金品の交付等福祉事務所長の業務の補助 ・民生委員 　市町村長，福祉事務所長等の事務への協力

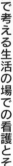

4　各論③：：事例で考える生活の場での看護とそのための制度

表12 保護の種類および範囲

生活扶助	衣食その他日常生活の需要を満たすためのもの，移送
教育扶助	義務教育に伴って必要な教科書その他の学用品・通学用品，学校給食その他義務教育に伴って必要なもの
住宅扶助	住居，補修その他住宅の維持のために必要なもの
医療扶助	診察，薬剤または治療材料，医学的処置・手術およびその他の治療等，居宅における療養上の管理およびその療養に伴う世話その他の看護，病院または診療所への入院およびその療養に伴う世話その他の看護，移送
介護扶助	居宅介護，福祉用具，住宅改修，施設介護，介護予防，介護予防福祉用具，介護予防住宅改修，移送
出産扶助	分娩の介助，分娩前及び分娩後の処置，脱脂綿・ガーゼその他の衛生材料
生業扶助	生業に必要な資金・器具または資料，生業に必要な技能の修得，就労のために必要なもの
葬祭扶助	検案，死体の運搬，火葬または埋葬，納骨その他葬祭のために必要なもの

図26 生活保護の手続き

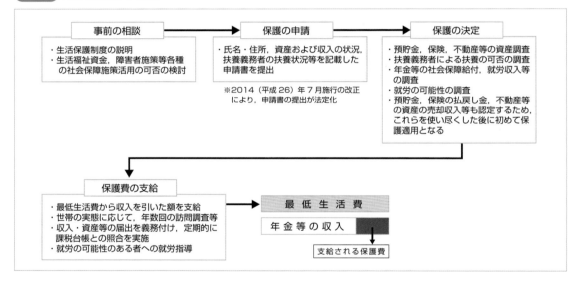

生活困窮者自立支援法

生活困窮者自立支援法は，生活困窮者自立相談支援事業の実施，生活困窮者住居確保給付金の支給その他の生活困窮者に対する自立の支援に関する措置を講ずることにより，生活困窮者の自立の促進を図ることを目的とする。生活困窮者とは，就労の状況，心身の状況，地域社会との関係性その他の事情により，現に経済的に困窮し，最低限度の生活を維持することができなくなる恐れのある者をいう（図27，表13・14）。

図27 地域生活定着促進事業の概要

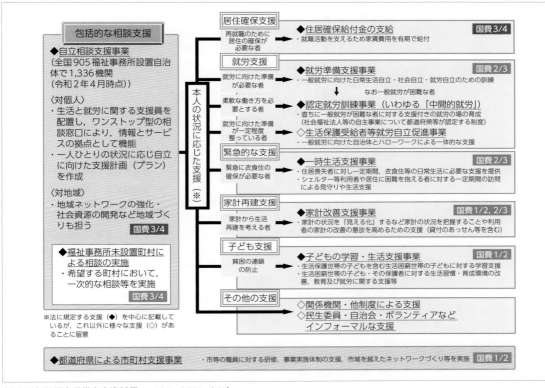

（令和3年版厚生労働白書資料編，p.287，2021.より）

表13 必須事業

都道府県等は，「生活困窮者自立相談支援事業」（就労その他の自立に関する相談支援，事業利用のためのプラン作成等）を実施する。その他，離職により住宅を失った生活困窮者等に対し家賃相当の「生活困窮者住居確保給付金」（有期）を支給する。

表14 任意事業

都道府県等は，以下の事業を行うことができる。
・生活困窮者就労準備支援事業
　就労に必要な訓練を日常生活自立，社会生活自立段階から有期で実施する
・生活困窮者一時生活支援事業
　住居のない生活困窮者に対して一定期間宿泊場所や衣食の提供等を行う
・生活困窮者家計改善支援事業
　家計の状況の把握，家計の改善の意欲を高めるための支援，貸付のあっせん等を行う
・子どもの学習・生活支援事業

索引

編集・執筆者一覧
Profiles of Contributors

◆ **編集**

岸　恵美子　　東邦大学看護学部学部長・教授

大木　幸子　　杏林大学保健学部看護学科教授

◆ **執筆者（執筆順）**

岸　恵美子　編集

平野美千代　北海道大学大学院保健科学研究院准教授

大木　幸子　編集

神庭　純子　西武文理大学看護学部教授

齊藤理砂子　淑徳大学総合福祉学部教育福祉学科教授

和泉　京子　武庫川女子大学看護学部教授

藤野　秀美　東邦大学看護学部准教授

大宮　朋子　筑波大学医学医療系准教授

工藤　恵子　帝京平成大学ヒューマンケア学部看護学科教授

野尻　由香　国際医療福祉大学大学院医療福祉学研究科准教授

坪川トモ子　新潟青陵大学看護学部看護学科長・教授

澤井美奈子　湘南医療大学専攻科公衆衛生看護学専攻准教授

山本　裕子　特定非営利活動法人シェア＝国際保健協力市民の会在日外国人支援事業担当

廣野富美子　特定非営利活動法人シェア＝国際保健協力市民の会

藤原　和美　東邦大学看護学部教授

柴﨑　美紀　杏林大学保健学部看護学科教授

横井　郁子　東邦大学看護学部教授・地域連携教育支援センター長

後藤　佳子　三鷹市西部地域包括支援センター

山下眞実子　特定非営利活動法人訪問看護ステーションコスモス総括所長

小松　実弥　杏林大学保健学部看護学科助教

加藤　昌代　杏林大学保健学部看護学科講師

石黒　千尋　杏林大学保健学部看護学科講師

下山田鮎美　東北福祉大学健康科学部保健看護学科准教授

瀬川美土理　おうちにかえろう病院事業推進部

針生　彩子　おうちにかえろう病院事業推進部

日野　徳子　杏林大学保健学部看護学科講師

看護判断のための気づきとアセスメント
地域・在宅看護

2022年 2 月20日　初版発行
2023年10月31日　初版第2刷発行

編　集　岸恵美子・大木幸子
　　　　きしえみこ　おおきさちこ
発行者　荘村明彦
発行所　中央法規出版株式会社
　　　　〒110-0016　東京都台東区台東3-29-1　中央法規ビル
　　　　TEL 03-6387-3196
　　　　https://www.chuohoki.co.jp/

装　幀　二ノ宮匡
編集協力・印刷・製本　永和印刷株式会社

ISBN978-4-8058-8433-1

○本書へのご質問について
本書の内容に関するご質問については，下記 URL から「お問い合わせフォーム」に
ご入力いただきますようお願いいたします。
https://www.chuohoki.co.jp/contact/